男性不育症超声动态图鉴

Ultrasonic Atlas of Male Infertility

第 2 版

主 编 李凤华 杜 晶

上海交通大学出版社

内容提要

本书重点介绍了编者在男性不育症超声诊断研究中的心得体会,是一本把理论和实践紧密结合起来的经验之作。全书共有 11 章,第 1 章为男性生殖系统胚胎发生、解剖及生理功能,第 2 章为男性不育的临床与实验室评估,第 3 章为男性生殖系统检查总论,第 4~7 章介绍了睾丸、附睾、输精管、前列腺、精囊、射精管、血管等疾病引起不育症的超声诊断分析以及阴茎疾病的超声表现,第 8 章详细介绍了无精子症的超声评估,第 9 章为超声在男性不育症诊疗中的应用,第 10 章为超声新技术在男性不育症中的应用,第 11 章为超声影像与显微外科术中所见对照分析。本书通过 500 余例典型、特殊或疑难病例探究超声在不育症诊断中的意义和临床价值,收录有关病例图片资料 600 余幅,并附有动态实时图像扫描识别二维码。本书适用于各级医院的超声工作者、各级医学院校超声影像专业的学生以及致力于男性不育疾病诊疗领域的临床医师阅读、参考。

图书在版编目(CIP)数据

男性不育症超声动态图鉴/李凤华,杜晶主编.—
2 版.—上海:上海交通大学出版社,2022.1
ISBN 978 - 7 - 313 - 26169 - 4

Ⅰ.①男… Ⅱ.①李…②杜… Ⅲ.①男性不育-超声波诊断-图谱 Ⅳ.①R698.04 - 64

中国版本图书馆 CIP 数据核字(2021)第 267923 号

男性不育症超声动态图鉴(第 2 版)

NANXING BUYUZHENG CHAOSHENG DONGTAI TUJIAN(DI-ERBAN)

主　　编：李凤华　杜　晶	
出版发行：上海交通大学出版社	地　　址：上海市番禺路 951 号
邮政编码：200030	电　　话：021 - 64071208
印　　制：上海新艺印刷有限公司	经　　销：全国新华书店
开　　本：889mm×1194mm　1/16	印　　张：21
字　　数：591 千字	
版　　次：2011 年 4 月第 1 版　2022 年 1 月第 2 版	印　　次：2022 年 1 月第 2 次印刷
书　　号：ISBN 978 - 7 - 313 - 26169 - 4	音像书号：ISBN 978 - 7 - 88941 - 513 - 2
定　　价：168.00 元	

编 委 会

主　编　李凤华　杜　晶

副主编　李红丽　张时君　许　丽

编　者（以姓氏汉语拼音为序）

初银珠　杜　晶　方　华　郭祎芬

黄煜华　姜立新　李　铮　李凤华

李红丽　卢慕峻　王　燕　王鸿祥

夏建国　许　丽　杨文琪　张时君

朱彩霞

序

由超声医学科李凤华教授和杜晶教授主编的《男性不育症超声动态图鉴》一书,针对目前超声医学在男科学领域中应用时间较短、男性不育症超声诊断方面缺乏规范化质量控制以及相当一部分医护工作者对相关超声诊断知识缺乏认知的现状而编写,满足了我国超声专业人员和临床医师学习和提高男性不育症超声诊断技术的迫切需求,及时反映了超声诊断在男性不育症中的最新研究进展,有利于促进超声诊断及男性不育症研究的发展。

上海交通大学医学院附属仁济医院(简称仁济医院)超声医学科与男科学研究所、上海人类精子库及仁济医院生殖中心实验室合作组成完整的科研技术平台,在男性不育症的诊疗研究方面处于全国领先地位,积累了丰富的诊疗经验。已发表论文10余篇,相关项目获得上海市科学技术二等奖、上海医学科技三等奖和华夏医学科技三等奖,举办全国男科疾病超声诊断新进展继续教育学习班十余次。李凤华教授和杜晶教授擅长将男性不育症超声诊断领域的临床与基础应用研究相结合,具有很高的业务能力和学术水平,承担男性不育症超声诊断方面的科研课题3项,并多次在全国学术大会上就此专题进行交流。该书在总结了编者丰富的临床经验和研究成果的同时,也涵盖了大量国内外最新的研究进展,紧密结合临床诊疗实践,具有较高的学术价值,图片资料丰富。

《男性不育症超声动态图鉴》第2版增加了近年来国内外最新的超声诊断技术和研究成果,应用剪切波弹性成像、超声造影、超微血管成像等新技术,将无精子症的诊断提高到了病理学层面,并且通过造影技术辅助手术取精,为男科学超声诊断拓展了新的应用领域,对非梗阻性无精子症的睾丸生精功能有了全新的评估方法,可以做到无创评估引导显微取精术。书中增加了大量的手术中所见图片,超声图像和手术中所见图片的直接对比令读者对图像有更深的认识。第2版的编写团队中也增加了男科医生,使本书更贴合男科临床医生的需求,对疾病基本信息介绍更全面。全书着重于新颖和实用,写作特色鲜明,以图引文,配以二维码播放动态图像,对检查方法、观察指标、声像图特点、重要辅助检查和鉴别诊断做了详细介绍。

目前,国内外有关男性不育症诊断和治疗的临床专著较多,但男性不育症超声诊断方面的专业书籍罕见。本专著的出版对于我国男性不育超声诊断技术的发展必将起到重要推动作用,将有助于进一步规范男性不育症超声诊断质量控制,扩大超声医学应用的范围,全面提高超声专业人员及男性不育专科人员的理论水平及临床实践能力。该书的出版必将满足临床的需求,我热忱向广大超声工作者及男科医师推荐本书,并以此为序。

卢慕峻

上海交通大学医学院附属仁济医院泌尿外科

上海男科学研究所

2021 年 6 月 15 日

前　言

世界卫生组织的统计数据表明，全球目前有 6 000 万～8 000 万对夫妇患不育不孕症，其中与男性因素有关的占到 50%，男性不育已经成为临床上常见的男科疾病。上海交通大学医学院附属仁济医院（简称仁济医院）在上海市率先开展男性疾病的诊疗，至今已有数十年的历史，每年因男性疾病就医的人数已经达到 4 万人次。

超声医学的发展不仅为男性不育症的诊断提供了可靠的诊断依据，并且，随着超声领域新技术的不断开发，尤其是高频超声、腔内超声以及介入性超声的广泛应用，我们对男性疾病的研究和认识提高到了一个新

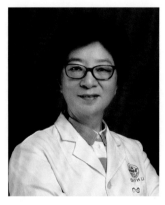

李凤华教授

的层次，超声已成为男性不育症无创性影像学检查的首选手段。但是，男性不育症的病因分类非常复杂，其超声声像图表现也十分多样化，许多尚没有被广大超声科医师所熟知，在男性不育症超声诊断方面还存在盲区。为及时反映超声诊断在男性不育症中的最新研究进展，

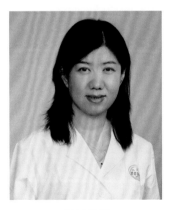

杜晶教授

促进超声诊断及男性不育症研究的发展，本书以仁济医院超声医学科的专家为主，邀请男科领域专家于 2010 年共同编著完成《男性不育症超声动态图鉴》一书。现经过十余年的工作积累，在总结了丰富的临床经验和研究成果的同时，增加了目前最前沿的诊疗技术及大量显微外科手术图片，邀请超声医学科及男科医生共同编著了第 2 版。

本书重点反映编者在男性不育症超声诊断研究中的心得体会，是一本把理论和实践紧密结合起来的经验之作，详述了男性生殖系统的解剖及生理功能、正常男性生殖系统的声像图表现、男性生殖系统中与不育症

有关疾病的分类介绍以及超声诊断新技术在男性不育症诊疗中的运用。本专著不仅介绍一些男性生殖系统不育症疾病的病理改变及声像图表现，更是通过 500 余例典型、特殊或疑难病例进一步探究超声在男性不育症诊断中的意义和临床价值。

编者在总结了丰富的临床经验和研究成果的同时，也收集了大量国内外最新的文献资料，力求图文并茂，特色鲜明。收录有关病例图片资料 600 余幅，对于超声检查中的一些动态实时图像，用二维码扫描识别的形式出版，进一步分析各种疾病的不同声像图表现。本书反映了当前男性不育症超声诊断

的先进水平，跟踪不育症超声诊断的前沿，使其更具有前瞻性和指导性，保持科学性、先进性和实用性的统一，若能使超声科和男科各级医师及相关医学生得以受益，笔者将深感欣慰。

　　本书的编写得到上海交通大学医学院各级领导的大力支持，尤其是男科学研究所、上海人类精子库及生殖医学科的各位同事为本书资料的收集、整理付出了艰辛劳动，在此表示诚挚的谢意。由于编者的学识水平和经验有限，书中难免存在不足之处，尚祈国内同道不吝赐教、斧正。

李凤华　杜　晶

上海交通大学医学院附属仁济医院超声医学科

2021 年 6 月

目　录

第一章　男性生殖系统胚胎发生、解剖及生理功能

第一节　男性生殖系统胚胎发生

　　人类的性腺在胚胎第 5 周始发,在第 7 周时开始出现男性或女性的特征。胚胎 5 周龄时,位于中肾中间部位的表面上皮增生,与其相连的间充质不断增殖,形成一个隆起,称为生殖腺嵴,其表面上皮向下方间充质内增生,形成初级性索。此时性腺由外部的皮质和内部的髓质组成。胚胎 6 周龄时,男性胚胎的性腺开始分化为睾丸,但在 6 周末时,男性和女性的生殖系统在外观上并无显著差异。在 7 周龄时,Y 染色体短臂上的 Y 性别决定区(sex determining region of the Y,SRY)发挥作用,调控合成睾丸决定因子,使得男性的性腺开始向男性表型发育,缺乏 SRY 基因或睾丸决定因子时将向女性表型发育。

　　在第 7~8 周,在睾丸决定因子的作用下,初级性索的髓质增厚,皮质逐渐变薄并最终形成一薄层间皮,皮质消失。第 8 周时间皮质和髓质之间的间充质分化为一层较厚的致密结缔组织,称为白膜。之后睾丸逐渐增大,并与开始退化的中肾分离,并由睾丸系膜悬系。初级性索开始分化为睾丸索,之后再发育为生精小管。青春期之前的生精小管是实心小管,其管壁由精原细胞和支持细胞组成,到了青春期之后才开始出现管腔。生精小管之间的间充质细胞在睾丸决定因子的作用下发育为间质细胞,间质细胞在第 8 周时开始分泌睾酮(testosterone,T)和雄烯二酮,维持中肾管的存活,并调控男性表型和外生殖器的发育(图 1-1-1)。胎盘分泌的人绒毛膜促性腺激素在睾丸发育的早期调控睾酮的合成,并在第 8~12 周时出现高峰,它在睾丸发育的晚期逐渐被垂体分泌的促性腺激素取代。

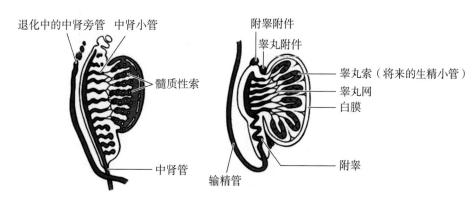

图 1-1-1　睾丸、附睾和输精管的形成

(引用自 Larsen,1997)

　　生殖腺在胚胎发育初期位于腹腔上部，由系膜悬于后腹壁，之后逐渐下降。第8周时，后腹壁的间充质形成条索并与睾丸下端相连，称为睾丸引带。随着胚胎胎体的增长，睾丸引带相对缩短，牵引生殖腺并导致其下降，睾丸下降的过程中腹壁腹膜的下端一部分形成突起并包绕睾丸，称为鞘突。第12周时睾丸下降至骨盆边缘，第7个月时下降至耻骨缘前方，第8个月时下降至阴囊，鞘突在进入阴囊后与腹壁腹膜离断，并形成睾丸鞘膜。

　　在胚胎发育第5~6周时，性腺有两套生殖管道，即一对中肾管和一对中肾旁管（图1-1-2）。中肾管又称为沃尔夫管（Wolffian duct），在男性生殖系统发育的过程中发挥重要作用。中肾旁管又称为苗勒管（Müllerian duct），在睾丸内的支持细胞产生的抗中肾旁管激素的作用下于第8~10周迅速退化，抗中肾旁管激素的水平直到青春期才开始逐渐下降。

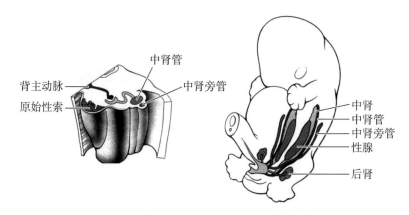

图1-1-2　妊娠第5~6周生殖嵴和中肾旁管的形成

（引用自 Larsen，1997）

　　在间质细胞分泌的睾酮作用下，中肾管开始发育为男性生殖管道。靠近睾丸的15~20根中肾小管开始发育为输出小管，它与生精小管在睾丸内靠近睾丸门的部分相互吻合所形成的睾丸网相连。中肾管的头端发育为附睾管，与附睾远端相连的中肾管管壁形成发达的平滑肌，最终形成输精管和射精管。

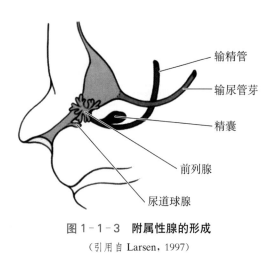

图1-1-3　附属性腺的形成

（引用自 Larsen，1997）

　　男性的附性腺包括前列腺和精囊，其发生位置在中肾管和尿道之间，它们的发生受睾酮及其衍生物双氢睾酮调控。第10周时，中肾管的尾端向外侧生长，形成精囊，与精囊相连的中肾管末端发育为射精管（图1-1-3）。此时尿道前列腺部的内胚层细胞生长，开始突入周边的间充质，并分化为腺上皮，而间充质则分化为致密结缔组织和平滑肌，最终形成前列腺。前列腺最初由至少5组互相独立的实心前列腺索组成，11周时前列腺索出现内腔和腺泡，第13~15周时开始具备分泌功能。在前列腺发生的同时，尿道球腺在前列腺下方的尿道下方萌芽，它来自尿道海绵体部，周边的间充质形成平滑肌纤维和结缔组织。前列腺和尿道球腺的发育受双氢睾酮的调控，尿生殖窦周围的组织能够合成5α-还原酶，它能将睾酮还原为双氢睾酮。

　　在胚胎发育的第5周初，尿生殖膜的头侧出现一个隆起，称为生殖结节，尿生殖膜的两侧各有两条隆起，内侧的较小，称为尿生殖褶，外侧的较大，称为阴唇阴囊隆起。尿生殖褶之间的凹陷为尿道沟，沟底表面为尿生殖膜。

男性外生殖器的发育受睾酮的调节,缺乏睾酮时将向女性方向发育。在睾酮的作用下,生殖结节延长形成阴茎,两侧的尿生殖褶沿阴茎的腹侧面从后向前合并,形成尿道海绵体部。两侧的阴唇阴囊隆起移向尾侧并相互靠拢,在中线处合并,形成阴囊。

第二节　男性生殖系统解剖及生理

一　阴囊解剖及生理

阴囊位于阴茎后下方,为一皮肤囊袋。阴囊皮肤薄,呈暗褐色,褶皱较多。成年人有少量阴毛分布。阴囊皮肤的深面为浅筋膜,称为肉膜。阴囊含有平滑肌纤维,缺乏脂肪,因此能随着外界温度变化而舒张或收缩,为精子发生提供适宜的温度。肉膜在正中线处向深部发出阴囊中隔,将阴囊腔分为左右两部分,容纳两侧的睾丸、附睾及部分精索(图1-2-1)。

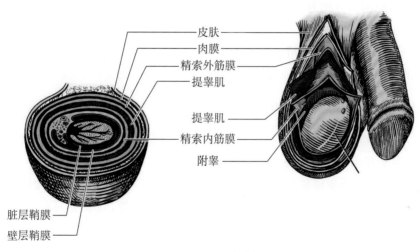

皮肤
肉膜
精索外筋膜
提睾肌
提睾肌
精索内筋膜
附睾
脏层鞘膜
壁层鞘膜

图1-2-1　阴囊的解剖

(引用自 Pansky, 1987)

二　睾丸解剖及生理

睾丸呈白色、卵圆形,正常体积15~25 ml,长度4.5~5.1 cm。睾丸表面的被膜包括鞘膜脏层、白膜和血管膜。白膜中含有平滑肌细胞,沿胶原组织走行,平滑肌细胞使睾丸具有收缩能力,可影响血流进入睾丸,并促进生精小管内液体的流动。

睾丸包括睾丸间质和生精小管。睾丸间质由间质细胞、肥大细胞、巨噬细胞、神经、血液和淋巴管组成,其中间质细胞负责睾酮的合成。人类睾丸中含600~1 200个生精小管,总长约250米;生精小管内部含有生精细胞和支持细胞,是精子发生的场所。睾丸的后外方和附睾相连,白膜在附睾的下方向内凸起形成睾丸纵隔,睾丸纵隔放射状发出睾丸隔膜,将睾丸分成200~300个圆锥形的睾丸小叶,每个睾丸小叶中包含1根或数根生精小管。生精小管在小叶的顶部变直,进入睾丸纵隔互相吻合的扁平上皮覆盖的小管网,称为睾丸网,汇集成12~20个输出小管,进入附睾头。输出小管在附睾头内迂曲,形成圆锥小叶,最终形成附睾管。

睾丸的血液由睾丸动脉、输精管动脉和提睾肌动脉供应。睾丸动脉起源于腹主动脉,会发出睾丸内动脉、睾丸下动脉和睾丸附睾支动脉。睾丸动脉在附睾头部和睾丸附睾支动脉之间存在丰富的吻合支,在附睾尾部和提睾肌动脉及输精管动脉之间存在丰富的吻合支。睾丸动脉在经过阴囊静脉丛之后靠近睾丸纵隔,在进入睾丸前高度盘绕并发出分支。睾丸动脉和输精管动脉之间存在广泛的交通支。睾丸动脉穿透白膜,然后在实质内沿睾丸后表面走行。分支动脉向前穿过睾丸实质。主要的睾丸动脉分支也通过睾丸的下极向前走行,并发出分支至睾丸表面。与上部或下部区域相比,睾丸中部的血管相对较少。供应生精小管的单根动脉称为离心动脉,在含有小管的睾丸小叶内走行。离心动脉分支形成微小动脉,供应小管间和管周的毛细血管。管间毛细血管位于间质组织内,而在生精小管附近走行的阶梯状毛细血管称为管周毛细血管。通过这种血管复合体,每分钟可向100g睾丸组织提供9ml血液。

睾丸内的静脉较为特殊,并不与相应的睾丸内动脉伴行。睾丸实质内的小静脉回流到睾丸表面静脉,或沿睾丸网进入睾丸纵隔附近的一组静脉。这两组静脉连接在一起,并与输精管静脉形成蔓状静脉丛,上行进入阴囊,在腹股沟管水平汇合成2~3支静脉,最后汇合成1支静脉,在右侧直接回流至下腔静脉,在左侧回流至肾静脉。蔓状静脉丛围绕睾丸动脉,其血管壁较薄,能和睾丸之间进行热量和睾酮的交换。

睾丸内的生精小管是精子发生的场所,生精小管内的精原细胞一方面通过自我更新维持其数量,另一方面又有部分精原细胞分化为单倍体的精子。支持细胞在精子发生的调控中起到关键作用,支持细胞为精子发生提供了物理支架,使生精细胞可以沿着该支架发育并向管腔迁移;支持细胞间特有的紧密连接形成血睾屏障;支持细胞为精子发生提供了良好的微环境,它还具有吞噬和分泌作用,并能分泌调控精子发生的因子。睾丸内的间质细胞则负责人体大部分雄激素的合成。

三 附睾、输精管、射精管解剖及生理

附睾位于睾丸后外侧,分为头部、体部和尾部,表面是白膜结缔组织形成的囊状鞘,内部包裹附睾管,长4~5m。附睾头部由8~12个输出小管盘曲而成。在睾丸附近的输出小管一般腔体大且形状不规则,而在靠近附睾管连接处变得狭窄,呈椭圆形。连接处末端,小管的直径略微增加,之后在附睾体部保持恒定。在体积庞大的附睾尾部中,附睾小管的直径明显增加,管腔变为不规则状。远端继续延伸,小管则逐渐成为有输精管特征的形状(图1-2-2)。附睾头部及体部通过睾丸动脉分支供血,称为睾丸附睾支动脉,分上行支及下行支,附睾尾部接受输精管动脉分支的血供,输精管动脉的分支也为附睾供血。

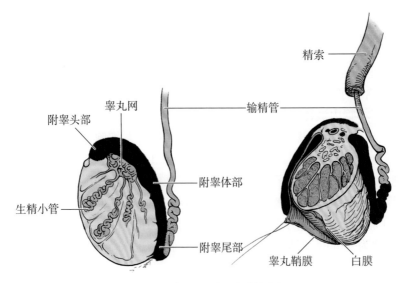

图1-2-2 睾丸、附睾、输精管的解剖

(引用自 Wein et al, 2015)

附睾是精子运输、储存和成熟的场所。人类精子通过附睾的时间为 2～12 天,通过附睾头部及体部的时间与通过附睾尾部的时间大致相同。精子储存在附睾尾部,停留时间的长短取决于性行为的频率。输出小管中的精子不动或只显示微弱、抽搐的运动,部分精子尾部可能存在呈宽弧线形的尾部运动,但几乎没有前向运动。在精子从输出小管向附睾头部,体部近、远端和尾部迁移的进程中,成熟运动精子的比例增加。在体部精子具有"成熟"的运动模式,其特征是高频、低振幅的拍动,运动能力逐渐增强。在附睾尾部,超过 50% 的精子具有成熟的运动模式。同时,精子的受精能力也逐渐成熟,在大多数情况下,附睾体远端或附睾尾部的精子会有较成熟的受精能力。附睾的功能受雄激素和温度的调节,附睾内的高睾酮和双氢睾酮浓度对于其结构和功能的维持具有重要意义,而隐睾、精索静脉曲张等疾病可能通过升高附睾的温度来影响附睾的功能。

人类输精管长 30～35 cm,起于附睾尾,止于前列腺射精管。通常可分为包含于鞘膜中的无鞘附睾段、阴囊段、腹股沟段、腹膜后或盆腔段和壶腹部等五个部分。输精管包括含有血管和神经纤维的结缔组织外膜层,内外为纵形、中间为环形的三层肌层和黏膜上皮组成的黏膜内层。输精管外径为 1.5～3 mm,内径为 200～700 μm。输精管的血供来自输精管动脉,是膀胱上动脉的一个分支,回流静脉和输精管动脉伴行。输精管受交感和副交感神经系统双重支配。

输精管中大约储存 130×10^6 个精子,这表明人类射出的精液中大部分精子储存在输精管中。输精管参与精子的运输。人类输精管能表现出自发性运动,也可在拉伸时作出反应,它能通过强烈蠕动、收缩将管腔内的液体推送至尿道,通过电刺激腹下神经或使用肾上腺素能神经递质也能引发这一过程,说明在射精前刺激交感神经,能让精子迅速地从附睾通过输精管输送到射精管。在无性刺激的期间,输精管还参与清除附睾内储存的过剩精子,维持附睾内精子的储存。在性刺激后,由于远端输精管收缩的幅度、频率和持续时间均较近端输精管显著增强,输精管内容物朝向附睾近端推挤,随着长期无性活动,附睾内过剩的精子会再次被输送到远端。人类输精管还具有吸收和分泌功能。输精管是雄激素依赖性器官,可将睾酮主动转换为双氢睾酮。

射精管是成对的胶原性管状结构,起于输精管和精囊交界处,走行进入前列腺,开口于前列腺部尿道,除了外环状肌层没有向管腔延伸。射精管分为近端的前列腺外段、中部的前列腺内段和远端较短的尿道开口段等三部分。射精管在前列腺外段和内段有外层肌肉,在进入尿道开口段时逐渐消失,射精管开口呈锐角进入尿道,可防止尿液反流并维持射精控制。射精管内的上皮层复杂且高度折叠,主要为柱状细胞。射精管的血供来自膀胱下动脉分支,其神经支配源于盆腔神经丛。

四　精囊解剖及生理

精囊是一对细长、中空的囊状器官,位于前列腺和膀胱的后方,长 5～7 cm,宽一般小于 1.5 cm,呈高度卷曲盘绕,延展后实际长度约 15 cm。精囊本身由三层结构组成:内层是湿润折叠的黏膜层;中间层主要是胶原层;外层由环形和纵向肌肉组成,构成壁厚的 80%。黏膜层主要为无纤毛、假复层柱状或立方细胞,以多而薄著称,其褶皱形成许多隐窝。精囊开口于壶腹部输精管,然后汇入前列腺。

精囊的血供源于髂内动脉和膀胱下动脉发出的前列腺膀胱支。前列腺膀胱动脉也可源于膀胱上动脉或阴部动脉。最常见的是前列腺膀胱动脉发出前、后分支分别供应精囊表面。精囊的淋巴引流通过髂内淋巴结。精囊的神经支配源自腰上和腹下交感神经以及盆丛的副交感神经。

精囊具有分泌功能,精囊液占精液量的 70%,精囊液主要在射精后程出现,射精前程出现的则是富含精子的附睾液和前列腺液。精囊液呈碱性,含有果糖、黏液、维生素 C、磷酰基胆碱、前列腺素,与前列腺液混合后使精液呈弱碱性,有利于精子的存活。精囊液中的果糖能为精子提供营养和能量。精囊液能够增加精子染色质的稳定性,抑制女性生殖道内的免疫反应。精液组分内富含抗氧化酶,包括谷胱甘肽过氧化物酶、超氧化物歧化酶和过氧化氢酶,能够让精子免受氧化反应的损伤。

五 前列腺解剖及生理

前列腺是男性最大的附属腺,呈栗子样;上端宽大,为前列腺底,下端细小,为前列腺尖;底部和尖部之间为前列腺体;前列腺体后面正中有一纵行浅沟,称为中央沟,中央沟将前列腺分为左右两侧。前列腺位于膀胱颈和尿生殖膈之间,中间有尿道穿过,形成尿道前列腺部(图1-2-3)。前列腺的底部向上和膀胱颈连接,尖部向下和尿生殖膈上筋膜相接,前面和耻骨联合相对,其间分布有阴部静脉丛和脂肪垫,形成耻骨后间隙,后面与直肠前壁相接,之间有直肠膀胱筋膜相隔,外侧面靠在肛提肌筋膜上,其间有前列腺静脉丛。前列腺由70%的腺体结构和30%的纤维肌肉间质组成。前列腺的间质主要由胶原和丰富的平滑肌组成,和包膜相连,包绕并深入至腺体之间。前列腺表面包有筋膜鞘,称为前列腺囊,对腺体有保护和支持作用,使穿过前列腺的尿道保持通畅。前列腺可分为前叶、中叶、后叶和两个侧叶,也可分为中央带、移行带和周围带,其中移行带易发生前列腺增生,而前列腺癌多发生于周围带。

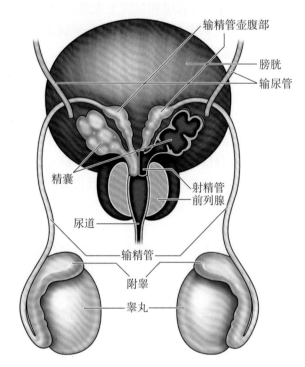

图1-2-3 前列腺、精囊和睾丸、附睾、输精管的解剖示意图

(引用自 Wein et al, 2015)

尿道贯穿前列腺全长,被覆移行上皮,可以延伸到前列腺腺管中。前列腺尿道被内层的纵行及外层的环形平滑肌层包绕。尿道嵴起自后中线,贯穿尿道前列腺部全长,在外括约肌处消失。尿道嵴的两侧有两条深入前列腺组织的沟,前列腺所有的腺体均开口于此。在尿道嵴的中点尿道向前形成35°左右的角度,这一角度在不同的人中差异较大,它将前列腺尿道分为近段和远段。在前列腺尿道的后壁尿道嵴增宽增高形成精阜,在精阜的顶端可见前列腺小囊的裂隙状开口。前列腺小囊是直径约6 mm的苗勒管残存的小囊,向上和向后伸入前列腺内,前列腺小囊开口的两侧可以看到两个较小的射精管的开口。

前列腺由膀胱下动脉、直肠下动脉、膀胱中动脉和阴部内动脉的一些分支供应,其中膀胱下动脉为主要的供血动脉,它发自髂内动脉的前支,在膀胱的两侧面,经膀胱和前列腺的交界,分为前列腺被膜动脉和尿道前列腺动脉。前列腺被膜动脉供应前列腺被膜和腺体外侧部的大部分,尿道前列腺动脉则供应深部前列腺和尿道周围的腺体组织。前列腺静脉在前列腺的前面和两侧的固有囊与筋膜鞘之间形成前列腺丛,它接受阴茎深静脉的汇合,与阴部静脉丛和膀胱静脉丛相交通,经膀胱下静脉汇入髂内静脉或髂内静脉的其他属支。

前列腺与男性的排尿密切相关,前列腺增生时增大的腺体会压迫尿道,造成排尿阻力增大,可导致进行性的排尿困难。前列腺分泌的前列腺液占精液的 30%,富含酸性磷酸酶、纤维蛋白溶酶、柠檬酸和锌,与精液的液化及精子的活力密切相关。

六　阴茎解剖及生理

阴茎是男性重要的性征器官,参与排尿和射精,常态下长度为 4～14.5 cm,周径 4.5～12 cm,勃起状态下长度可增加 1 倍以上。阴茎主要由两根阴茎海绵体和一根尿道海绵体构成,可分为阴茎根部、体部和头部。阴茎根部附着于骨盆,由两侧的海绵体脚和尿道球部构成。海绵体脚为圆柱形结构,附着于耻骨联合和耻骨支,在中线逐渐汇合形成阴茎海绵体。阴茎体部分为两侧的阴茎海绵体和下方的尿道海绵体,尿道海绵体向前延伸并逐渐变为膨大的阴茎头部。阴茎皮肤在阴茎头部向内折返,形成桶状的双层皮肤皱襞,称为包皮。阴茎海绵体是阴茎勃起的主体,表面被白膜包绕,两侧的白膜在阴茎的中线汇合形成梳状的阴茎纵隔。海绵体平滑肌围成海绵窦,窦状隙内面有内皮,勃起时血液充盈于海绵窦内。阴茎海绵体的中远端相互贯通,使得两侧阴茎海绵体形成一个功能性的主体(图 1-2-4)。

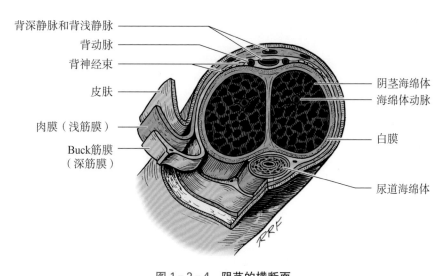

图 1-2-4　阴茎的横断面

(引用自 Devine et al, 1994)

阴茎的血管神经束位于背侧,中间是阴茎背深静脉,两侧为阴茎背动脉和阴茎背神经。阴茎的动脉发自髂内动脉,髂内动脉发出的阴部内动脉经盆腔达会阴部,发出球动脉、海绵体动脉和阴茎背动脉。海绵体动脉是阴茎海绵体的主要供血动脉,其终末支分为直接向阴茎海绵窦供血的螺旋动脉和穿行于海绵体小梁的小动脉。螺旋动脉是主要的阻力血管,可控制进出海绵窦的血流。穿行于海绵体小梁间的小动脉为阴茎海绵体供血,是营养动脉。阴茎背动脉和阴茎深动脉之间存在大量的交通支。

来自阴茎海绵窦的静脉血流在白膜下汇合形成静脉丛,形成交通支穿过白膜,流入阴茎白膜表面的环静脉或背侧的背深静脉。阴茎根部的血流经阴茎脚静脉回流。阴茎的静脉血回流至阴茎门汇入前列腺静脉丛,经髂内静脉回流至下腔静脉。当阴茎勃起时,阴茎海绵体平滑肌松弛,动脉扩张,阴茎动脉血流增加,阴茎海绵窦内压力增大,白膜对静脉丛的压力增大,限制血液回流,导致阴茎海绵体充盈。阴茎受体神经和自主神经支配,其副交感神经是主要的勃起神经,起源于 S2～S4,经神经根至盆丛,汇合成海绵体神经到达阴茎海绵体,在海绵体内走行于海绵窦小梁之间,直接支配海绵体平滑肌,并直接作用于内皮组织。阴茎的交感神经发自 T11~L2,经交感干至下腹下神经丛,形成下腹下神经至盆丛,和副交感神经汇合形成海绵体神经。副交感神经的兴奋能诱发阴茎勃起,而在射精时交感神经兴奋,副交感神经则受到抑制。

(李铮,黄煜华)

第二章 男性不育的临床与实验室评估

第一节 病史采集和体格检查

病史采集和体格检查是男性不育诊疗的重要环节,它能为男性不育症的诊断、病因的寻找及预后的评估提供重要线索。

一 病史采集

1. 生长发育史

男性 11～12 岁时,睾丸开始发育,13 岁以后第二性征开始出现,14 岁为最大生长速度年龄,大部分男性 15 岁左右开始出现遗精现象。男性在 10 岁之前出现青春期发育及男性第二性征为青春期性早熟;14 岁睾丸不发育,16 岁未出现骨骼生长突进,则考虑为青春期发育迟滞,部分发育迟滞的患者还可能合并嗅觉异常,即为卡尔曼综合征(Kallmann syndrome)。

2. 先天性疾病

生殖道异常,如尿道上裂、尿道下裂等;先天性附睾、输精管、射精管或精囊缺失;生殖腺异常,多由基因突变引起,如真两性畸形、男性假两性畸形等;双侧隐睾,或一侧隐睾常伴有对侧睾丸发育不全而造成不育。

3. 感染性疾病

青春期腮腺炎易伴发睾丸炎,导致睾丸萎缩,造成生精障碍;泌尿生殖系统结核、梅毒、淋病、附睾炎、前列腺炎等可造成输精管道梗阻,引起无精子症。

4. 外伤史

阴囊的严重外伤可能对睾丸造成损伤,影响生精功能。盆腔的重大外伤,如骨盆骨折,则对输精管及性生活相关的神经都有可能造成损伤,进一步导致不育。

5. 手术史

主要为阴囊或腹股沟区的手术,包括疝修补术、鞘膜积液手术、隐睾固定术、精索静脉手术、输精管结扎术等,这些手术可能对输精管造成损伤,导致输精管梗阻。附睾穿刺术可能导致附睾梗阻。脊柱的手术可能对患者的勃起或射精功能造成影响,导致不育症。

6. 内分泌疾病、全身性疾病及用药史

如垂体和下丘脑病变引起的促性腺激素分泌不足、肾上腺疾病、甲状腺功能异常等均可出现睾丸生精功能障碍;糖尿病患者糖代谢紊乱,可影响生精过程,且造成神经病变及动脉硬化,引起勃起功能

障碍。肝肾功能异常的患者,可能会存在生精功能低下。此外,部分肺部反复感染的患者,可能存在纤毛运动障碍,此类患者可能存在精子活力的异常。有肿瘤或白血病的患者,接受放疗或化疗后,也可能影响生精功能。一些药物包括呋喃妥因、甲氰米胍和柳氮磺吡啶会损伤生精功能,类固醇雄激素作用可导致低促性腺激素性性腺功能减退。

7. 环境

包括询问患者的职业、生活习惯、健康状况,有毒/有害物品、高温、放射线、药品接触史,以及有无食用过棉籽油,这些都可影响睾丸生精功能。

8. 婚姻史

夫妻双方是否为近亲婚配,双方是否有生育史,是否有遗传性疾病等。

9. 性生活史

询问包括性欲、阴茎勃起、射精及性交频率等,以诊断是否有早泄、勃起功能障碍、逆行射精等,确定是否为性功能及射精功能异常,或是性生活不合理引起的不育。

二 体格检查

男性不育诊疗的体格检查包括全身检查和生殖系统专科检查两部分。

1. 全身检查

需观察患者的皮肤、体型及第二性征,雄激素缺乏常表现为第二性征发育不良。患者的体型与激素水平存在一定的关联,注意患者的身高、体重、有无肢端肥大、腹部和背部及四肢的脂肪堆积情况等。体毛分布可以提示雄激素水平,阴毛稀疏可能提示雄激素缺乏。颈部检查应注意喉结发育情况及甲状腺有无肿大。乳房检查应注意是否可触及腺体组织。乳房发育分为生理性和病理性,生理性乳房发育能在3年之内消退,病理性乳房发育则是由雌激素水平过高或雌激素/雄激素之比过高所致。

2. 专科检查

专科检查应该在保持室内温暖的条件下进行。观察整个生殖器官,确定有无严重的先天性畸形,如尿道下裂、阴茎弯曲等;确定有无性传播疾病,如疣、溃疡、疱疹样病损及任何的尿道分泌物。

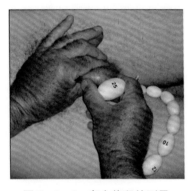

图2-1-1 **睾丸体积的测量**

检查阴囊时,患者应需分别保持仰卧位和站立位。触诊睾丸时,用双手将睾丸挤压至皮肤表面,再用单手固定睾丸,检查睾丸质地,并排除睾丸内肿块,用Prader模型对比法测量睾丸体积(图2-1-1),亚洲人正常睾丸体积为12～25 ml。睾丸体积下降或质地偏软,无论单侧或双侧,都可能与生精功能受损相关。当睾丸肿胀明显时,应排除有无睾丸肿瘤、鞘膜积液或腹股沟疝。透光试验阳性提示为鞘膜积液,可复性肿块、咳嗽时有冲击感提示可能为腹股沟疝。仔细触诊附睾可辨别头、体、尾部,注意有无缺失、肿胀、结节或触痛,附睾硬结或饱满提示附睾梗阻,附睾触痛提示附睾炎症。触诊输精管时,先用拇指和示指触诊输精管,拇指置于前方,示指置于后方,触及输精管后将中指置于输精管后方,示指移动至输精管前方固定,注意检查输精管阴囊段有无缺失、肿胀、结节及走形是否迂曲。触诊精索静脉有无增粗,乏式(Valsalva)试验有无反流,以明确有无精索静脉曲张。精索静脉曲张为异常扩张的蔓状静脉丛,左侧多见。体格检查时患者取仰卧位和站立位,同时做有力的Valsalva动作。精索静脉曲张分为三级,轻度精索静脉曲张(Ⅰ级)只在Valsalva试验时可触及;中度精索静脉曲张(Ⅱ级)在站立位时可触及,但不可见;重度精索静脉曲张(Ⅲ级)在站立位时可以通过阴囊皮肤看到,亦可触及。精索静脉曲张和男性不育的关联尚不明确,但它是男性不育最常见的可矫治病因。

前列腺直肠指诊患者采用胸膝位,有触痛的软性肿胀提示炎症,疼痛常表现为沿阴茎尿道放射的烧灼感。由于许多前列腺和精囊的异常无法通过直肠指诊触及,在精液量、pH值和果糖水平正常时,直肠指诊异常率很低。

第二节 精液常规检测、生化检查及其临床意义

一 精液的常规检查

精液分析仍然是男性不育诊疗和评估的基础。2021年7月27日,世界卫生组织公布了《世界卫生组织人类精液检查与处理实验室手册》第6版。此版加入了亚洲人数据。在精子活力的评估方面,精子活力的分类已经恢复为快速渐进运动、缓慢渐进运动、非渐进运动和不活动(a级、b级、c级和d级),因为存在(或不存在)快速前向运动精子在临床上很重要(表2-2-1)。当精液参数异常时,自然受孕机会减少;精液参数正常时,妊娠机会提高。由于精液样本之间差异明显,精液分析波动性比较大,所以评估一个患者的生育力至少要进行2次规范的精液分析。

表2-2-1 精液常规参考范围

参 数	第5百分位数(95%置信区间)
精液量(ml)	1.4(1.3~1.5)
精子总数(10^6/一次射精)	39(35~40)
精子浓度(10^6/ml)	16(15~18)
总活力(PR + NP,%)	42(40~43)
前向运动(PR,%)	30(29~31)
存活率(活精子,%)	54(50~56)
精子形态学(正常形态,%)	4(3.9~4.0)

《世界卫生组织人类精液检查与处理实验室手册》第6版(引用自Björndahl,2021);PR,前向运动;NP,非前向运动

精液包括来自输精管的输精管液、来自精囊的精囊液和来自前列腺的前列腺液。精囊液的比重最大,呈弱碱性,当射精管梗阻或缺失时可能出现精液量少、pH值降低,而单纯的输精管、附睾梗阻或生精功能受损不影响精液量或pH值。精液量减少而pH值正常可见于精液收集不全、射精障碍(如逆行射精或糖尿病),也可见于睾酮水平低下。

精子浓度指每毫升精浆中含以百万计的精子数量,精子浓度降低时称为少精了症,而当精液经过离心后无法看到精子时则为无精子症。精子活力是评估任何运动形式的精子百分率,对于希望得到自然受孕的夫妇而言,前向运动精子比例较为重要,该比例较低时称为弱精子症。在大多数情况下,不动精子即死亡,然而有超微结构缺陷精子(如原发性纤毛不动),尽管不运动但精子仍存活。精子活力低于5%时应考虑精子超微结构缺陷可能,这时应考虑做精子存活率检测。精子低活力,但同时发现高存活率,提示有精子超微结构缺陷,这或许能够使用电镜检查证实。精子存活率可以通过染色或者低渗肿胀实验来评估。台盼蓝和伊红都可使死精子染色,而活精子不着色,结果报告为活精子的百分比。低渗肿胀实验依赖于精子在低渗环境中能够维持渗透压梯度的特性。活精子细胞膜肿胀,尤其是尾部会发生肿胀,然而死精子不会肿胀,尾部肿胀精子的百分率即为精子存活率。前向运动精子总数指一

次射精后精液中前向运动的精子的数量,这个在精液分析中的意义最为重要。精子的形态指正常形态的精子所占的百分比,大部分研究表明,单纯的精子形态缺陷影响妊娠最低的精子形态值为4%。但在有些情况下,精子形态率偏低时仍有妊娠可能。精液常规的主要参数,联合评估比单独评价更具预测价值。

输精管阻塞、睾丸损伤、生殖系统感染等疾病均可使精子抗原进入血循环或淋巴系统,激活免疫系统引起免疫应答,产生抗精子抗体,导致精子活动力减低,引起免疫性不育。目前世界卫生组织推荐的抗精子抗体测定为免疫珠试验和混合抗球蛋白反应(MAR)试验。

二、精液的生化检查

1. 果糖

精浆果糖是由血液中葡萄糖在精囊腺中通过酶促转化而生成并分泌的,为精子能量代谢的主要来源,精子轴丝收缩提供能量的 ATP 主要依靠精浆果糖代谢来补充,与精子活力有关,因此精浆果糖已被作为精囊分泌的指标。如果新鲜精液不凝固并缺乏果糖,pH 低于 6.7,精液量少而睾丸活检证实有正常精子发生,但精液中无精子,则可疑为精囊腺分泌缺乏、两侧射精管阻塞或精囊先天性缺如等情况。对无精液和精液量明显减少的患者应该检测精液果糖,以鉴别是精囊缺如或射精管阻塞。

2. 中性 α-葡萄糖苷酶

中性 α-葡萄糖苷酶由附睾分泌,此酶可催化多糖或糖蛋白中碳水化合物分解为葡萄糖,为精子代谢和运动功能,其活性高低可直接影响精子质量,大量研究表明中性 α-葡萄糖苷酶与精子活力呈显著正相关。精浆中 α-葡萄糖苷酶现已代替 L-肉毒碱作为常用的判定附睾功能的指标。

3. 肉毒碱

肉毒碱在肝脏合成,经血运至附睾且在附睾浓缩。精浆中的肉毒碱94%来源于附睾,其次是精囊。肉毒碱参与精子成熟,是精子运动的一种能源储备形式,对精子活力的产生和加强具有重要作用。因此精浆肉毒碱对于评价附睾和精囊腺功能很有帮助,精浆肉毒碱水平降低见于先天或后天引起的梗阻性无精子症患者。

4. 乳酸脱氢酶-X(LD-X)

LD-X 活性降低见于影响精子生成的各种病理因素,如睾丸萎缩;长期使用粗制棉籽油等可使 LD-X 活性降低,引起精子生成障碍,甚至无精子生成。

5. 酸性磷酸酶和柠檬酸

酸性磷酸酶及柠檬酸主要来自前列腺。前列腺酸性磷酸酶可溶解多种磷酸单脂,最适宜 pH 为 5~6,可将磷酸转移到葡萄糖与果糖上,故此酶亦与精子能量有关。酸性磷酸酶是代表前列腺功能的重要指标,若精液凝块不液化、精液量减少或缺乏柠檬酸和酸性磷酸酶,则表示有前列腺功能缺陷,可能是前列腺炎或前列腺管道阻塞的结果。前列腺肥大及前列腺癌患者这些生化成分也可变化。

附属性腺的分泌与睾丸间质细胞分泌的睾酮有关,因此精液的成分在正常水平可作为睾丸产生雄激素水平的一项评估指标。

第三节　生殖内分泌激素测定及其临床意义

一、下丘脑-垂体-性腺轴

男性正常生殖功能的维持,依赖于下丘脑-垂体-睾丸激素的协同释放。促性腺激素释放激素

（gonadotropin-releasing hormone，GnRH）由下丘脑基底部的神经内分泌细胞合成，呈脉冲式释放入垂体门脉系统。GnRH 的产生受三种不同节律的影响，包括季节、昼夜和脉冲。在春季、早晨时间段以间隔 90～120 分钟出现分泌峰值。GnRH 作用于垂体前叶，促进合成与释放卵泡刺激素（follicle stimulating hormone，FSH）和黄体生成素（luteinizing hormone，LH）。这两种激素一旦通过血液循环到达睾丸，LH 即刺激间质细胞（Leydig 细胞）产生睾酮，FSH 刺激支持细胞（Sertoli 细胞）促进睾丸生精上皮的精子发生。LH 分泌脉冲在 24 小时内的频率为 8～16 次不等，波幅也从 1～3 倍变化。FSH 分泌脉冲平均每 1.5 小时发生一次，波幅变化 25%。在 FSH 的作用下，支持细胞产生雄激素结合蛋白、转铁蛋白、乳酸、核浆素、聚酯素、纤溶酶原激活剂、前列腺素和生长因子。通过这些 FSH 介导因子，可刺激生精小管生长和发育，以及在青春期启动精子发生。

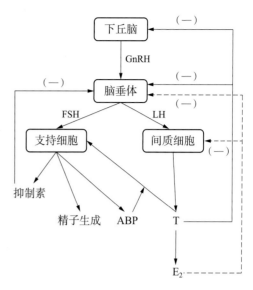

图 2-3-1　生殖内分泌模式图

FSH 还能刺激支持细胞产生抑制素（inhibin），抑制素是一种糖蛋白激素，能够通过促性腺激素抑制 FSH 分泌。促性腺激素的分泌受多种不同类固醇激素的调节。睾酮反馈主要发生在下丘脑，是 LH 分泌的主要调控因子，而雌激素的反馈主要发生在垂体，它与支持细胞产生的抑制素是 FSH 的主要调控因子（图 2-3-1）。

二　其他内分泌异常

1. 高催乳素（prolactin，PRL）血症

高催乳素血症可导致生殖与性功能障碍。垂体内分泌肿瘤按大小分垂体微腺瘤（<10 mm）及垂体大腺瘤。垂体肿瘤可导致性欲改变、勃起功能障碍、溢乳、男性乳房发育以及生精功能的变化。垂体大腺瘤患者首先出现视野异常及头痛。这些患者应该进行的检查包括脑垂体部位的 CT 或 MRI 检查，垂体前叶、甲状腺、肾脏功能的实验室检查。这些患者血清睾酮水平较低，而 LH 和 FSH 的水平也常常很低或在正常值下限，说明垂体对于降低的睾酮水平反应较差。

2. 男性血色素沉着症

80% 此类患者存在睾丸功能障碍。这些患者的性腺功能减退现象有可能是铁质沉着在肝脏间接导致的，也有可能是铁质在睾丸内沉积直接引起。垂体中也会发现铁质沉积，说明垂体是病变的主要位点。

3. 内源性雄激素过多

内源性激素过多的原因是存在有雄激素分泌作用的肾上腺皮质瘤或睾丸肿瘤，但更多的原因是先天性肾上腺增生。该疾病的结果是肾上腺皮质分泌雄激素类固醇增加，导致第二性征过早发育及阴茎异常增大。睾丸由于促性腺激素的抑制作用而未能成熟，表现出特征性减小。如果缺乏性早熟表现，此类疾病的诊断非常困难，因为在正常性成熟男性中难以发现过度男性化的表现。

4. 内源性雌激素过多

肾上腺皮质瘤、睾丸支持细胞瘤、睾丸间质细胞瘤有时会分泌雌激素。雌激素水平升高也常与肝硬化有关。雌激素的主要功能是抑制垂体促性腺激素的分泌，从而导致继发睾丸功能衰竭。

5. 外源性糖皮质激素

过量的外源性糖皮质激素可导致生精功能的下降，比如在一些疾病中（溃疡性结肠炎、哮喘或风湿

性关节炎等)使用泼尼松。血浆中皮质酮水平升高抑制了LH的分泌,并且导致继发的睾丸功能异常,纠正外源性糖皮质激素的含量能使生精功能有所改善。目前,有些运动员使用的合成代谢类固醇也有可能导致暂时性不育。

6. 甲状腺功能异常

甲状腺功能亢进对垂体和睾丸功能皆有影响,其改变了释放激素的分泌,并且增加了雄激素向雌激素的转化。

第四节　男性不育相关遗传学实验室诊断

男性不育的遗传学检查,主要包括染色体核型分析和Y染色体微缺失检测。

一　染色体核型分析

男性不育常常与一些染色体异常有关。在一项对1 263对不育夫妇的研究中,发现男性染色体异常的发生率占6.2%,而这个比例在精子数小于20×10^6/ml的男性患者群体中高达11%;在无精子症的病例中,更有21%存在染色体异常。然而,只有少数病例发现了特殊的染色体异常,例如,D-D易位、环状异常、相互易位及各种其他异常。严重少精子症和无精子症患者应进行染色体检查以排除常染色体和性染色体的异常。

二　染色体异常引起男性不育的常见疾病

1. 克氏综合征

克氏综合征(Klinefelter syndrome),又称克莱恩费尔特氏综合征、先天性睾丸发育不全,是减数分裂过程中精母细胞或卵母细胞的X染色体未分离,使得最终的受精卵出现2条X染色体和1条Y染色体所导致的一种先天性异常,在男婴中的发病率约为1/500。克氏综合征患者染色体核型通常为嵌合型46,XY/47,XXY和非嵌合型47,XXY,其中非嵌合型约占80%(图2-4-1)。

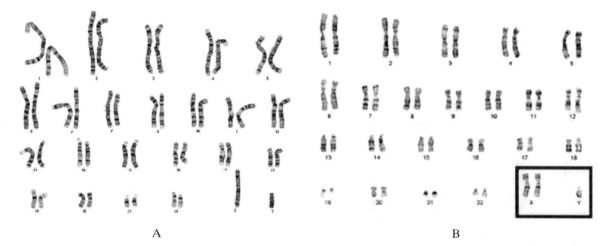

A   B

图2-4-1　正常男性与非嵌合型克氏综合征患者染色体核型分析对比
A.正常男性染色体核型46,XY;B.非嵌合型克氏综合征患者染色体核型47,XXY

克氏综合征是无精子症最常见的遗传学因素,患者可能出现睾丸发育不全和认知功能障碍。X染色体在睾丸和大脑中的表达水平较高,正常人的X染色体存在随机的基因失活,故X染色体的表达受限,而克氏综合征患者较正常人多出一条 X 染色体,其表达有所上调,影响睾丸和大脑的功能,从而导致第一性征和第二性征的发育落后及生育能力和认知功能的障碍。有 10%在青春期前得到诊断,25%因为第一性征或第二性征发育不良或者不育等问题在青春期或成年后得到诊断,而剩下的则终身未能得到诊断。儿童期克氏综合征患者的 FSH、LH、睾酮、抑制素 B 和抗苗勒管激素的水平和正常人并没有显著差异。青春期启动时睾酮水平升高,而克氏综合征患者因为间质细胞功能不全、睾酮水平低下,可能出现青春期第一性征、第二性征发育迟缓,表现为阴茎短小、睾丸体积偏小、胡须和毛发分布稀疏,且随着年龄的增加,生精细胞减少、睾丸纤维化和透明样变的程度会逐渐上升,年龄较小的克氏综合征患者可能在精液中发现精子(图 2-4-2)。而成年的克氏综合征患者则多数表现为精液无精子,同时伴有睾酮水平低下、FSH 和 LH 水平偏高、雌激素水平偏高。通过补充外源性睾酮,可以加速克氏综合征患者第二性征的发育,增强性欲和性功能,同时改善他们的认知功能,但是对于他们的生育能力并无明显改善,甚至可能因为负反馈调节机制加重睾丸衰竭,影响其生育能力。

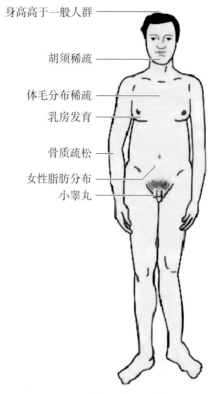

图 2-4-2　克氏综合征患者体征

2. XX 染色体异常

XX 染色体异常或者称为性颠倒综合征(sex reversal syndrome)是 Klinefelter 综合征的变异。两者表现基本相同,区别在于前者平均身高低于普通人,尿道下裂发生率高,而智力缺陷的发生率小于后者。这些患者染色体组表现为 46,XX,但事实上他们的细胞表达 H-Y 抗原,从而推测在他们基因组的某处有 Y 染色体存在。

3. 努南综合征

努南综合征(Noonan syndrome)是男性发生的对应特纳综合征(Turner syndrome)的病症,也称为假特纳综合征。这些患者的表现相似并具有代表性,如身材矮小、翼状颈、耳位低、肘外翻、视觉障碍以及心血管异常。多数患努南综合征的患者有隐睾症及生精功能低下且不能生育。睾丸功能低下的患者常伴有高 FSH 及 LH 血症。他们染色体检查常表现为性染色体的异常,如 45,X0/46,XY 嵌合体。这类患者的不育无法治疗。

三　YqAZF 微缺失

对 Y 染色体上基因的研究发现,Y 染色体长臂 q11 区域存在与精子发生相关的基因,称无精子因子(azoospermia factor,AZF),YqAZF 发生微小缺失可引起生精功能障碍,造成无精子或少精子,导致男性不育(图 2-4-3)。这种在显微镜下能观察到的缺失也在男性原发性不育症中被再三提及。有资料显示,在 6 000 名男性中约有 1 人为 Y 染色体缺失导致不育症,而至少 5%的不育症患者由 Y 染色体的微缺失引起。在这些病例中,常常存在几个 AZF 基因缺失,也就是位于 YqAZFa、YqAZFb、YqAZFc 三个区域的基因,这些基因在人类精子细胞形成方面有很大作用。YqAZFa 上的 Y 基因在胚胎形成阶段和青春期前对精原细胞的产生和分化起决定性作用;在从精原细胞的成熟衍变为有生育能力的完全运动的精子细胞的过程中,YqAZFb 和 YqAZFc 上的 Y 基因都有相关文献报道。YqAZF 微缺失的检测对于非梗阻性无精子症患者的预后有重要意义。YqAZFa 的微缺失最严重,可能导致唯支持细胞综合征,治疗后难以获取精子;YqAZFb 区的微缺失可能导致睾丸内的生精阻滞,治疗后难以获取精子；YqAZFc 区微缺失是 Y 染色体微缺失里较轻的类型，在无精子症患者中约占 10%，此类患者往往表现为生精功能的减退，有可能通过显微取精术取得睾丸精子，而有研究发现部分 YqAZFc 区存在微缺失的患者精液中也有精子，表现为精子浓度的降低。

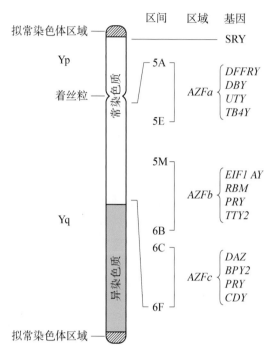

图 2-4-3　正常 Y 染色体 AZF 区及基因分布图

（引用自 Brandell et al，1998）

（李铮，黄煜华）

第三章 男性生殖系统检查总论

第一节 男性不育症的病因及影响因素

世界卫生组织（World Health Organization，WHO）认为，在21世纪影响人类生活和健康的主要疾病中，不孕不育症将是仅次于肿瘤和心脑血管疾病的第三大疾病。WHO推荐，夫妇婚后同居一年以上，未用任何避孕措施，由男性方面的原因造成女方不孕者，称为男性不育症。据WHO调查，15%的育龄夫妇存在不孕不育问题，而发展中国家某些地区可高达30%，男女双方原因各占50%。近年来，有研究认为精液质量在世界范围内呈现下降趋势。我国2015年实施"全面二孩"政策以来，公众的生育需求集中释放，然而根据相关研究报道，近年来我国男性不育症的发病率亦呈持续上升趋势，报道显示我国健康男性的精液质量在2008—2018年这10年内呈下降趋势。

在决定对不育患者进行治疗之前，应明确引起不育的综合因素，只有明确病因，并针对病因进行治疗，才能收到良好效果。国内王益鑫等的研究发现男性不育的病因有：精索静脉曲张（12.3%）、生殖道感染（6.6%）、免疫性因素（3.1%）、后天获得性疾病（2.6%）、先天性发育异常（2.1%）、性功能障碍（1.7%）、内分泌紊乱（0.6%）、其他异常（3%），但是高达60%~75%的患者找不到原因，称其为特发性不育。这些患者无相关病史，体检及内分泌检查均正常，精液分析显示有少精、弱精和畸形精子症等精子质量异常。通常，这些异常会同时出现，被称为少弱畸形精子症。不明原因的男性不育可能由多种因素造成，如长期应激环境因素引起内分泌紊乱、活性氧元素和基因缺陷等。而国外学者研究发现，通过适当的临床评估，60%~70%的病例应可鉴定出不育因素（表3-1-1）。30%~40%的病例可能找不到明确病因，被定义为特发性男性不育。

表3-1-1 男性不育的病因和相关因素

诊　断	未选择患者($n - 12945$，%)	无精子症患者($n = 1446$，%)
所有	100	11.2
不育的可能原因	42.6	42.6
睾丸下降不全	8.4	17.2
精索静脉曲张	14.8	10.9
精子自身抗体	3.9	—
睾丸肿瘤	1.2	2.8

（续表）

诊　断	未选择患者($n=12\,945$，%)	无精子症患者($n=1\,446$，%)
其他	5.0	1.2
特发性不育症	30.0	13.3
性腺功能低下	10.1	16.4
克氏综合征(47，XXY)	2.6	13.7
XX男性	0.1	0.6
不明原因原发性性腺功能低下	2.3	0.8
继发性性腺功能低下(促性腺激素不足)	1.6	1.9
卡尔曼综合征	0.3	0.5
特发性促性腺激素低下性性腺功能低下	0.4	0.4
垂体手术后后遗症	<0.1	0.3
其他	0.8	0.8
迟发性性腺功能低下	2.2	—
青春期体质发育延迟	1.4	—
全身性疾病	2.2	0.5
由于恶性疾病低温保存精液	7.8	12.5
睾丸肿瘤	5.0	4.3
淋巴瘤	1.5	4.6
白细胞	0.7	2.2
肉瘤	0.6	0.9
勃起/射精功能障碍	2.4	—
梗阻	2.2	10.3
输精管结扎	0.9	5.3
囊性纤维(先天性双侧输精管缺如)	0.5	3.1
其他	0.8	1.9

(引用自 Jungwirth，2012；Cavallini，2017)

　　男性不育病因学分类的主要依据是男性不育类型"三分法"。所谓男性不育类型"三分法"，即睾丸性、睾丸前和睾丸后男性不育。精子发生受到下丘脑-垂体-性腺轴的调控，在睾丸的生精小管内进行增殖和分化，并通过输精管道运输并射出至体外，以上三个步骤的任意一处异常均可以造成不育(表3-1-2)。睾丸前不育，即下丘脑-垂体-性腺轴受影响导致的不育；睾丸性不育，即睾丸本身受损伤，影响其精子发生从而导致的不育；睾丸后不育，即精子发生正常，因为输精管道的梗阻导致精子无法运输至体外。对于生育力异常的男性，在评估时需将其归为以上三类中的一类，再进行后续的诊疗。目前男性不育"三分法"已成为中国男性生育力规范化评估的专家共识。

表 3-1-2　男性不育症"三分法"

睾丸前因素	睾丸性因素	睾丸后因素
下丘脑疾病 　促性腺激素缺乏 　　卡尔曼综合征 　　选择性黄体生成素缺陷症 　　选择性卵泡刺激素缺陷症 　　先天性低促性腺激素综合征 垂体疾病 　垂体功能不足 　高泌乳素血症 外源性或内源性激素水平异常 　雌激素和/或雄激素过多 　糖皮质激素过多 　甲状腺功能亢进或减退	先天性异常 　染色体或基因异常 　　克氏综合征 　　XX 男性综合征 　　XXY 综合征 　　努南综合征 　　Y 染色体微缺失 　隐睾 　雄激素功能障碍 　其他少见综合征(肌强直性营养不良、无睾丸 　　症、唯支持细胞综合征) 生殖腺毒素(射线、药物、食物、生活和工作环境 　因素) 全身性疾病 感染性(睾丸炎) 睾丸创伤和手术 血管性因素:精索静脉曲张 睾丸扭转 免疫性因素	输精管道梗阻 　先天性梗阻 　　囊性纤维化 　　杨氏综合征 　　特发性附睾梗阻 　　成人多囊肾疾病 　获得性梗阻 　功能性梗阻 精子功能或运动障碍 　纤毛不动综合征 　成熟障碍 免疫性不育 感染 性交或射精功能障碍 精子运输障碍 　输精管、附睾、精囊发育异常 　尿道上裂、尿道下裂 　后天性输精管道损伤、炎症 附属性腺疾病　前列腺炎 精子活动力或功能障碍 免疫性 附睾疾病 特发性
特发性不育		

一　睾丸前因素

(一)下丘脑疾病

下丘脑功能不全的患者促性腺激素释放激素(GnRH)分泌不足,从而导致促性腺激素水平低下,在多个层面上影响生育。睾酮缺乏和来自睾丸支持细胞/生殖细胞复合体的刺激不足可影响精子的发生,同样的,性功能如勃起功能、射精功能、性欲也受到负面影响。

(1) 促性腺激素缺乏:卡尔曼综合征(Kallmann syndrome)是低促性腺激素型性腺功能低下的一种综合征。病变部位在下丘脑,伴嗅觉障碍或减退。此综合征影响 1/10 000～1/8 000 的男性,多基因缺陷可导致卡尔曼综合征,由于分泌 GnRH 的神经元未能迁移到下丘脑,下丘脑缺乏这些神经元导致 GnRH 分泌缺乏,进而引起性腺功能减退。

(2) 选择性黄体生成素(LH)缺乏症:又称生殖性无睾症,罕见。临床表现为不同程度的雄性化和男乳女性化的类无睾体征。患者睾丸容积正常或略大,精液量少,偶见精子。睾丸活检显示生精上皮发育正常,但 Leydig 细胞由于没有 LH 的刺激而不明显。血 LH 和睾酮低下,但 FSH 正常。

(3) 选择性卵泡刺激素(FSH)缺乏症:极为罕见,垂体 FSH 分泌不足,而 LH 正常,患者临床表现有正常男性性征,睾丸大小正常,一般无生育能力,以不育症求治发现为多数,LH 及睾酮正常,FSH 低下明显,睾丸活检可见生精细胞不发育、精子成熟受阻,少量生精小管可见到精子。

(二)垂体疾病

(1) 垂体功能不足:由肿瘤、感染、梗死、手术、放射和肉芽肿性病变等影响垂体功能所致。血清性激素检测睾酮水平低下伴促性腺激素低下或正常偏低。全垂体功能障碍者,血清皮质激素低下,FSH

和生长素水平也低下。

(2) 高泌乳素血症:原发性高泌乳素血症常见于垂体腺瘤。泌乳素过高会引起 FSH、LH 和睾酮水平降低,导致性欲丧失、勃起功能障碍、男性乳腺增生和生精障碍。

睾丸前因素主要与下丘脑或垂体的功能不全有关,对该类患者的评估关键在于明确病变部位是位于垂体还是下丘脑。GnRH 激发试验对于鉴别下丘脑病变和垂体病变具有一定的作用。下丘脑病变的患者注射 GnRH 后 FSH 和 LH 升高,垂体病变的患者 FSH 和 LH 水平无明显变化。部分下丘脑功能障碍的患者,在注射 GnRH 后 FSH 和 LH 水平上升不明显,可能与长期缺乏 GnRH 刺激,垂体失去对 GnRH 刺激的正常反应能力有关,对这部分患者连续注射或滴注 GnRH 7～14 d,其对 GnRH 刺激的反应可恢复正常。

(三) 内源性或外源性激素异常

(1) 雌激素和(或)雄激素过多:外源性雄激素增多常见于口服激素、先天性肾上腺增生、有激素活性的肾上腺肿瘤或睾丸间质细胞肿瘤。过多的雄激素反馈性抑制垂体促性腺激素的分泌,造成睾丸生精功能下降,临床上表现为少精子症。过度肥胖、肝功能不全是雌激素增多的常见原因,还与一些能分泌雌激素的肿瘤如肾上腺皮质肿瘤、睾丸支持细胞(sertoli cell)瘤或间质细胞瘤有关。大量的雌激素引起女性化,患者表现为乳房女性化、睾丸萎缩、生精功能障碍。

(2) 糖皮质激素过多:能抑制 LH 分泌,造成雄激素减少和睾丸功能减退,导致精子发生低下或成熟障碍。多见于库欣综合征(Cushing syndrome)或医源性摄入增加。

(3) 甲状腺功能亢进或减退:甲状腺功能亢进者由于甲状腺素的增加可引起血清雌二醇(estradiol, E2)生成的增加,导致血清雌二醇水平升高和睾酮浓度下降。而且甲状腺功能亢进者的基础血清 LH 水平较高,对 HCG 刺激的反应迟钝。表明睾丸间质细胞功能下降,这些都可能造成睾丸生精功能障碍。另外甲状腺功能亢进者由于器官氧化代谢反应增加,造成基础代谢紊乱,长期的基础体温升高,可影响睾丸的生精功能。甲状腺功能减退者,由于促甲状腺激素释放激素的增加,造成 PRL 升高,睾酮下降,同样导致生精功能减退。甲状腺功能的平衡通过垂体和睾丸两个层面来影响生精,甲亢或甲减可改变下丘脑激素的分泌和雌/雄激素比值,甲状腺功能异常约占男性不育病因的 0.5%。

二 睾丸性因素

(一) 先天性异常

1. 染色体或基因异常

不育男性约 6% 存在遗传物质异常,随着精子总数降低、该比例逐渐增高,精子总数正常者中染色体或基因异常者为 1%,少精子症患者中为 4%～5%,无精子症患者中比例最高达 15%。

(1) 克氏综合征(Klinefelter syndrome):又称先天性睾丸发育不全症,男性克氏综合征的患病率为 1/660,外周血染色体核型为性染色体非整倍体异常,90% 为 47,XXY,10% 为 47,XXY/46,XY 嵌合型。其特点是睾丸小、无精子及血清促性腺激素水平增高等。75%～90% 克氏综合征的男性患有无精子症,有些嵌合型的克氏综合征患者以少精子症为主,有证据表明克氏综合征的睾丸显微取精率达 69%。然而,精子的产生数量通常非常低。对克氏综合征患者的睾丸活检已经证明,绝大多数非整倍体细胞精子发生停滞在粗线晚期,减数分裂主要见于核型正常细胞。

(2) XX 男性综合征(XX male syndrome):又称性倒错综合征,是由于 Y 染色体上性别决定基因(SRY)在减数分裂时易位到 X 染色体,但控制生精的基因(AZF)仍在 Y 染色体,导致无精子症。

(3) XYY 综合征(XYY syndrome):是由于父亲精子形成的第二次减数分裂过程中 Y 染色体没有分离而受精造成的结果。

(4) 努南综合征(Noonan syndrome):又称男性 Turner 综合征,染色体核型大部分为正常 46,

XY,少数为 45,X0 或嵌合型(45,X0/46,XY)。

(5) Y 染色体微缺失:约 15%无精子症或重度少精子症患者存在 Y 染色体长臂的 AZF 区域的微缺失,该区域可分为 AZFa、AZFb 和 AZFc,患者可能出现其中一个或多个区域的微缺失,其中 a 区和 b 区的缺失会导致无精子症,但二者的组织病理学不同,a 区缺失引起唯支持细胞综合征,b 区缺失则导致精子发生阻滞于初级精母细胞阶段。c 区缺失的男性并非均出现无精子症,精子正常者可出现部分缺失,某些完全缺失者可表现为少精或无精。

2. 隐睾

隐睾是小儿极为常见的泌尿生殖系统先天畸形,早产儿发病率约为 30%,新生儿为 3.4%~5.8%,1 岁时约为 0.66%,成人为 0.3%,是男性不育的常见病因,约占男性不育患者的 8.5%。隐睾对生育的影响程度与隐睾严重程度呈正比,双侧隐睾比单侧隐睾影响更严重,双侧隐睾引起不育者达 50%~100%,单侧隐睾引起不育者达 30%~60%。睾丸位置越高,睾丸功能越差。

3. 雄激素功能障碍

主要为雄激素不敏感综合征和外周雄激素抵抗。前者主要为雄激素信号传导过程中某一环节出现异常,后者包括 5α-还原酶缺乏和雄激素受体异常。

4. 其他较少见的综合征

肌强直性营养不良(myotonic dystrophy,MD)、无睾丸症(vanishing testis syndrome)、唯支持细胞综合征(Stertoli-cell-only syndrome,SCOS)等。

(二)生殖腺毒素

常见的有射线、药物、食物、生活和工作环境因素等。

(三)全身性疾病

常见的引起不育的系统性疾病包括肾衰竭、肝硬化与肝功能不全、镰形细胞病等。

(四)感染(睾丸炎)

感染或炎症导致的睾丸间接损伤可能是持续的。引起不育的经典感染因素是流行性腮腺炎。约 20%的青春期后腮腺炎男性会继发睾丸炎,其中双侧并发者约占 30%。青春期后腮腺炎合并双侧睾丸炎的男性中 25%会出现不育。腮腺炎所致睾丸炎对睾丸的损伤机制是压迫性萎缩。腮腺炎病毒感染睾丸组织引起炎症和肿胀,由于白膜的限制,导致睾丸萎缩。

(五)睾丸创伤和手术

睾丸创伤除导致睾丸萎缩外,还可激发异常免疫反应,两者均可导致不育。睾丸血管、输精管道的医源性损伤也会导致不育。

(六)血管性因素

精索静脉曲张在不育症患者中的发病率接近 40%。精索静脉曲张是影响生精功能的重要因素,也是继发性不育的重要病因,然而关于精索静脉曲张和男性不育的关系尚不明确,部分Ⅲ度精索静脉曲张的患者也能通过自然怀孕生育子代。因此,在对精索静脉曲张的男性进行生育力评估时,首先需明确其精索静脉内径和 Valsalva 试验反流时间,评估其曲张程度,结合年龄、睾丸体积、质地、性激素水平等多个方面的因素判断精索静脉曲张对睾丸生精功能的影响,同时需全面考虑是否存在影响精液参数的睾丸前因素或睾丸后因素,以达到准确评估。此外,对于精索静脉曲张的患者,还需排查肾脏肿瘤和胡桃夹综合征。

(七)睾丸扭转

睾丸扭转可引起睾丸缺血性损伤,损伤程度与缺血程度和持续时间有关,一侧扭转可引起对侧睾丸发生组织学变化。

(八) 免疫性因素

由于自身抗精子抗体阳性导致男性不育症。正常男性的精子存在于免疫豁免区。血睾屏障可防止精子蛋白质与免疫系统的相互作用，从而避免对精子产生免疫反应。外伤、感染和炎症都可能会破坏血睾屏障，导致针对生精上皮细胞和精子的免疫反应。抗精子抗体(antisperm antibodies，AsAb)很常见，不育夫妇中8%～17%的男性和1%～22%女性的血清AsAb检测为阳性。那些针对精子头部区域蛋白的AsAb可能影响精卵结合和精子穿透，而针对精子尾部的AsAb可能降低精子的运动性和穿透宫颈黏液的能力，并导致精子凝集。

三 睾丸后因素

(一) 输精管道梗阻

输精管道梗阻是男性不育的重要病因之一，梗阻性无精子症在男性不育患者中为7%～10%。

1. 先天性梗阻

梗阻可发生于输精管道的任何部位，从睾丸网、附睾、输精管直到射精管开口。

(1) 囊性纤维化(cystic fibrosis，CF)：属常染色体隐性遗传病，先天性双侧输精管缺如(congenital bilateral absence of the vas deference，CBAVD)与囊性纤维化密切相关，甚至被认为是囊性纤维化的一项诊断标准。两者相同的遗传性因素是囊性纤维化跨膜转运调节因子(cystic fibrosis transmembrane conductance regulator，CFTR)基因突变。

(2) 杨氏综合征(Young's syndrome)：主要表现为三联征——慢性鼻窦炎、支气管扩张和梗阻性无精子症。生精功能正常，但由于浓缩物质阻塞附睾管而表现为无精子症，手术重建成功率较低。

(3) 特发性附睾梗阻：罕见，1/3患者存在囊性纤维变性基因突变，可能与囊性纤维化有关。

(4) 成人多囊肾疾病(adult polycystic kidney disease，APKD)：属常染色体显性遗传病，患者体内脏器多发性囊肿，当附睾或精囊腺有梗阻性囊肿时可导致不育。

2. 获得性梗阻

主要为生殖系统感染、输精管结扎切除术、医源性输精管损伤及感染所致射精管口梗阻等。而疝修补术应用补片后可出现输精管周围炎症反应导致输精管梗阻。

3. 功能性梗阻

干扰输精管和膀胱颈部神经传导的任何因素都可导致不射精或逆行射精，常见原因有神经损伤和服用某些药物等。

(二) 精子功能或运动障碍

1. 纤毛不动综合征(immotile cilia syndrome)

纤毛不动综合征是一种常染色体隐性遗传疾病，由于精子运动器或轴突异常而导致精子运动能力降低或丧失，出现弱精子症甚至不动精子症。患者因纤毛结构异常，可能存在支气管炎和支气管扩张，部分纤毛不动综合征患者可能合并内脏反位，可以诊断为卡塔格内(Kartagener)综合征。

2. 成熟障碍

常见于输精管结扎再通术后。由于结扎后附睾管内长期高压损伤附睾功能，再通术后精子通过附睾时未获得正常的成熟和运动能力，导致精子总数正常，但精子活力低下。

(三) 免疫性不育

2%～10%的不育与免疫因素有关，AsAb是免疫性不育的重要原因。常见原因有睾丸外伤、扭转、活检、感染或输精管梗阻、吻合手术后等。

(四) 感染

8%～35%的不育与男性生殖道感染有关，主要为感染导致输精管道梗阻、抗精子抗体形成、菌精症、精液白细胞增多症以及精浆异常。

（五）性交或射精功能障碍

性欲减退、勃起功能障碍和射精功能障碍是男性不育症的常见原因；尿道下裂等解剖异常可由于射出精液距宫颈过远而导致不育；糖尿病、膀胱尿道炎症、膀胱颈部肌肉异常、手术或外伤损伤神经均可导致不射精或逆行射精；不良的性习惯如性交过频、使用润滑剂等也会影响生育。

四 特发性病因

特发性不育是指男性不育症找不到明确病因者，其影响生殖的环节可能涉及睾丸前、睾丸、睾丸后的一个或多个环节。目前倾向与遗传或环境因素等相关。

综上所述，男性不育是由多种因素而导致的综合征，故对其分类评估是生育力评估的核心。

第二节　男性不育症分类诊断标准

一 诊断程序

在诊断不育时，首先必须区分是绝对不育还是相对不育。在绝对不育中，属配偶一方绝对不育者，只要这种不育病因或因素治疗成功，就能获得生育能力。但属相对不育者必须对夫妇双方的生育力进行详细检查。在我国临床上遇到的不育夫妇属后者较多，因此诊断和治疗不育夫妇时，都应该综合性地把他们作为一个整体来考虑。有时候男配偶精子质量较差而女方存在轻度排卵障碍，只要对女方的排卵问题进行适当调整就能获得生育能力，这是因为一方有很好的生育力就能补偿另一方生育力的不足。

女方生育力检测的项目较精细且所花费的时间也较长，如子宫输卵管造影、子宫内膜活检等都具有创伤性，因此在女方经过常规妇科体检、月经周期、基础体温测定等检查的同时，应先对男性做较完整的检测，包括病史体检及精液检查等，然后针对发现的线索采用男性生殖系统特殊检查技术，以求对男性不育症做出正确诊断和治疗。关于夫妇双方协同检查程序见图3-2-1。

二 男性不育症诊断分类的客观标准

（一）精液分析和质量控制

具体请参照第二章第二节表2-2-1。

（二）各种精液状态的诊断名称（表3-2-1）

表3-2-1　各种精液状态的诊断名称

无精液症（aspermia）	无精液（没有精液射出或逆行射精）
弱精子症（asthenozoospermia）	前向运动（PR）精子百分率低于参考值下限
畸形精子症（asthenoteratozoospermia）	正常形态精子百分率低于参考值下限
无精子症（azoospermia）	精液中无精子
隐匿精子症（cryptozoospermia）	新鲜精液制备的玻片中没有精子，但在离心沉淀团中可观察到精子
血精症（haemospermia）	精液中有红细胞

（续表）

白细胞精液症〔脓性精液症 leukospermia(pyospermia)〕	精液中的白细胞数超出临界值
死精子症(necrozoospermia)	精液中活精子百分率低,不活动精子百分率高
正常精子(normozoospermia)	精子总数(或浓度,取决于报告结果)*、前向运动(PR)精子百分率和正常形态精子百分率均等于或高于参考值下限
少弱精子症(oligoasthenozoospermia)	精子总数(或浓度,取决于报告结果)* 和前向运动(PR)精子百分率低于参考值下限
少弱畸精子症(oligoasthenoteratozoospermia)	精子总数(或浓度,取决于报告结果)*、前向运动(PR)精子百分率和正常形态精子百分率均低于参考值下限
少畸精子症(oligoteratozoospermia)	精子总数(或浓度,取决于报告结果)* 和正常形态精子百分率低于参考值下限
少精子症(oligozoospermia)	精子总数(或浓度,取决于报告结果)* 低于参考值下限
畸形精子症(teratozoospermia)	正常形态精子百分率低于参考值下限

* 应该总是优先考虑精子总数,因为精子总数优于精子浓度

（三）男性不育症的诊断分类

基于精液分类、完整病史和体格检查,根据 WHO 男性不育症诊断程序(图 3-2-1)对男性生殖系统做一些辅助检查,以确定男性不育症的诊断。

1. 性功能障碍

性功能障碍包括勃起功能障碍、性交过频或过稀、不射精、早泄(包括因解剖异常,如尿道下裂而使精液不能排入阴道)、逆行射精(精液不排入体外而逆行排入膀胱,这些患者收集性生活后的尿液检查可发现活精子)。

2. 根据精子和精浆检查来确定诊断

（1）男性免疫不育:大量研究资料表明,10%～30%不育者血清或精浆中可检测到抗精子抗体,但血清抗精子抗体是否有临床意义还存在争议,这类患者需做其他辅助检查。

（2）不明原因不育:指病史、体检以及精子和精浆检测都无异常发现的男性不育患者。

（3）单纯精浆异常:指患者精液分析的精子检测指标正常,但精浆检测有异常发现。

3. 具有肯定病因的男性不育病因分类

具有影响男性生殖的肯定病因而精液检查又属无精子症或精子和(或)精浆异常者。

（1）医源性因素:由于医药的或手术的原因造成精子异常。

（2）全身病因:具有全身性疾病、酗酒、吸毒、环境因素、近期高热或纤毛不动综合征(精子活动差,伴有慢性上呼吸道疾病)等病史。

（3）先天性异常:包括隐睾或细胞核型异常引起的精子异常,以及由于先天性精液和(或)输精管道发育不全引起的无精子症。

（4）获得性睾丸损害:如腮腺炎引起睾丸炎或其他引起睾丸损害的因素造成睾丸萎缩、睾丸体积＜10 ml,同时出现精子异常者。

（5）精索静脉曲张,同时伴有精子和(或)精浆异常造成不育:如有精索静脉曲张而精液分析正常者则应按不明原因不育分类。

（6）男性附属性腺感染。假如男性不育精液检查为少精、弱精或畸形精子增多症并具有以下标准者,可诊断为附属性腺感染不育。

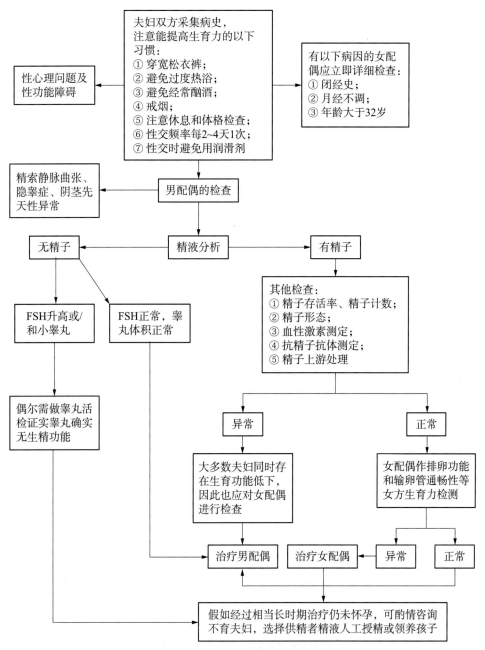

图3-2-1　不育夫妇协同检查程序

A. 病史和体检中具有下列一项或一项以上者：尿路感染史，附睾炎史，性传播性疾病史，附睾增大或压痛，输精管增粗，肛指检查前列腺异常（前列腺触痛或钙化）。

B. 前列腺液异常和（或）前列腺按摩后尿液检查异常。

C. 精液中具有下列一项或一项以上异常者：白细胞数$>10^6$/ml，精液培养有致病性细菌生成，精液外观异常、pH上升和（或）精液生化异常。

在以上项目中若A、B项中各有1项，A、C项中各有1项，B、C中各有1项或C中有2项者，即可诊断为男性附性腺感染。附属性腺感染是导致男性不育的可能原因之一，但并非绝对会导致生育力降低或不育。关于前列腺炎与不育的关系仍存在争议。

特别说明：

● 脓精症：精液中存在脓液为脓精症，这些患者可同时出现射精疼痛现象。这时应首先考虑到前列腺炎，更常见的是精液检查时发现脓精存在，这是一种隐匿型病例。脓精症患者有以下临床特征：①不育伴生殖道炎症史；②常常诉会阴部及肛周沉重感、射精疼痛、射精后尿道烧灼感，前列腺扪诊有触痛。脓精症的诊断标准为：精液中白细胞$>5\times10^6/ml$或每个视野中超过20个白细胞。精液中的白细胞增多主要由前列腺精囊炎引起，但要注意，由于长期禁欲使前列腺、精囊长期处于充血状态，精液中也可出现白细胞增多。

● 菌精症：是指精液中存在病原菌，精液培养要检查需氧菌和厌氧菌，还要查支原体、衣原体、念珠菌、滴虫和立克次体。精液感染可为单种微生物感染，也可为混合感染。精液培养细菌计数达$1\,000/ml$即可诊断，细菌计数$<1\,000/ml$则可疑精液感染。

● 精液感染的后果包括：①引起女性生殖道感染，影响受精、受精卵着床及胚胎发育以致引起习惯性流产、死胎及胎儿早熟和发育不良；②精液质量下降及宫颈黏液质量下降；③精液细菌可直接使精子活力下降，用念珠菌和精子相混合30 min后有50%的精子活力下降，并出现凝集现象；④促进阴道内对精液的免疫反应；⑤炎性前列腺液可引起宫颈及阴道反流；⑥精液生化改变：前列腺炎可引起酸性磷酸酶、Mg^{2+}及Zn^{2+}的降低，精囊炎可引起果糖水平降低，附睾炎引起卡尼汀（肉毒碱）、甘油磷酸胆碱降低；⑦精液感染可引起精子形态改变；⑧可引起生殖管道阻塞。

（7）内分泌原因：可能有性腺功能低下的特征，血性激素测定 FSH 正常，而睾酮低或 PRL 测定反复增高。这些病例需进一步检查以明确诊断，如视野、蝶鞍扫描、LHRH、TRH 检查等。

4. 其他

没有前述病因而仅仅出现精液检查异常的，如少精症、弱精症、畸形精子增多症或无精子症，按下列标准诊断。

（1）特发性少精子症。

（2）特发性弱精子症。

（3）特发性畸形精子症。

特发性少-弱-畸形精子症：仅有精液分析异常而没有上述各种异常，临床可诊断为特发性少精子症、特发性弱精子症或特发性畸形精子症。有的同时具备以上三个诊断的两个或三个。

（4）梗阻性无精子症：指由于双侧输精管道梗阻导致精液中未见精子和生精细胞。

（5）特发性无精子症：临床上均表现为非梗阻性无精子症，其病因不明，诊断往往依靠排除法。

以上16类男性不育诊断分类标准可按图3-2-2程序进行分类。

第三节 男性不育症影像学检查概况

附属性器官、附睾、输精管、精囊、射精管和尿道是输送精子的管道，这些管道的异常直接影响到生育功能，它们分泌的基质以及收缩功能帮助精子从曲细精管发源地输送到尿道口，这个通路和附属性器官的检查对确定由梗阻引起的不育很有价值。

一 X线造影检查

（一）应用范围

1. 平片检查

用于检查男性生殖系统有无钙化或结石。

（1）射精管结石呈细线状排列的小颗粒影。

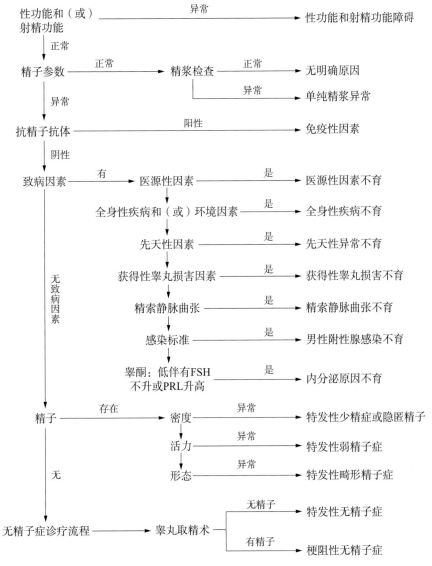

图3-2-2 世界卫生组织关于男性不育症的诊断流程

（2）精囊结石则见颗粒状小斑点状钙化影,呈弯曲蜿蜒状排列。

（3）前列腺钙化。

（4）精囊钙化多因慢性感染所致,少数可见精囊的轮廓,或呈波浪形,通常为两侧精囊均有钙化。

（5）睾丸肿瘤可呈斑片状或斑点状钙化,畸胎瘤可出现骨骼、牙齿等形状。

2. 输精管造影

通常是在局麻下,从阴囊部暴露输精管,固定后用细针穿刺入管腔,注入静脉造影剂后摄片,观察输精管情况。

3. 输精管精囊造影

包括经输精管造影法和经尿道插管造影法,通常用以检查不育原因、输精管结扎后的再育、输精管有无阻塞或先天性畸形等病变。输精管精囊造影可在输精管造影同时进行,暴露阴囊段输精管后,用细针向精囊方向注入造影剂并摄片,一些由炎症或结核所致射精管梗阻或者精囊萎缩或先天性畸形的患者可以通过这些方法确定梗阻部位。

4. 尿道造影

适用于先天性尿道异常、射精功能障碍、慢性复发性前列腺炎和尿道炎的不育症患者,尤其可以观察到精阜的异常。

5. 精索静脉造影

用于精确地确定精索静脉内有无瓣膜及瓣膜功能,显示精索静脉的走形及分支情况,为精索静脉结扎手术、栓塞或硬化疗法提供可靠的解剖学基础。

6. 阴茎海绵体造影

用于静脉性勃起功能障碍的诊断,了解静脉瘘部位,用于性质不明的阴茎海绵体硬块定位诊断,或了解尿道肿瘤对阴茎海绵体有无浸润。

7. 阴茎动脉造影

选择性阴茎动脉造影可用于了解阴茎动脉的血供。

（二）禁忌证

(1) 造影剂碘过敏者。

(2) 有出凝血障碍、糖尿病、严重高血压、心肌梗死和脉管炎者。

（三）优缺点

(1) 优点:可以较完整地观察输精管全程情况。

(2) 缺点:包括上述禁忌证、X线辐射、创伤性,以及严重并发症,如碘油量注入过多或过快可发生肺栓塞。单纯腹部平片检查无法鉴别膀胱钙化及前列腺结石。随着超声技术的发展,输精管造影检查有望被超声代替。

二 CT 和 MRI 检查

（一）应用范围

(1) 精囊炎、精囊肿瘤、精囊囊肿等。

(2) 睾丸肿瘤,包括睾丸肿瘤的检出及分期诊断。

(3) 对于男性不育症患者,MRI 能提供前列腺、精囊及输精管的高分辨率图像。多层 MRI 能使我们观察到管道的具体结构,为输精管道重建手术提供帮助。

(4) 激素异常涉及下丘脑-垂体区域的 MRI 检查,为了排除垂体肿瘤或脑内占位性病变而影响到垂体功能,应该对下丘脑-垂体区域进行影像学检查。高泌乳素血症或促性腺激素分泌不足的患者,需要对视区进行评估,也应该注意嗅觉检查,因为生殖腺功能不足常与各种不同的中枢神经缺损同时存在。

（二）禁忌证

(1) 对造影剂过敏者。

(2) MRI 检查时体内置入金属物体者。

（三）优缺点

(1) 优点:CT 和 MRI 具有高分辨率和多平面成像的优点,可清晰显示病变的性质及周围器官的关系;对于肿瘤的分期优于超声。有学者认为 MRI 检查能评估精囊、输精管和前列腺损害的程度,并能在介入性诊断或治疗中进行定位。综合分析、掌握射精管-精囊区域病变的 MRI 诊断与鉴别诊断要点,有利于做出全面准确的诊断,以协助临床进行个性化的评估及治疗。

(2) 缺点:CT 具有放射性,对生殖器有一定损害。对于输精管等较精细结构的检查,CT 及 MRI 检查并不具有显著优势。男性生殖管道的 MRI 检查在诊断男性不育的最初阶段不能完全替代经直肠超声(transrectal ultrasound,TRUS)。

三　超声检查

（一）经阴囊超声检查应用范围

（1）正常睾丸及附睾的大小、形态及血流分布特征。

（2）睾丸疾病：睾丸先天性发育异常、隐睾、睾丸肿瘤、睾丸炎、睾丸萎缩、睾丸血肿、睾丸扭转、睾丸囊肿。

（3）附睾疾病：附睾发育异常、附睾炎、附睾结核、附睾梗阻、附睾肿瘤、附睾囊肿等。

（4）鞘膜腔病变：鞘膜积液包括睾丸鞘膜积液、精索睾丸鞘膜积液、精索鞘膜积液、交通性鞘膜积液、鞘膜腔钙化、阴囊血肿等。

（5）精索静脉内径，有无曲张、反流。

（6）输精管阴囊段有无缺如、发育异常、有无扩张、有无瘢痕组织。

（二）经直肠超声检查应用范围

（1）前列腺：显示前列腺大小、回声及结构特征，有无发育异常、囊肿、钙化、炎症、肿瘤等。

（2）射精管：显示射精管有无钙化、扩张、囊肿等。

（3）精囊：双侧精囊大小、形态结构及内部回声，有无缺如、发育异常、炎症、肿瘤等。

（4）输精管盆部末段：输精管盆部末段是否存在、有无缺如、钙化、发育异常、扩张等。

（三）禁忌证

经阴囊超声检查无禁忌证，经直肠超声检查无绝对禁忌证，除非患者有严重痔疮、肛瘘或患者无法耐受时无法行此检查。

（四）优缺点

（1）优点：实时、动态、无创、无辐射、耐受性好，可重复操作。

（2）缺点：只能扫及部分输精管，即输精管睾丸部、阴囊部、腹股沟管部及盆部末段，对于出腹股沟管至与输尿管相交处之间的输精管盆部是超声检查的盲区（图3-3-1）。

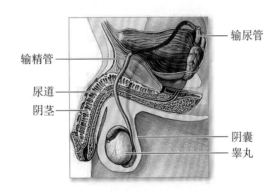

图3-3-1　输精管解剖图，红色部分为超声扫查的盲区

第四节　医学超声成像原理及超声诊断技术分类

一　超声成像原理

（一）超声波的概念和基本特征

1. 超声波的概念

振动在介质中的传播称为波动（简称波）。物体在平衡位置附近来回往复的运动称为机械振动。

机械振动在介质中的传播是机械波。声波是一种机械波。自然界中机械波动的频段很宽,为 $10^{-4}\sim$ 10^{14} Hz。以频率划分可以分为三大类:次声、声、超声。频率低于 20 Hz 的波动称为次声;频率在 $20\sim$ 20 000 kHz 的波动称为声(音);频率在 20 000 Hz 以上的波动称为超声。临床诊断常用超声频率为 $2.5\sim10$ MHz,最常用的是 $3.5\sim5$ MHz。

2. 超声波的传播

超声波在弹性介质中以规则的纵波形式传播,有波长(λ)、频率(f)和声速(c)三个基本物理量,它们的关系是:$c = f \times \lambda$。传播超声波的媒介物质叫介质,不同频率的超声波在相同介质中传播时,声速基本相同。超声波在固体中传播速度最快,液体中次之,气体中最慢。一般人体软组织的平均声速为 1540 m/s,由于声速基本确定,由 $c = f \times \lambda$ 公式中可得频率越高,则波长越短;反之,频率越低,则波长越长。

3. 声阻抗(acoustic impedance)

声阻抗(Z)是用来表示介质传播超声波能力的一个重要物理量,等于介质的密度(ρ)与超声波在该介质中传播速度(c)的乘积,即 $Z = \rho \times c$。两种不同声阻抗物体的接触面,称界面。

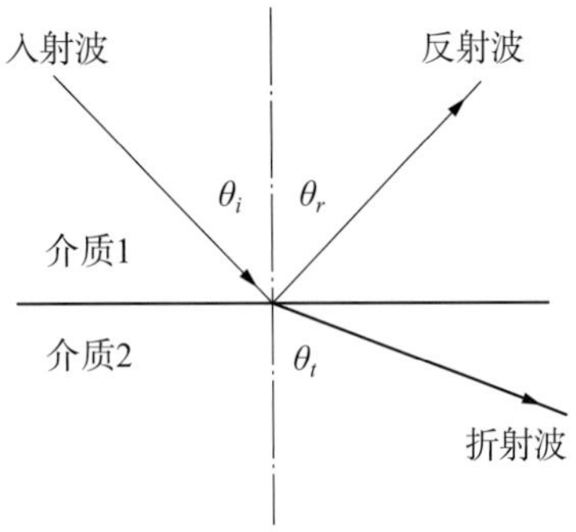

图3-4-1 两种界面上超声波的入射、反射和折射示意图

反射(reflection)、折射(refraction)和散射(scatter):超声波在介质中的传播过程中,由于不同介质的声阻抗不同,可能发生反射、折射及散射等现象。如图3-4-1所示,超声束在具有同一声阻抗比较均匀的介质1中呈直线传播。超声束传播途中遇到大于波长且具有不同声阻抗的界面时,部分声束发生折射进入介质2,部分声束发生反射。反射声束的多少与两介质间声阻抗差的大小有关,即声阻抗差越大,反射越多。发射声束的方向与入射波束和界面间夹角(即入射角)有关,其入射角(θ_i)等于反射角(θ_r)。如超声波波长遇到远小于声波波长且声阻抗不同的界面(如红细胞)时则会发生散射,其能量向各个方向辐射,朝向探头方向的散射波,称为背向散射或后辐射(backscatter)。

4. 会聚与发散

声束会聚指超声束在传播过程中通过一类圆形介质稀疏区域后,可致声束向中心会聚的现象。声束发散则指超声束在传播过程中通过一类圆形介质致密区域后,声束向两侧发散的现象。

5. 声能的衰减(attenuation)

超声波在传播过程中随传播距离的增加而逐渐减弱称为衰减。造成衰减的主要原因有:

(1)散射衰减:在超声波传播的介质中,如含有大量的散射粒子,则一部分入射声能因散射而改变了其原来的传播方向,致使超声波原传播方向中的声能减少,形成散射衰减。

(2)反射衰减:如前所述,超声波束在传播过程中,如遇特性阻抗不同的介质所形成的界面,部分声能遵循 Snell 定律向一定方向折返,使原声束的能量减少,称为反射衰减。

(3)扩散衰减:超声波束随着传播距离的增加,向声束轴周围扩散而引起声束单位面积上能量的减少,称为扩散衰减。

(4)吸收衰减:超声波的吸收衰减主要有黏滞吸收和热传导吸收两种。超声波在介质中传播时,质点在其平衡位置往返振动,须克服质点间的弹性摩擦,使一部分声能变成热能,此为黏滞吸收。部分热能又经热传导向空中辐射,此为热传导吸收。黏滞吸收和热传导吸收均属于弛豫吸收,都使超声的总能量减少,声强降低,而致超声衰减。

在引起超声衰减的诸多原因中,散射、反射、折射及扩散所致的是超声传播方向上声能分散所引起的超声衰减。此时,超声的总能量并未减少,只是部分能量转移了传播方向。黏滞吸收和热传导吸收则是超声总能量的减少。在引起超声衰减的众多原因中,吸收衰减是其主要的原因。

6. 多普勒效应（Doppler effect）

超声束遇到运动的反射界面时，其反射波的频率将发生改变，此即超声波的多普勒效应。其关系式为：$f_d = |f_r - f_t| = \pm 2v \times f_r \cos\theta/c$。式中 f_d 为频移，f_t 为入射超声频率，f_r 为反射超声频率，v 为反射界面运动的速度，c 为超声在介质中的声速，θ 为反射界面运动方向与入射声束方向间的角度。当声源与接收器做相对运动时，接收器所接收到的声波频率增高，如两者的运动方向相反时，则接收频率减低。多普勒超声血流检测技术主要用于测量血流速度等参数，确定血流方向、血流种类如层流、射流等。

（二）超声成像原理

超声诊断是利用回声原理，由超声诊断仪向人体发射一束超声进入体内，遇到不同声阻抗的两种组织（介质）的交界面（界面），即有超声反射出来，由仪器接收后显示于屏幕上，形成图像，供临床诊断用。界面的深浅不同，使其回声被接收的时间有先有后，以此探测该界面的深度，脏器的厚度也用此法测得。回声反射的强弱由界面两侧介质的声阻抗差决定。声阻抗相差较大的两种介质相邻构成的界面，反射率较大，几乎可以把超声的能量全部反射，不再向深部穿透。例如空气-软组织界面和骨髓-软组织界面，可阻挡超声向深层穿透。反之，声阻抗相差较小的两种介质相邻构成的界面，反射率较低，超声可以穿透到人体的深层，并在每一层界面上有一定能量的超声反射回来，供仪器接收、显示。均匀的介质中不存在界面，没有超声反射。仪器接收不到该处的回声，例如胆汁和尿液中就没有回声。

界面两侧介质的声阻抗相差 0.1%，即有超声反射。声阻抗为密度和声速的乘积，所以在病理状态下，只要组织的密度或声速有微小改变，就会导致超声反射规律的异常，从而有可能为超声检查所发现，是一种极为灵敏的诊断方法。

二　医学超声诊断技术的分类

（一）二维灰阶超声

二维切面超声诊断仪，常称为 B 型超声诊断仪。超声波束按一个方向扫查（直线或弧线扫查），并与超声波的传播方向组成一个与超声波传播方向一致的二维切面，切面上的光点的亮度反映组织回波的大小，属于一种辉度调制型二维图。利用灰阶来表示回波幅度的差异，灰阶级数越多，这种表达能力越强。但由于人的视觉对灰阶分辨的局限性，所以也可以采用更为丰富的彩色编码，利用彩阶（伪彩）来表达回波幅度的大小。

（二）彩色多普勒血流成像（color Doppler flow imaging，CDFI）

彩色多普勒血流成像主要由彩色血流图和 B 型超声成像两大部分组成。探头向人体发射超声波和接收来自人体内部目标的回波，并转换为回波电信号。然后对回波信号的幅度信息按 B 型显像程序对人体内部脏器进行实时显示，而对运动目标的多普勒频移信息，经过正交检波器检波后分为两路：一路是以连续多普勒和脉冲多普勒的频谱图来显示血流信息；另一路则经 A/D 变为数字信号，再进入MTI（动目标）滤波器，滤去壁层和瓣膜等与血流无关的低频的多普勒频移，只提取和血流有关的多普勒信息（其频率较高），然后进入自相关器进行积分、速度和方差计算，计算出血流速度、方向和血流分散这三个动态参数，并将它们归为速度加方向以及分散这两部分存在数字扫描变换器（DSC）的存储器里，最后以电路格式读出这些信息并根据约定调配红、蓝、绿三原色和变化其亮度，从而在黑白 B 超图像上显示彩色血流图（图 3-4-2）。

彩色多普勒能量（color Doppler energy，CDE）基本概念与成像原理：从超声物理上来讲，探头接收从血管内红细胞反射回来的多普勒信号，包括频移和振幅（能量）。这种信号被分解并能提取和显示三种多普勒参数：平均血流速度、速度变量和能量（信号强度）。CDE 成像原理与 CDFI 有所不同，后者仅利用频移信号，用自相关频率分析法提取平均速度和加速度两种多普勒参数，即能反映血流速度、方

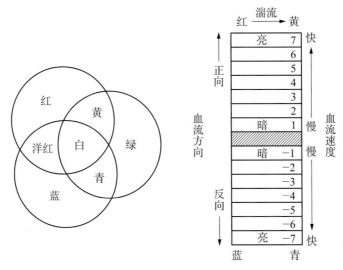

图 3-4-2　血流彩色显示原理图

以红色表示朝向探头方向运动的血流,以蓝色表示背离探头方向运动的血
色表示层流,绿色表示湍流,正向湍流接近黄色,反向湍流接近蓝色

(引用自《超声医学》第 4 版)

向和速度变量(加速度),但这些信号的显示由于探测角度的影响,测定低速血流的能力受到限制。CDE 则利用反射多普勒信号中第 3 种参数能量,即血流中红细胞的密度散射强度或能量分布,亦即单位面积红细胞通过的数量及信号振幅大小进行成像。所有 CDE 中彩色信号的色彩和亮度代表着多普勒信号能量的大小,因此,其能量大小与红细胞数目相关,且显示的是血流中与散射体相对应的能量信号参数,不是速度参数。

(三)频谱多普勒超声

超声多普勒诊断仪简称 D 型超声诊断仪。这类诊断仪是利用多普勒效应原理,对运动的脏器和血流进行检测的仪器。按超声源在时域的工作状态,可以将多普勒系统分为连续波多普勒(continuous wave Doppler,CW)和脉冲波多普勒(pulsed wave Doppler,PW)。

1. 连续波多普勒

连续波多普勒是连续发射和接收超声波的一种多普勒系统。发射和接收超声采用不同的晶片进行。

2. 脉冲波多普勒

脉冲波多普勒是采用一个换能器按一定周期发射和接收超声波,而且是发射窄脉冲超声波的一种多普勒系统。

(四)弹性成像

利用超声对组织进行激励,提取与组织弹性有关的参数并通过图像反映出来的成像方法,称为超声弹性成像。

弹性成像是指根据不同组织的弹性系数不同,对其施加一个内部或外部的动态或者静态/准静态的激励,使组织的应变、速度、位移等可能产生一定差异,组织硬度越大,弹性越小,形变能力越小。收集上述差异并利用不同的成像方法,结合数字信号处理或数字图像处理技术转化为实时彩色图像,可以为诊断者提供直观形象的组织弹性信息。

超声弹性成像有两种类型,即应变弹性成像(strain elastography,SE)和剪切波弹性成像(shear wave elastography,SWE)。应变弹性成像评估当有外力加压时组织的形变,组织越软,形变越大。通过比较成像区内不同组织的形变程度,可以生成反映组织相对硬度的图像。应变的一个半定量方法是应变比值,应变比值是感兴趣的组织或肿块的硬度除以参照组织的硬度。剪切波弹性成像是一项已被批准应用于临床的超声弹性技术,该技术利用医学超声功率范围内的聚焦超声波触发所探查的人体弹性组织区域产生剪切波,同时实时检测剪切波并处理分析形成反映组织弹性的图像和测值,是一种定量技术,硬度值可用剪切波速度(m/s)或杨氏模量(kPa)表示。在男性不育诊断中,超声弹性成像可以用于判断睾丸质地与硬度,根据无精子症患者睾丸的弹性应变值鉴别诊断梗阻性和非梗阻性无精子症,是对目前传统超声诊断的一种非常有用的补充。国内外学者研究发现超声弹性成像对于非梗阻性无精子症的手术取精结果的预测,更是传统超声无法完成的项目,对于男性生育力评估方面有着重要临床应用价值。

(五) 三维超声成像

随着计算机技术和图像处理技术的发展,三维超声成像更加成熟,一些实用的系统开始进入临床研究应用。目前几乎所有的中档和高档彩超系统都可以配备三维成像功能。由于三维图像比二维图像显示更为直观、信息更加丰富、病灶的空间定位和容积测量更准确,所以这种技术受到关注。

三维成像有两个重要环节:①三维数据的采集;②三维图像重建与显示。

1. 三维数据的采集

(1)自由臂(free-hand)式:这类设备类似 20 世纪 70 年代流行的手动扫查方式的 B 超,但它采用的不是单晶片探头而是常规 B 超探头;根据检查的需要医生手持探头在被检查者体表进行移动,获得一系列按顺序排列的二维图像,然后通过复杂的图像处理近似地重现三维结构。这种方法探测脏器的范围较大,又能适应体表形状的变化,避免了探头挤压所造成的脏器变形;但要求操作人员均匀、平稳地移动探头,否则重构图像的质量不好,几何失真明显,而且由于采集速度很慢,不能进行动态成像。

(2)非自由臂系统:采用容积探头,这种探头是通过机械的或电子学的方法获取三维图像数据的。

机械驱动扫查式:将一个二维探头和机械驱动装置组成一个完整的体积较大的探头。工作时,利用机械方式驱动 B 超探头作摆动(扇形扫查)或旋转扫查获取三维数据(图 3-4-3)。这类一体化探头容易手持操作,因为探头采用机械驱动,而且驱动参数是事先设定好的,因此三维采集和重构速度比较快,能实现动态三维成像。其中摆动式探头的视野比较大,主要用于妇产科和腹部;而旋转式可以通过较小声窗,所以适用于心脏或经腔内(经阴道或经直肠)的三维成像。

电子式:它采用二维面阵探头,以相控阵的原理控制声束进行二维扫查,实现三维空间数据采集(图 3-4-4)。构成一个金字塔形的三维图像。由于探头小巧,操作方便平稳,而且成像速度比机械式的更快,可以达到准实时甚至实时,所以特别适用于心脏检查。

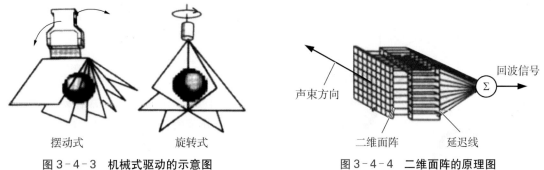

摆动式　　　　旋转式
图 3-4-3　机械式驱动的示意图
声束方向　　　　回波信号 Σ
二维面阵　　延迟线
图 3-4-4　二维面阵的原理图

2. 三维图像重建与显示

(1)重建方法。

① 基于特征的三维图像重构法:通过对感兴趣脏器边界的识别,特征的提取和分析,然后重建显示所希望看到的三维结构。

② 基于体素的三维图像重构的方法:是一种将二维平面图像中的每一个像素都转换到一个三维坐

标系中的三维重建方法。医生可以根据需要选择任意一个需要观察的二维平面。甚至对重构的三维图做进一步处理,例如分割感兴趣的部分观察和进行体积测量。

（2）显示方式。

① 表面成像:是一种从图像数据中选取部分构造轮廓,显示感兴趣结构的立体形态、表面特征、空间位置关系的显示方式,对显示的感兴趣结构的容积或体积能进行测量。

② 透明成像:用来显示实质性脏器内部结构的三维成像,目前采用的模式主要有以下3种。

最大回声模式:显示每条回声上的最强回声的结构。主要用于占位性病变的三维成像。

最小回声模式:显示每条回声上的最弱回声的结构。主要用于显示血管等无回声管道结构的三维形态,或无回声、低回声占位性病变的三维形态。

X线模式:显示每条回声上的灰阶平均值。

（六）谐波成像及超声造影

1. 谐波成像（harmonic imaging，HI）

超声诊断技术由B超发展到彩超是一次飞跃,而由基波成像（线性检测）发展到谐波成像（非线性检测）又是一次飞跃。利用人体回波中谐波的非线性现象所形成的声像图称为谐波成像。

谐波成像的基本原理:对于探头发射的超声脉冲,都含有一定的频率范围,其中一个幅度最大频率最低的基波,基波的频率称为基频 f_0;此外还有几个频率为基频整数倍的谐波 $2f_0$、$3f_0$、$4f_0\cdots$。这是由于超声波在弹性介质中传播时,声速非线性的改变而导致谐波的产生。谐波有两个突出特点:①谐波强度随深度的变化是非线性的;②谐波的能量与基波能量呈非线性关系。根据非线性因素的不同可分为组织谐波成像（tissue harmonic imaging，THI）和对比谐波成像（contrast harmonic imaging，CHI）。

（1）组织谐波成像:采用滤波技术,去除基波而利用组织谐波进行成像的方法,用这种方法可以消除基波的噪声和干扰,以及旁瓣产生的混响;这样可以消除进场伪像干扰和近场混响,明显改善信噪比,提高图像的质量和对病灶检测的能力。特别是对传统基波成像显像困难的患者,组织谐波成像对心内膜和心肌的显示、腹腔深部血管的病变边界的显示、血栓的轮廓、腹部占位性病变、腹部含液性脏器内病变及囊性病变的内部回声有明显的改变。

（2）对比谐波成像:也称为造影谐波成像（agents harmonic imaging，AHI）,是一种利用造影剂的非线性振动产生的谐波进行成像的技术。

2. 超声造影（ultrasonic contrast）

超声造影又称声学造影（acoustic contrast）,是利用造影剂使散射回声增强,明显提高超声诊断的分辨力、敏感性和特异性的技术。

超声造影原理:血细胞的散射回声强度是软组织的 $1/1\,000\sim1/10\,000$ 倍,在灰阶二维图中表现为"无回声"区,对心腔内膜或大血管的边界通常容易识别。但由于混响的存在和分辨力的限制,有时心内膜也会显示模糊,更无法显示小血管。超声造影是通过造影剂来增强血液的背向散射,使血流清楚显示,从而达到对某些疾病进行鉴别的一种技术。随着仪器性能的改进和新型声学造影剂的出现,如含氟化碳或六氟化硫等高分子低溶性气体有各种材料壳膜包裹的造影剂（图3-4-5）,其微泡直径一般在 $2\sim5\mu m$,经静脉注射后能通过肺毛细血管,而进入体循环的微泡仍保持较高浓度,可使心

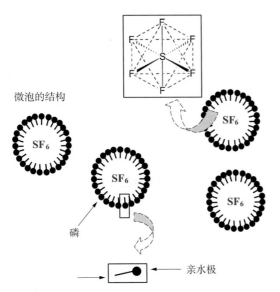

图3-4-5 六氟化硫微泡造影剂（SonoVue）模式图

肌、肝、肾、脑等实质性器官的二维超声影像和血流多普勒信号得到增强,反映和观察正常组织和病变组织的血流灌注情况,同时还可以增加血流动力学的信息量(如时间-强度曲线等),获得某些与循环时间相关的参数,进行定量分析,成为超声诊断的一个十分重要且很有前途的发展方向。

由于新型超声造影剂在显示脏器微循环灌注方面的作用,国内外有学者利用超声造影剂显示睾丸微循环,研究超声造影在评价睾丸,尤其是非梗阻性无精子症患者睾丸局灶性生精功能方面的价值,以提高睾丸穿刺活检取精成功率。

(七) 介入性超声

我国的介入性超声始于1962年,20世纪80年代发展较快,关于其临床应用的报道较多。因此,就其本身而言,并非一种超声新技术。然而90年代以来随着其他超声新技术的出现,介入性超声也得到迅速发展。

介入性超声在临床上有诊断和治疗两大作用。超声引导经皮穿刺主要用于穿刺部位的细胞学、组织学活检,抽吸物生化检查和X线造影等诊断目的,以及抽脓、注药等治疗目的。体腔内超声(如经阴道、经直肠及血管内超声)及术中超声等主要用于提高检查部位图像的分辨率,从而提高超声诊断的正确率,也可用于组织活检等,介入性超声与其他超声新技术的发展并驾齐驱,相互依存,研究较多、发展较快且较为成熟的是介入性超声与超声造影及三维成像技术的结合应用。

第五节　超声检查观察指标

一　探头情况

(一) 经阴囊超声检查

阴囊内容物位置表浅,阴囊皮肤薄且无皮下脂肪,均有利于高频超声探测。多用7.5~12 MHz或更高频率超声(18 MHz)作为阴囊扫查。

(二) 经直肠超声检查

扫查盆腔脏器,如前列腺、精囊及输精管盆部末段时选用经直肠探头,探头频率为7.0~9.0 MHz。

(三) 经腹超声检查

经腹壁检查时成人选用3.5 MHz探头,小儿或体型较瘦者可选用5 MHz。

二　受检者体位

(一) 经阴囊超声检查

1. 仰卧位扫查

阴囊超声扫查常规取仰卧位,充分暴露阴囊,嘱患者将阴茎沿腹壁向上提拉,使阴囊位置上移,探头包裹清洁套后作直接扫查。由于阴囊及其内容物活动度大、不平整,扫查时探头应轻放,上、下、左、右顺序检查阴囊内容物。

2. 站立位探测

隐睾、精索静脉曲张和斜疝的扫查应取站立位,使隐睾和疝下降,精索静脉曲张充盈,易于找到和显示病变。

(二) 经直肠超声检查

取截石位、左侧卧位、胸膝位或坐位。一般以左侧卧位并屈膝,检查时在探头的换能器表面涂敷少量耦合剂,然后套上橡胶套,用手指轻压橡胶套使换能器和橡胶套紧贴,中间不留气泡。再在橡胶套外涂耦合剂，将探头插入肛门即可检查。

（三）经腹超声检查

患者取仰卧位或左、右侧卧位，此方法在男性不育超声诊断中较少用及，当高度怀疑腹腔型隐睾时，需行经腹超声检查寻找睾丸，另外，对于某些双侧输精管或单侧睾丸、附睾缺如的患者还需注意扫查肾脏。

三 扫查方法

（一）经阴囊超声检查

1. 精索静脉（spermatic vein）

对精索静脉中度及重度曲张患者，检查应取站立位；对精索静脉轻度曲张患者，取卧位或立位均可；对双侧阴囊自内环至附睾尾全面扫查以观察双侧精索静脉，以免漏检，平静呼吸时测量精索静脉内径，观察有无反流时血流量程尽量降低（测低速血流），训练患者掌握正确的 Valsalva 动作，并保持 2 s以上，分别于平静呼吸和 Valsalva 试验时观察精索静脉有无反流出现，必要时测量流速，并对精索静脉曲张程度分级。

2. 睾丸（testis）

依次对双侧睾丸进行纵切、横切面扫查，观察睾丸位置、形态、大小、边界是否完整、边缘是否光滑、内部回声及结构、有无占位等、睾丸周围鞘膜腔内有无积液以及睾丸内部彩色血流分布特征。有时可在睾丸的表面扫及数毫米大小的突起结构，呈中等回声，为睾丸附件。

3. 附睾（epididymis）

于睾丸后上方寻找附睾头部，呈半圆形或新月形，与睾丸贴近，内部回声略低于睾丸回声，其厚度约 1 cm。附睾体薄，用 7.5 MHz 或以上的高频超声可以显示附睾体，多位于睾丸内侧后方，呈薄条状，上连附睾头，下接附睾尾。正常附睾尾位于睾丸下极的下方，呈新月形，包围睾丸下极，内部呈中等回声。有时附睾头顶端会扫及一个 3～5 mm 大小的囊状结构，为附睾附件。

寻找附睾的过程中观察附睾头回声是否正常，有无缺失、扩张表现（包括细网状、管状或多囊管状扩张）；附睾体回声是否正常、有无缺失、扩张表现（包括细网状扩张，即最宽处内径 0.3～0.9 mm；管状扩张，即最宽处内径 1.0～1.9 mm，呈迂曲管状扩张；多囊管状扩张即附睾管扩张形成多个囊管状结构，内径≥2 mm）、有无截断征（定义为附睾体突然变窄中断，无法追及附睾尾部结构，呈盲端改变）及有无炎性团块；附睾尾主要观察回声是否正常、有无缺失和炎性团块表现。必要时需将图像局部放大进行观察和测量。

4. 输精管（vas deferens）

输精管是附睾管的直接延续，管壁较厚，肌层较发达而管腔细小。依其行程超声上可分为四部：

①睾丸部：最短，走形迂曲，始于附睾尾，沿睾丸后缘上行至睾丸上端。②阴囊部：介于睾丸上端与腹股沟管皮下环之间的一段，位于精索其他结构后方。此段位置最浅，易于经阴囊皮肤以手触之，为结扎输精管的良好部位。③腹股沟管部：自腹股沟管浅环至深环的一段。疝修补术时，易伤及此部。阴囊部与腹股沟管部合称精索部。④盆部：为最长的一段，由腹环出腹股沟管后，弯向内下，沿盆侧壁行向后下，经输尿管末端前方转至膀胱底的后面，在此两侧输精管逐渐接近，并膨大呈输精管壶腹（图 3-5-1）。

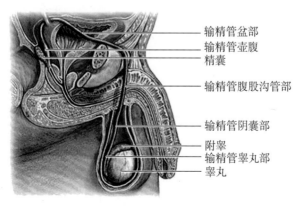

输精管盆部
输精管壶腹
精囊
输精管腹股沟管部
输精管阴囊部
附睾
输精管睾丸部
睾丸

图 3-5-1　输精管分部示意图

对于输精管的超声显示,研究者的意见并不统一。我们在临床工作中观察到,利用频率 12 MHz 及以上的高频探头仔细扫查,正常男性输精管阴囊段均能显示,尤其是阴囊部与腹股沟管部,走向平直,管壁较厚,与呈偏高回声的精索其他结构对比明显,睾丸部输精管虽然走向较迂曲,但如沿着附睾尾部依次追踪便能顺利找到此部。对于阴囊部输精管的扫查方法,我们的经验是,患者平卧位,于阴囊部横切扫查,在精索内能找到类似"同心圆"状管道结构,此为输精管横切面图像(图 3-5-2A),低回声为管壁肌层结构,中央纤细高回声为管腔内壁。输精管与精索内血管的鉴别方法依靠两种方法:①彩色多普勒超声可使精索内动脉及静脉显示血流信号,而输精管无血流信号显示(图 3-5-2B);②将探头垂直加压后,精索内血管可被压扁,而输精管由于其管壁肌层较厚不被压扁(图 3-5-2C)。横切扫查找到输精管后由上至下动态全面扫查,也可将探头转为纵切依次观察阴囊内输精管各部长轴切面,包括输精管的走形、管径粗细、管腔透声,以及有无瘢痕、钙化、缺失、截断征、扩张及纤细等。

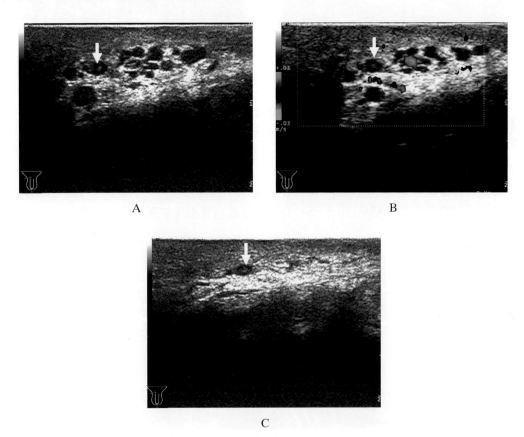

图 3-5-2　输精管阴囊段超声识别方法

A.输精管阴囊部横切面(二维);B.输精管阴囊部横切面,CDFI 精索血管可见血流显示;C.输精管阴囊段横切面:加压后血管被压扁(箭头所指处为输精管)

(二)经直肠超声检查

1. 前列腺(prostate)

经直肠探头插入肛门后找到前列腺图像,自前列腺底部至尖部做连续横切面扫查,再将探头转 90°于纵切面自右向左或自左向右作连续扫查,观察前列腺形态、大小、回声、结构以及彩色血流信号分布特征。

2. 精囊(seminal vesicle)

精囊位于前列腺两侧叶的上后方,经直肠检查可清晰显示精囊结构,能分清精囊管腔和精囊壁,壁厚约 1 mm,回声稍高,管腔回声较低。对双侧精囊行动态扫查时注意观察精囊形态、大小、回声,有无钙化、缺如、扩张(横径>15 mm)、萎缩(横径<5 mm)或发育不良。

3. 输精管(vas deferens)

经直肠检测,在前列腺底部以上平面行横切扫查,可见到两侧输精管壶腹部的横断面(图3-5-3A),位于两侧精囊的内侧,呈圆形或椭圆形,动态扫查能显示输精管盆部末段(图3-5-3B),观察输精管盆部末段有无扩张、截断或缺如。

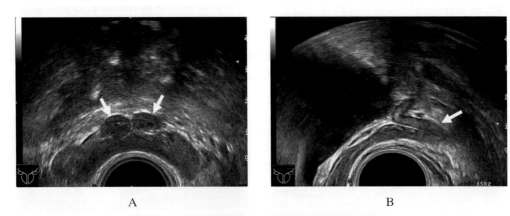

A   B

图3-5-3 经直肠超声显示输精管盆部末段

A.经直肠超声横切显示双侧输精管壶腹部;B.经直肠超声显示输精管盆部末段

4. 射精管(ejaculatory duct)

精囊排泄管与输精管壶腹末端汇合,形成射精管,穿过前列腺开口与精阜。对前列腺作纵切动态扫查可清晰显示射精管位置及精阜(图3-5-4)。观察射精管有无扩张、囊肿、钙化等。

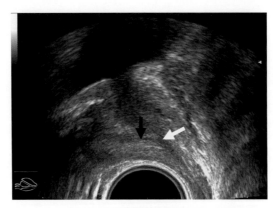

图3-5-4 前列腺纵切显示射精管(黑箭头)及精阜(白箭头)

表3-5-1、表3-5-2简述了男性生殖系统各脏器的正常参考值。

表3-5-1 男性生殖系统各脏器正常参考值(经阴囊)

	睾丸	附睾	输精管阴囊段	精索静脉
正常值	长径:3.5～5.0 cm	头厚:1.0±0.44 cm	外径:1.8～2.4 mm	内径≤1.8 mm
	宽径:2.5～3.5 cm	体厚:0.2～0.5 cm	内径:<1.0 mm	
	厚径:1.5～2.5 cm	尾厚:0.5±0.23 cm		
	体积≥12 ml			

表 3-5-2　男性生殖系统各脏器正常参考值(经直肠)

	前列腺	精囊	输精管盆腔末段	射精管
正常值	宽径:4.17±0.42 cm 长径:3.20±0.26 cm 厚径:2.07±0.21 cm	长度:30~50 mm 宽度:5~15 mm	外径:3.2~4.5 mm	正常情况管腔不可见

(三)经腹超声检查

对于可疑先天性双侧输精管缺如(CBAVD)的患者,因常合并先天性肾脏发育异常或缺如,需要对双侧肾脏进行扫查。

对于可疑腹腔型隐睾患者需于腹部及盆腔仔细扫查有无睾丸图像,检查时应充盈膀胱,在其周围尤其是膀胱上角后方处扫查有无隐睾,其次在肾脏下方、腰大肌前方等处均要仔细扫查,隐睾为一低回声区,边界尚清,内部低回声均匀,不活动,图像稳定存在。

第六节　男性生殖系统疾病超声诊断思路与报告书写

一　男性生殖系统疾病超声诊断思路

超声诊断前应做详细、全面、系统的超声检查,先进行经阴囊超声检查,检查部位依次为双侧精索静脉、睾丸、附睾、输精管阴囊段,必要时如患者有性功能障碍或射精功能障碍,需行阴茎检查,再进行经直肠超声检查,检查部位依次为前列腺、双侧精囊、输精管盆部末段、射精管。

超声诊断绝不能只是"看图说话",因为一个图像很可能会分析为几种疾病,而一个疾病又可能会有几种图像,所以一个好的超声诊断医生要有较为广泛的临床医学知识的积累,要与临床医师密切联系,并坚持经常随访,不断总结积累,才能开阔思路,正确分析,不断提高超声诊断的符合率。正确的男性不育症的超声诊断,不仅需要具备解剖、声学、计算机、超声专业等方面的知识,还需要广泛的临床知识和正确的全面系统思维方法。由于男性不育症的病因往往并不仅仅是一个部位有异常,特别是在一些先天性的生殖系统疾病方面,因此,对男性生殖系统要有一个多切面、系统、全面、仔细的检查。并且,在超声诊断工作中,需密切结合患者病史、体格检查、实验室检查结果等临床资料,按照男性不育症诊断流程(图 3-2-2)作出可能的超声诊断。

二　报告书写

(一)诊断报告书写的要求

1. 针对性

根据超声检查所见对申请单提出的问题给予有针对性的阐述,做出明确的肯定或否定的回答。

2. 客观性

应对病变的部位、形态、大小、数目、回声特点、动态变化及毗邻关系等进行准确的客观描述。重要的阴性所见也应描述,供鉴别诊断参考。

3. 独立性

超声检查只是临床检查的一种手段,因此对超声图像的分析必须注意参考临床表现。任何结论都不能脱离临床表现,但也不能脱离声像图的客观表达去迎合临床诊断。

4. 系统性

有的病变在发展过程中,声像图会出现动态变化,有必要进行系统的超声随访来复核最初诊断,诊断报告应该正确地把这种变化反馈给临床。

5. 科学性

如不能直接用病理学术语来描述病变的声像图表现,不能仅描述某幅图像的平面特点而不注意描述病变的立体形态。

(二)诊断报告书写的内容

1. 一般项目

患者的姓名、性别、年龄、科室、门诊号、住院号、超声号、临床诊断检查日期、仪器型号、探头频率、检查途径、图像记录方式、记录媒体号、图像等级及检查部位等。

2. 超声所见

见上述"要求"项。将有代表性的图像保留至超声工作站,并向患者提供黑白热敏图片供临床参考。检查者亦可于报告单空白处绘制示意图,要求与扫查位置示意图相对应,比例要适当,应写明图题、图注,声像图中要打印上患者的姓名。

3. 诊断意见

应包括病变的定位和定性诊断的提示(表3-6-1)。

表3-6-1　男科超声诊断报告模板

上海交通大学医学院附属仁济医院
超声检查报告单　　　超声号 ××××××

姓名	张某某	性别	男	年龄	27岁	门诊号	××××××
科别	男性科	病区		病床		住院号	_____
临床诊断	不育					送检日期	××年××月××日
仪器型号	百胜(MyLab90)		探头频率	7.5～18 MHz		检查途径	经体表及腔内
图像记录方式	磁盘		记录媒体号			图像等级	乙

检查部位	睾丸,附睾,精索静脉,TRUS前列腺,TRUS精囊,射精管,输精管							
左侧睾丸	横切 √	纵切 √	鞘膜腔 √	右侧睾丸	横切 √	纵切 √	鞘膜腔 √	
左侧附睾	头部 √	体部 √	尾部 √	右侧附睾	头部 √	体部 √	尾部 √	

超声描述	右侧睾丸大小41 mm×32 mm×20 mm,体积18.3 ml,左侧睾丸大小42 mm×33 mm×22 mm,体积21.3 ml,双侧睾丸形态正常,回声分布均匀,彩色血流分布正常。 右侧附睾头厚11.3 mm,右侧附睾头部见一无回声区,大小约1.8×1.5 mm,尾厚6.0 mm,右侧附睾体上部网管状扩张,附睾体近中部见一回声增高区,范围11.4×6.4 mm,内见黏稠液体流动,其下方的附睾体呈细条索状改变,厚约1.0 mm。 左侧附睾头厚10.9 mm,左侧附睾头部见多个无回声区,较大约2.7×2.2 mm,尾厚6.0 mm,左侧附睾体尾部网管状扩张,内见液体流动,左侧附睾尾部见一强回声斑块,大小约2.8 mm。 双侧输精管阴囊段未扫及。 左侧精索静脉迂曲扩张,内径2.1 mm。Valsalva试验有反流,时间3 s。 右侧精索静脉内径1.2 mm。Valsalva试验无明显反流。 TRUS:前列腺大小:左右径42 mm×前后径36 mm×上下径26 mm,包膜完整,内部回声均匀。 双侧精囊及右侧输精管盆部末段未扫及。左侧输精管盆部末段可扫及,内径约3.4 mm。 射精管近精阜处见无回声区,大小为6.4 mm×2.4 mm,外形呈泪滴,壁较厚。

（续表）

超声提示	左侧附睾体尾部网管状扩张,尾部钙化灶形成。 右侧附睾体部上段网管状扩张及局部高回声区,体部下段呈细条索状改变。 双侧附睾头部囊肿。 双侧输精管阴囊段部未扫及。 左侧精索静脉曲张。 双侧睾丸、右侧精索静脉未见明显异常。 TRUS: 双侧精囊及右侧输精管盆部末段未扫及,左侧输精管盆部末段可扫及。 射精管囊肿。 前列腺未见明显异常。 超声诊断:符合先天性双侧输精管缺如(CBAVD)超声表现
注:本报告仅供临床医师参考,请妥善保管检查报告和影像资料,并于复诊时携带。	检查者　　　　　　审核医师 记录者　　　　　　检查日期　YY/MM/DD

（郭玮芬,朱彩霞）

第四章 睾丸、附睾、输精管疾病引起不育症的超声诊断

第一节 睾丸、附睾、输精管正常声像图

一 睾丸声像图

正常睾丸呈卵圆形,中等回声,长 3.5~5.0 cm,宽 2.5~3.5 cm,厚 1.5~2.5 cm,体积计算方法公式为长(cm)×宽(cm)×厚(cm)×0.71。白膜回声清晰,为一条细狭的整齐环状高回声,有时可以见到白膜呈两层回声。睾丸内部呈细小、密集点状回声,分布均匀(图 4-1-1、图 4-1-2)。在睾丸门处可探测到增厚的白膜——睾丸纵隔,纵切呈条状高回声,横切面呈边界不整齐的点状高回声。睾丸纵隔为条索状高回声(图 4-1-3),有时可见自睾丸纵隔向周围呈扇形分布的条状低回声,为睾丸小隔。有时也可见睾丸附件,是位于睾丸上极的结节状图像,大小不超过 10 mm,边界清晰,与睾丸回声相似(图 4-1-4)。

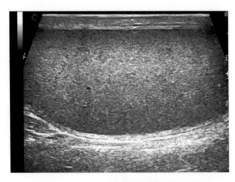

图 4-1-1 正常睾丸长轴切面

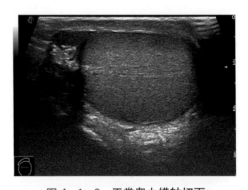

图 4-1-2 正常睾丸横轴切面

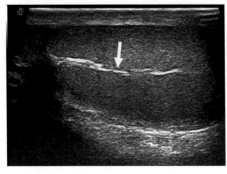

图 4-1-3 睾丸纵隔(长轴切面)

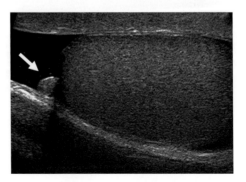

图 4-1-4 睾丸附件

　　睾丸动脉起自腹主动脉,在睾丸上方精索内盘曲而行,在纵切面上显示呈红、蓝色相间的血流信号。睾丸动脉在睾丸上方发出分支沿睾丸表面形成包膜动脉,而主干沿睾丸后缘向下走行,至睾丸门时发出分支进入睾丸纵隔和实质内,其中一支是经纵隔动脉,在睾丸后缘中上部沿纵隔穿过睾丸实质直抵睾丸前缘白膜下,再向一侧或两侧分支参与形成包膜动脉,该血管粗大,走行笔直(图4-1-5)。睾丸动脉主干继续下行至睾丸下极向前、向上沿对侧表面折返形成包膜动脉,再由包膜动脉发出向心动脉伸入睾丸内,呈放射状朝向睾丸纵隔。包膜动脉在睾丸白膜下走行,环绕睾丸表面,表现为沿睾丸表面呈弧形或半环形红色或红蓝色相间的血流信号。睾丸内动脉有两种类型:一种由包膜动脉垂直发出,伸入睾丸实质,呈放射状流向睾丸纵隔,做纵向或横向探查时,常可见数支向心动脉由睾丸前、后缘和下极的包膜动脉发出朝向睾丸纵隔,并分支供应睾丸实质;另一种是睾丸动脉行至睾丸门时,有细小分支进入睾丸纵隔和实质内,数目1~4支不等。彩色多普勒显示睾丸内血流信号为星点状或条索状分布(图4-1-6、图4-1-7)。

　　有学者认为具有正常生精功能的睾丸,其睾丸动脉、包膜动脉和睾丸内动脉的阻力指数(resistent index,RI)均为低阻,正常值低于0.61(图4-1-8),但也有学者提出不同意见,认为睾丸动脉血流阻力指数与生精功能并无相关性,因为彩色多普勒超声观察到的是睾丸大动脉,对于微血管的发现有一定局限性,而真正决定生精功能优劣的是管间动脉,属于低流速小血管,彩色多普勒未能探及,因此,对于血流阻力指数是否与生精功能有关一直存在争议,有待进一步研究考证。

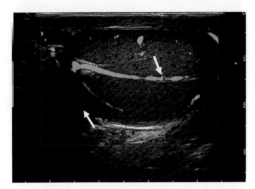

图4-1-5　睾丸经纵隔动脉和包膜动脉(短轴面)

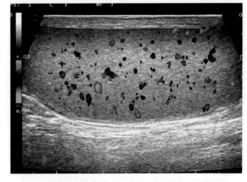

图4-1-6　睾丸内星点状血流信号(长轴面)

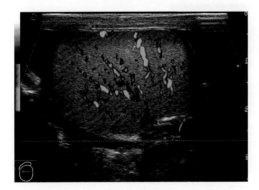

图4-1-7　睾丸横轴彩色血流

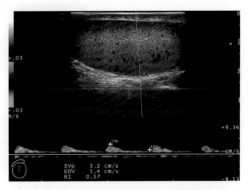

图4-1-8　睾丸动脉频谱(阻力指数0.57)

二、附睾声像图

　　正常附睾纵切面头部呈新月形,厚5~14mm,体部厚2~5mm,尾部厚3~7mm。附睾头部附着于睾丸上极,回声与睾丸实质相似(图4-1-9)。附睾体部大多位于睾丸前方,也有一部分正常男性的附睾体部位于睾丸后方(图4-1-10)。附睾头部与体部有一分界线,较高回声为附睾头部,由睾丸网发出的12~15条输出小管构成,较低回声为附睾体部,内为高度盘曲的附睾管(图4-1-11)。附睾尾部位于睾丸下极,折返后与输精管相连,该段又被称之为附睾尾-输精管环(图4-1-12),附睾体尾部回声稍低于睾丸实质。有一部分人群附睾位置可以发生倒置,即头部位于睾丸下极,尾部位于睾丸上极,应注意鉴别。正常附睾内可检测到少许点状或片状彩色多普勒血流信号(图4-1-13)。

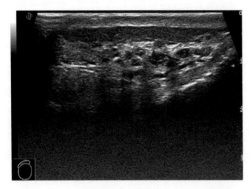

图4-1-9　附睾头、附睾体二维灰阶图像

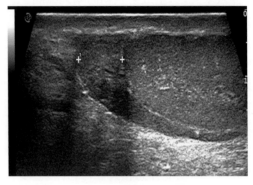

图4-1-10　附睾体部位于睾丸后缘

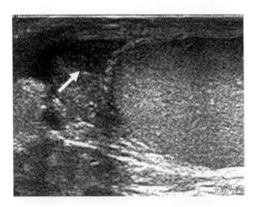

图4-1-11　附睾头、体部分界线

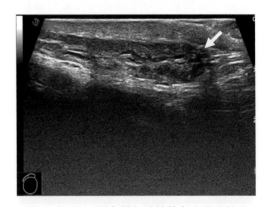

图4-1-12　附睾尾与输精管睾丸段连接处

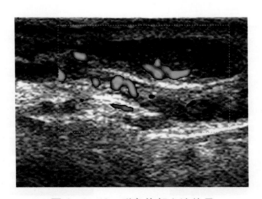

图4-1-13　附睾体部血流信号

三　输精管声像图

　　输精管是附睾管的直接延续,管壁较厚,肌层发达,管腔细小,管壁由黏膜、肌层和外膜组成。黏膜表面假复层柱状上皮,在超声图像上表现为大的界面呈高回声。肌层厚,由内纵、中环、外纵行排列的平滑肌纤维组成,超声表现为低回声。输精管分为睾丸部、精索部、腹股沟管部、盆部四部分。睾丸部

外形迂曲,由附睾尾部延续而来,沿睾丸的后缘上升,位于精索其他结构的后内侧,超过腹股沟管的浅环后延续为腹股沟管部。输精管精索部和腹股沟管部结构平直,易于观察。各段的肌层均为低回声,不易与周围的血管结构相鉴别时,用探头加压以及启动 CDFI 有助于与周围的结构相鉴别。纵切面输精管黏膜呈线样强回声,横切面为靶环样征象(图 4-1-14、图 4-1-15)。输精管的盆部大部分不易观察,只能用腔内探头观察输精管的末段及壶腹部(图 4-1-16)。

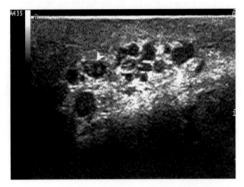

图 4-1-14　输精管阴囊部(横切面),箭头所指为输精管,余为精索静脉

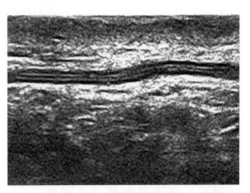

图 4-1-15　正常输精管阴囊段(长轴面)

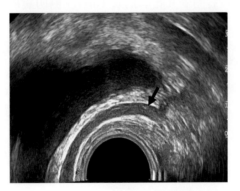

图 4-1-16　TRUS 显示输精管盆部末段

右侧输精管睾丸部外径正常值(2.13±0.45)mm,精索部外径正常值(2.06±0.39)mm,腹股沟管部外径正常值(2.05±0.29)mm,末段外径正常值(3.76±0.94)mm,壶腹部外径正常值(5.42±1.70)mm。输精管精索部内径正常值(0.24±0.16)mm。左侧输精管睾丸部外径正常值(2.14±0.43)mm,精索部外径正常值(2.07±0.35)mm,腹股沟管部外径正常值(2.04±0.25)mm,末段外径正常值(3.80±0.98)mm,壶腹部外径正常值(5.48±1.72)mm。输精管精索部内径正常值(0.25±0.12)mm。

第二节　睾丸异常

睾丸是产生精子和分泌雄激素的器官,任何先天发育异常或后天损伤均可损害睾丸的生精功能,使精子的数量减少及质量缺陷,引发不育。睾丸先天性发育异常可能是由遗传或环境等因素所致的基因突变引起,包括数量异常,如无睾症、多睾畸形等;大小形态异常,如先天性睾丸发育不良等;位置异常,如隐睾、睾丸异位等;其他发育异常,如两性畸形、睾丸微石症等。睾丸后天损害包括睾丸外伤、睾丸炎、睾丸结核等,急性发病后迁延不愈往往是引起不育的原因。

一 无睾症(Anorchia)

【概述】 无睾症又称为先天性睾丸缺如,患儿出生时单侧或双侧无睾丸,单侧无睾常发生在右侧,并常伴左侧隐睾,双侧无睾症发病率大约为 1/20000。外生殖器表现为男性,性染色体无异常。先天性睾丸缺如临床罕见,发生原因至今未能明确,可能与遗传病、宫内感染、创伤、致畸基因有关,有学者认为 Y 染色体性别决定区上 SRY 基因异常有可能导致无睾症。

【临床表现】 单侧睾丸缺如者,其阴茎、阴囊发育正常,由于健侧睾丸代偿性增生,血中睾酮水平正常,第二性征正常。双侧睾丸缺如者,患者无发育能力,外形呈类宦官症,阴囊空虚无睾丸,皮下脂肪丰满,皮肤细腻,语调高尖,阴茎短小,无阴毛生长,血液卵泡雌激素(FSH)和黄体生成素(LH)升高,睾酮(T)降低。

【声像图特征】 超声检查于阴囊、会阴部、腹股沟、腹腔均未扫及睾丸,部分病例不能扫及同侧的附睾、输精管,亦可有同侧肾脏不能扫及或肾脏发育异常者。

病例一 先天性单侧睾丸缺如

【临床资料】 男,26 岁,婚后 1 年未育。查体:男性第二性征发育正常,右侧阴囊较左侧明显增大,表面光滑,有轻压痛,触之囊性感,右侧睾丸轮廓扪及不清,左侧阴囊内与腹股沟均未触及睾丸,双侧附睾及输精管阴囊段触诊不满意。

【实验室检查】 精液检查:精液量 1.6 ml,pH 8.0,果糖阳性,精液离心后高倍镜下未见精子。FSH、LH 均在正常范围内。

【超声表现】 右侧睾丸鞘膜腔见游离无回声区,最深处约 13.4 mm(图 4-2-1A)。右侧睾丸体积增大,体积约 39 ml,睾丸实质回声均匀(图 4-2-1B、C),彩色血流分布正常。右侧附睾头形态饱满,厚 11 mm,回声不均匀,呈细网状改变,内径最宽处约 0.4 mm(图 4-2-1D),附睾体部及尾部均扫及,尾厚约 3.1 mm(图 4-2-1E)。右侧输精管阴囊段扫及(图 4-2-1F)。左侧阴囊、腹股沟、腹腔均未扫及睾丸图像,左侧腹股沟扫及附睾样组织回声,宽 2.2~3.8 mm(图 4-2-1G,**动态图 4-2-1**),左侧输精管阴囊段扫及(图 4-2-1H)。TRUS:前列腺左右径 44 mm×前后径 28 mm×上下径 36 mm,包膜完整,内部回声均匀。射精管近精阜处可见一枚无回声区,呈泪滴样,大小约 6.1 mm×4.3 mm。左侧精囊大小 35 mm×10 mm,右侧精囊大小 34 mm×9 mm。双侧输精管盆部末段均扫及(图 4-2-1I)。腹腔检查双侧肾脏形态大小正常。

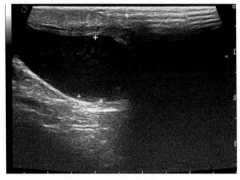
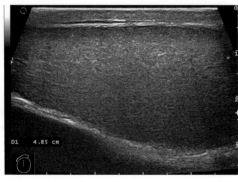

A   B

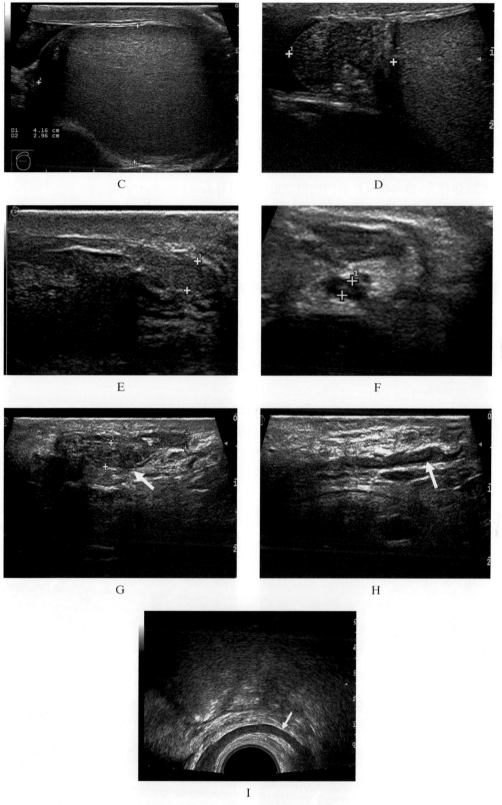

图4-2-1 先天性单侧睾丸缺如

A.右侧睾丸鞘膜腔积液;B.右侧睾丸体积增大(长轴观);C.右侧睾丸体积增大(短轴观);D.右侧附睾头部形态饱满,呈细网状改变;E.右侧附睾体尾部均扫及;F.右侧输精管阴囊段;G.左侧腹股沟附睾样组织;H.左侧输精管阴囊段;I.左侧输精管盆部末段

【超声诊断】 ①右侧睾丸鞘膜腔积液;②右侧睾丸体积增大;③右侧附睾头细网状改变;④左侧

阴囊内未扫及睾丸;⑤左侧腹股沟扫及附睾样回声;⑥双侧输精管阴囊段扫及;⑦射精管囊肿;⑧前列腺未见明显异常;⑨双侧精囊扫及输精管盆部末段扫及。

【睾丸活检】 "右侧睾丸"组织见精曲小管内含各级生精细胞和支持细胞,精曲小管界膜薄而整齐,管腔内见形态正常精子。

【临床诊断】 ①先天性左侧睾丸缺如;②右侧睾丸增大;③右侧睾丸鞘膜腔积液。

【诊断分析】

● 该病例为先天性左侧睾丸缺如,临床上比较罕见,右侧睾丸体积代偿性增大,并伴有非特异性的右侧鞘膜腔积液,精液检查无精子,结合附睾的细网状改变,该无精子症的发生原因既与先天性发育异常左侧睾丸缺如有关,也与后天性右侧输精管道的梗阻有关。

● 为了进一步明确诊断,通常可以行附睾或睾丸穿刺,由于该患者同时存在睾丸鞘膜积液,给穿刺带来一定困难,因此可在行鞘膜积液手术的同时进行睾丸穿刺活检,以评估睾丸的生精功能,该病例活检结果示右侧睾丸生精功能正常,故导致无精子的原因是输精管道的梗阻。

病例二 单侧无睾症合并同侧附睾、输精管及同侧肾脏缺如

【临床资料】 男,30岁,6岁时有尿道下裂手术病史。查体:男性第二性征发育正常,右侧睾丸体积约20 ml,右侧附睾触诊无异常,右侧输精管阴囊段可扪及,左侧阴囊及腹股沟未触及睾丸。

【实验室检查】 精液分析:精液量0.6 ml,pH 6.7,果糖(-),精液离心后镜检未见精子。FSH及LH均在正常范围内。

【超声表现】 右侧睾丸形态大小正常,体积约19.6 ml,实质回声均匀,彩色血流分布正常。右侧附睾体尾部细网状改变,内径最宽处约0.5 mm(**动态图4-2-2**),右侧输精管阴囊段扩张,管径2.6 mm,管壁回声增强。左侧阴囊、腹股沟、腹腔内未扫及睾丸、附睾、输精管图像。腹盆腔内未扫及左

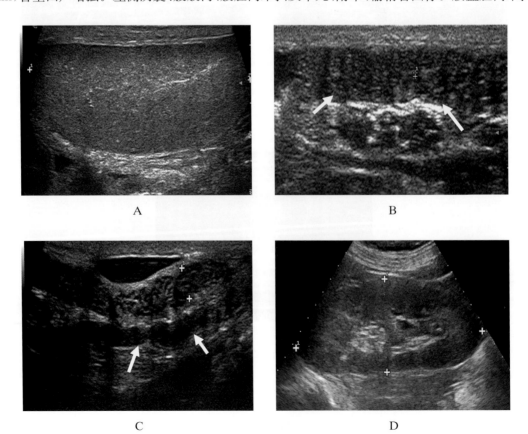

A

B

C

D

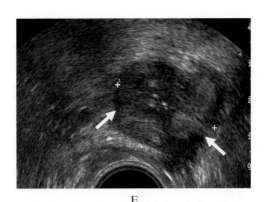

E

图 4-2-2　单侧睾丸、附睾、输精管及同侧肾脏缺如

A.右侧睾丸大小形态正常；B.右侧附睾体部细网状改变；C.右侧输精管阴囊段管径扩张；D.右侧肾脏形态饱满；E.前列腺形态失常

肾图像（**动态图 4-2-3、动态图 4-2-4**），右侧肾脏形态饱满，大小 137 mm×59 mm。TRUS：前列腺左右径 30 mm×前后径 18 mm×上下径 20 mm，形态失常。前列腺内见多发斑点状强回声，大小约 1.5 mm。双侧精囊及输精管盆部末段未扫及（图 4-2-2，**动态图 4-2-5**）。

【超声诊断】　①左侧阴囊内未扫及睾丸、附睾、输精管；②右侧附睾体尾部细网状改变；③右侧输精管阴囊段扩张；④前列腺形态失常伴钙化灶；⑤双侧精囊及输精管盆部末段未扫及；⑥左侧肾脏未扫及；⑦右侧睾丸及右侧肾脏未见明显异常。

【临床诊断】　①先天性左侧睾丸、附睾缺如；②先天性双侧输精管缺如（CBAVD）；③先天性左侧肾脏缺如。

【诊断分析】

● 该病例为先天性左侧睾丸、附睾缺如合并双侧输精管及左侧肾脏缺如，精液检查结果符合梗阻性无精子症的精液参数特征，查体可触及右侧输精管阴囊段，容易误诊为单侧输精管缺如，故对于此类患者，经直肠检查前列腺、精囊及盆部末段输精管必不可少，不能只满足于发现一个或几个部位的缺如而忽视了其他重要信息。

● 对于单侧睾丸、附睾、输精管缺如的患者，还应该经同时检查两侧肾脏，因为胚胎尿生殖嵴发育异常也可能导致同侧肾脏的缺如或结构异常。部分患者还有幼年尿道下裂手术史。

● 对于此类患者，应在阴囊、会阴、腹股沟、腹盆腔内仔细查找睾丸图像，需与单侧腹腔型隐睾或睾丸萎缩相鉴别，临床未触及睾丸的病因中有 5% 为腹腔型隐睾，有些腹腔型隐睾由于睾丸位置深、腹壁皮下脂肪厚、肠道气体反射等原因使得腹腔内隐睾不易显示，容易误诊为无睾症。双侧无睾一般性功能缺乏，但隐睾可保持男性性功能，血睾酮水平的测定可协助鉴别诊断。睾丸萎缩的患者多有严重睾丸炎、睾丸扭转病史，于腹股沟、腹腔内仔细扫查可发现萎缩睾丸的痕迹，萎缩的睾丸常失去正常形态，明显缩小，结构模糊，回声分布不均匀，内部血流信号消失或稀少，有时则会合并同侧附睾结构异常。

二　多睾症

【概述】　多睾症（polyorchidism）是极为罕见的先天性异常，文献报道迄今经病理证实的多睾症不足 140 例。一般不超过 3 个睾丸，左侧多于右侧，国外曾报道 1 例有 5 个睾丸的患者。多睾丸的发生可能是胚胎的生殖嵴在衍化成睾丸的过程中，因某种因素使胚胎早期生殖嵴内上皮细胞索分裂所致。多睾症大部分是无意中在阴囊或腹股沟处触及包块或因睾丸扭转就诊时被发现。多余的睾丸极少能正常发育，长期异位存在并萎缩的睾丸有恶变的可能。多睾症的额外睾丸可具有正常的独立的附睾和输精管，并有生成精子的能力，也可与正常睾丸共同拥有一个附睾和输精管。

【临床表现】 多数患者没有任何症状,偶然被发现,生育力一般正常。然而,第3个睾丸发生恶变或扭转时则需要及时处理。多数情况下会同时伴有腹股沟疝或睾丸下降不全。有附睾和输精管的第3个睾丸也可能成为输精管结扎术后保持生育力的一个原因。

【声像图特征】 单侧阴囊内扫及两枚或两枚以上睾丸回声,各自有独立包膜,且包膜清晰、光滑,内部回声分布相同,彩色血流信号分布相似。

病例一 先天性左侧多睾症

【临床资料】 男,30岁,婚后未育4年。查体:第二性征发育正常,双侧睾丸大小约12ml,左侧阴囊内触及一枚长径1.5cm左右包块,质中,边界清,活动度好,无明显触痛。双侧附睾触诊无明显异常,双侧输精管阴囊段可扪及。

【实验室检查】 精液分析:精液量3.6ml,pH 7.5,离心后可见2条精子/HP,圆形细胞与畸形精子细胞多见,偶有c级活动精子。

【超声表现】 左侧阴囊内见两个上下排列的卵圆形睾丸组织回声(图4-2-3A,动态图4-2-6),彩色多普勒血流分布相似(图4-2-3B、C),上位睾丸体积10.2ml,下位睾丸体积为1.6ml,右侧睾丸形态正常,体积约12ml,回声分布均匀,彩色多普勒血流显示正常。左侧附睾与上位睾丸连接,下位睾丸未见附睾与之相连接,附睾头厚7.3mm,尾厚3.4mm。右侧附睾头厚7.8mm,尾厚3.0mm,回声分布均匀,形态大小正常。左侧精索静脉内径1.2mm,Valsalva试验无反流。右侧精索静脉内径1.0mm,Valsalva试验无反流。

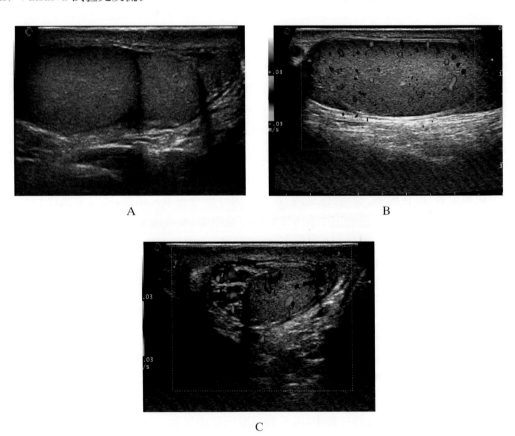

A

B

C

图4-2-3 先天性左侧多睾症

A.左侧阴囊内扫及两个睾丸,位置上下分布,实质回声一致;B.上位睾丸彩色多普勒血流信号分布正常;C.下位睾丸体积小,内部可测及与上位睾丸相似的彩色多普勒血流信号

【超声诊断】　①左侧阴囊扫及两枚睾丸；②右侧睾丸及双侧附睾未见明显异常。

【临床诊断】　先天性左侧多睾畸形。

【诊断分析】　多睾畸形临床比较少见，扫查时应注意观察每个睾丸是否有其独立包膜，回声是否均匀一致，以及彩色多普勒血流信号是否正常，并且应与睾丸附件鉴别。另外，在睾丸横过异位的病例中，也可扫及单侧阴囊内有二枚睾丸者，此时诊断的关键是要仔细检查对侧阴囊内是否存在睾丸，同时要检查对侧腹股沟是否存在睾丸图像，必要时也应检查腹腔，以免把多睾症合并对侧睾丸下降不全与睾丸异位相混淆。

三　先天性睾丸发育不良

【概述】　睾丸组织的 70%～80% 是曲细精管组成的，曲细精管发育不良或损害是导致男性不育的原因之一。国内外许多学者证实了生精功能与睾丸体积密切相关，正常的睾丸体积应大于 12 ml，先天性睾丸发育不良的睾丸体积大多严重偏小，小于 3 ml，原因有：①性染色体异常，最常见的有克氏综合征，克氏综合征是男性存在多余 X 染色体的遗传学异常，是双亲配子在减数分裂时 X 染色体出现不分离所致，但也不能排除卵裂时出现 X 染色体的不分离的可能。90% 的患者染色体核型为 47，XXY，约 10% 的患者核型表现为嵌合体，如 46，XY/47，XXY，偶尔也可见到 48，XXXY 或 49，XXXXY。克氏综合征在男性发生率大约 1∶500。根据白种人的资料，身高 183 cm 的男性人群中其患病率为 260∶1，在精神病患者或刑事收容机构人群中为 100∶1，在因男性不育而就诊者中约 20∶1。临床上有一部分克氏综合征患者除不育外无任何症状或不适。②内分泌异常，多见于遗传因素导致的下丘脑-垂体-性腺轴的生精功能调节异常，致使促性腺激素分泌不足，比如卡尔曼综合征等，这类患者多具有男性体征缺乏的外在表现。③原因不明的特发性睾丸发育不良，可能与胚胎发育时各种内外在因素导致睾丸供血障碍有关，该类患者染色体正常，精液分析为无精或少弱精，睾丸穿刺病理结果可以是生精细胞减少、生精阻滞或唯支持细胞综合征。

【临床表现】　先天性睾丸发育不良中最常见的是克氏综合征，典型的表现为男性第二性征发育不全，睾丸小而硬，外生殖器呈男性型，正常或短小，身材较高，四肢细长，肩部较窄，骨盆类似女性宽大，肌肉不发达，皮下脂肪有女性化分布倾向，声调尖细，多无喉结、胡须及体毛不明显或稀疏，有 80% 的患者可有乳房增大等女性表现，但不分泌乳汁，智力发育可正常或轻度延迟。血 FSH 和 LH 升高，睾酮降低，血雌二醇升高。精液检查无精子或严重少精，睾丸活检生精小管透明样变性、基膜增厚、生精细胞萎缩、间质增生。染色体正常的小睾丸症患者可表现为第二性征发育不全，或仅仅表现为睾丸体积小，FSH 及 LH 升高，精液检查结果为少弱精或无精。

【声像图特征】　先天性睾丸发育不良的睾丸体积超声测量值一般小于 10 ml，多数患者睾丸体积小于 3 ml。睾丸形态欠饱满，实质回声正常或减低，亦可升高，或者回声强弱不均，有些睾丸呈裂痕样改变（图 4-2-4），彩色多普勒血流信号可正常或减少。附睾、输精管发育正常。

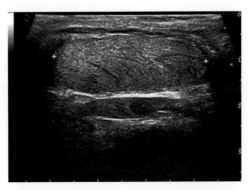

图 4-2-4　睾丸形态欠饱满，实质回声强弱不均，呈裂痕样改变

病例一 克氏综合征

【临床资料】 男,36岁,婚后6年未育。查体:身高高于常人,声音尖细,喉结不明显,体毛分布稀疏,乳房发育,脂肪呈女性化分布,阴茎短小,双侧睾丸触诊体积约1ml,质硬,双侧附睾触诊无异常,双侧输精管阴囊段可扪及。

【实验室检查】 精液分析:精液量1.8ml,pH 7.2,果糖(+),精液离心后高倍镜下未见精子。血液FSH和LH升高2倍以上,睾酮降低,血雌二醇升高。染色体核型分析为47,XXY。

【超声表现】 左侧睾丸体积约0.9ml,右侧睾丸体积约0.8ml,双侧睾丸体积明显减小,内部回声欠均匀,彩色多普勒血流信号偏少,左侧睾丸动脉血流阻力指数0.92,右侧睾丸动脉血流阻力指数0.91(图4-2-5)。双侧附睾形态大小正常,回声分布均匀。双侧输精管阴囊段及盆部末段可扫及。

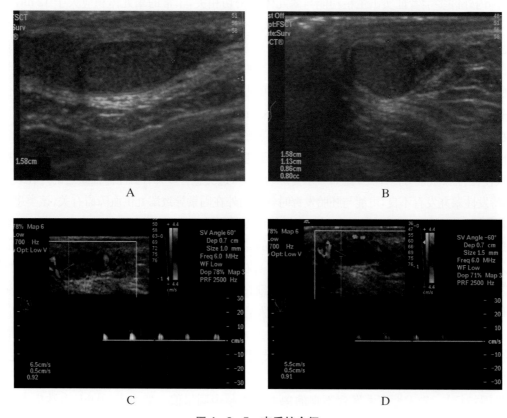

图4-2-5 克氏综合征

A.左侧睾丸体积小;B.右侧睾丸体积小;C.左侧睾丸动脉流速曲线;D.右侧睾丸动脉流速曲线

【超声诊断】 双侧睾丸体积小,回声欠均匀,血流信号偏少。

【临床诊断】 克氏综合征。

【诊断分析】 克氏综合征患者有特征性体貌特征,通常经过仔细观察就能发现,睾丸体积常常小于3ml,超声检查可发现睾丸体积小,有时存在实质回声不均匀或彩色多普勒血流信号异常,除此之外常无其他特异性发现,故最终诊断需通过染色体核型分析证实。

病例二 特发性睾丸发育不良一

【临床资料】 男,33岁,婚后5年未育。查体:无胡须,阴毛少,两睾丸花生米大小,质地较软,双侧附睾末及明显异常,输精管可触及。既往无生殖系统感染病史及腮腺炎病史。

【实验室检查】　精液分析：精液量 1.6 ml，pH 7.2，离心后高倍镜下未见精子，果糖试验（＋）。FSH 及 LH 升高，约为正常值的 2 倍。染色体核型分析：46，XY。

【超声表现】　左侧睾丸体积约 1.9 ml，右侧睾丸体积约 1.8 ml，双侧睾丸体积小，实质回声欠均匀（动态图 4-2-7），彩色多普勒血流信号分布尚可（图 4-2-6A、B，动态图 4-2-8）。右侧附睾尾部见数枚强回声斑块，左侧附睾尾形态大小正常，回声分布均匀。双侧输精管睾丸部及阴囊段可扫及。TRUS：前列腺左右径 39 mm×前后径 20 mm×上下径 28 mm，包膜完整，内部回声欠均匀。双侧精囊外形偏小，左侧精囊大小约 33 mm×4.3 mm，右侧精囊大小约 31 mm×4.1 mm，内部结构显示不清（图 4-2-6C）。双侧输精管盆部末段均扫及。

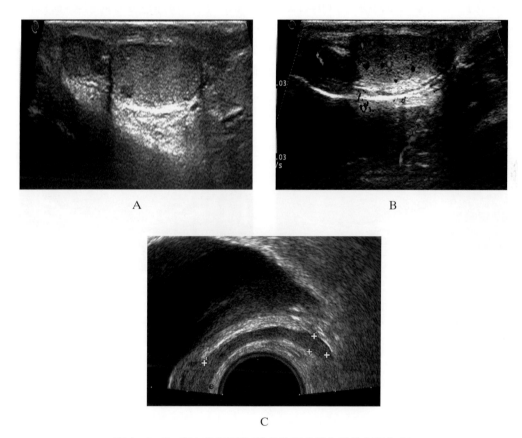

图 4-2-6　睾丸发育不良（染色体正常的先天性小睾丸症）

A.左侧睾丸实质回声欠均匀；B.睾丸内彩色多普勒血流信号分布尚可；C.精囊形态偏小，内部结构显示不清

【超声诊断】　①双侧睾丸体积小，回声分布欠均匀；②右侧附睾尾部多发钙化灶；③双侧输精管阴囊段可扫及；④双侧精囊形态偏小；⑤前列腺未见明显异常；⑥双侧输精管盆部末段扫及。

【临床诊断】　特发性睾丸发育不良。

【诊断分析】

● 染色体正常的睾丸发育不良患者超声表现与染色体异常所致小睾丸症难以区别，可表现出前列腺或精囊外形偏小，有时在体征上表现出的女性化体征，但不如克氏综合征明显，故需依靠染色体核型分析加以鉴别。

● 对于睾丸体积小于 5 ml 的无精子症患者，许多学者认为发现精子的概率很小，故临床一般不予穿刺或活检，但也有国外学者报道在克氏综合征患者的睾丸中发现精子，并成功进行单精子卵胞浆内注射（ICSI）治疗的病例。

病例三 特发性睾丸发育不良二(睾丸生精阻滞)

【临床资料】 男,28岁,婚后未育2年。查体:男性第二性征发育正常,左侧睾丸约12 ml,右侧睾丸约10 ml,双侧附睾触诊未见明显异常,双侧输精管阴囊段可扪及。

【实验室检查】 精液分析:精液量2.0 ml,pH 7.7,精液离心未见精子,脱离细胞未见生精细胞。精液生化检查:α-糖苷酶34.84U/ml(正常值:35.1~87.7 U/ml),果糖密度1.71 mmol/L(正常值:9.11~17.67 mmol/L),果糖总量3.42 μmol/L(正常值:一次排精总量>13 μmol/L)。FSH、LH、睾酮(T)均在正常范围。

【超声表现】 右侧睾丸体积约9.1 ml,右侧睾丸体积偏小,实质回声分布尚均匀,血流信号分布正常。左侧睾丸体积约11.6 ml,形态大小正常,实质回声分布尚均匀,血流信号分布正常(图4-2-7,**动态图4-2-9、动态图4-2-10**)。右侧附睾头厚8.3 mm,尾厚3.2 mm,左侧附睾头厚8.2 mm,尾厚3.4 mm,双侧附睾形态大小正常,回声分布均匀。双侧输精管阴囊段扫及。

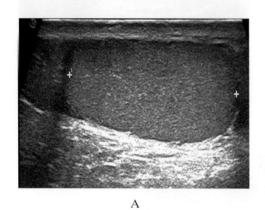 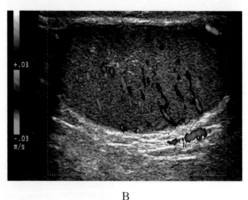

A   B

图4-2-7 睾丸生精阻滞

A.右侧睾丸体积偏小;B.右侧睾丸血流信号无明显异常

【超声诊断】 ①右侧睾丸体积偏小;②左侧睾丸、双侧附睾未见明显异常;③双侧输精管阴囊段扫及。

【睾丸穿刺活检】 双侧睾丸生精阻滞:大部分停留于精母细胞阶段,未见精子,曲细精管基底膜增厚。

【临床诊断】 非梗阻性无精子症(睾丸生精阻滞)。

【诊断分析】

● 该例无精子症患者除右侧睾丸体积偏小外无特异性表现,而左侧睾丸体积也在临界值,附睾及输精管未见明显异常,FSH、LH、T均在正常范围,引起无精子症的原因不明,睾丸活检结果证实为生精阻滞。

● 需要注意的是,并非体积正常的睾丸就意味着有正常的生精功能,许多生精阻滞的患者双侧睾丸体积往往与正常人无异,而常规超声检查也难以发现输精管道的结构异常,性激素检查均在正常范围内,此时应该考虑行睾丸活检明确诊断。

病例四 特发性睾丸发育不良三(唯支持细胞综合征)

【临床资料】 男,26岁,婚后未育3年。查体:男性第二性征发育正常,双侧睾丸体积约17 ml,双侧附睾触诊未见明显异常,双侧输精管阴囊段可扪及。

【实验室检查】 精液分析:精液量4.0 ml,pH 7.2,精液离心未见精子,果糖(+)。FSH轻度升高,LH、T 均在正常范围内。染色体 46,XY。

【超声表现】 右侧睾丸体积约 17.4 ml,左侧睾丸体积约 16.8 m,双侧睾丸形态大小正常,实质回声分布均匀,血流信号分布正常。右侧附睾头厚 9.6 mm,尾厚 3.8 mm,左侧附睾头厚 7.5 mm,尾厚 3.5 mm,双侧附睾形态大小正常,回声分布均匀。双侧输精管阴囊段扫及(图 4-2-8)。

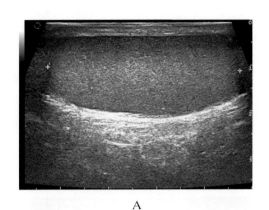 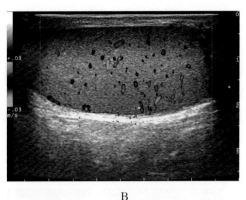

A   B

图 4-2-8 唯支持细胞综合征

A.睾丸形态大小正常,回声均匀;B.睾丸内部血流信号分布正常

【超声诊断】 ①双侧睾丸及附睾未见明显异常;②双侧输精管阴囊段可扫及。

【睾丸活检】 双侧睾丸曲细精管内生精细胞缺如,仅见支持细胞,基底膜增厚透明样变性。

【临床诊断】 唯支持细胞综合征。

【诊断分析】

● 该无精症患者临床触诊未及异常,仅表现为 FSH 轻度升高,超声检查也未发现睾丸及输精管道的形态结构改变。该病例提示唯支持细胞综合征患者睾丸体积可以正常。

● 睾丸内彩色多普勒血流信号分布正常也再次提示彩色多普勒显示的大血管血流信息并不能真正全面评价睾丸生精功能,重视观察评估睾丸微血管状况或许才能真正评价睾丸生精功能。

四 隐睾

【概述】 隐睾(cryptorchidis)是指睾丸未能按正常发育过程通过腹股沟管沿着腹膜鞘突下降至阴囊底部,而是停留在下降途中任何部位。病因可能是在胚胎发育过程中睾丸的正常下降过程受到内分泌激素和物理机械因素的影响。睾丸下降分为二个阶段,第一阶段包括胚胎期分化、睾丸形成及从泌尿生殖嵴移到腹股沟;第二阶段即睾丸从腹股沟移至阴囊中,第二阶段主要是由激素控制。影响睾丸下降的物理机械因素有:①睾丸系带有提睾肌的牵引作用。②腹内压力推压睾丸下降至阴囊中。③正常的附睾发育也是睾丸下降的因素。内分泌因素主要是指影响睾丸下降的分泌轴,即下丘脑—垂体—睾丸轴异常而产生睾丸下降不全,此外睾丸支持细胞所分泌的苗勒管抑制物及男性激素睾酮、双氢睾酮也影响睾丸下降。常见睾丸停留位置为腹腔内、腹股沟管内、腹股沟外环下方,也可见在腹股沟处的滑动性睾丸,最常见的是在腹股沟管内。睾丸在异常位置停留的时间越长、位置越高,发生不育和恶变的概率就越大。病理研究证实此类睾丸的生精小管萎缩变细,小管周围组织纤维化,生殖母细胞出现转化障碍。隐睾的发病率为 0.7%～0.8%,单侧隐睾致不育者达 30%～60%,双侧隐睾致不育者达 50%～100%。异位的睾丸恶变率是正常睾丸的 30～50 倍。双侧隐睾应与睾丸缺如相鉴别。

【临床表现】 患者的一侧或双侧阴囊较小,触诊阴囊内无睾丸,常在腹股沟管内摸到小睾丸,且多伴有同侧的腹股沟斜疝。

【声像图特征】 于腹股沟管或腹股沟管内外环附近以及肾门以下的中下腹扫及椭圆形均质低回

声或中等回声但体积较小的睾丸图像,内部彩色多普勒血流信号稀少。腹腔内的睾丸由于位置深、受腹部气体干扰不易显示。恶变的睾丸体积增大,形态失常,回声不均匀,并可扫及实质性肿块,睾丸内彩色血流信号增多,血流速增高,阻力指数增高。

病例一 盆腔内隐睾

【临床资料】 男,26岁,婚后未育3年,发现无精子1个月。双侧阴囊空虚,双侧腹股沟未触及睾丸,第二性征发育正常。

【实验室检查】 精液分析:精液量4.8ml,pH 7.5,果糖(+),离心未见精子。FSH轻度升高,LH及T均在正常范围。

【超声表现】 在盆腔膀胱前方扫及睾丸图像,双侧睾丸体积减小,右侧睾丸体积3.8ml,左侧睾丸体积6.6ml,实质回声分布均匀,彩色血流信号减少(图4-2-9,**动态图4-2-11、动态图4-2-12**)。双侧附睾、输精管阴囊段、精索静脉显示不清。

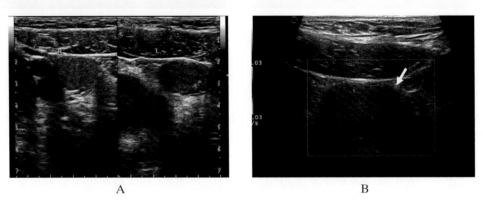

图4-2-9 双侧盆腔隐睾

A.双侧盆腔内扫及睾丸,体积减小;B.左侧盆腔内睾丸彩色多普勒血流信号稀疏

【超声诊断】 ①双侧阴囊内未扫及睾丸图像;②盆腔膀胱前方扫及双侧睾丸图像;③双侧附睾、输精管阴囊段、精索静脉显示不清。

【临床诊断】 双侧盆腔隐睾。

【诊断分析】 超声对于腹腔及盆腔睾丸的定位、大小、内部结构异常及并发症均有一定的诊断价值。它弥补了临床检查的不足之处,检查时应全面检查腹腔及盆腔,对于超声未能扫及睾丸的病例,不可轻易下睾丸缺如的结论,因为可能受肠气干扰致睾丸未能被发现。

病例二 双侧腹股沟隐睾

【临床资料】 男,23岁,婚后不育1年。查体:男性第二性征发育正常,双侧阴囊空虚,双侧腹股沟触及包块。

【实验室检查】 精液检查:精液量3.5ml,pH 7.5。FSH升高3倍以上,LH、PRL、T测量值均在正常范围。

【超声表现】 双侧阴囊内未扫及睾丸图像,双侧腹股沟内环附近扫及睾丸图像,左右各一,右侧睾丸大小约3.3ml,左侧睾丸大小约4.7ml,左侧睾丸形态扁长,欠饱满,双侧睾丸实质回声不均匀,血流信号分布减少(图4-2-10,**动态图4-2-13、动态图4-2-14**)。

【超声诊断】 ①双侧阴囊内未扫及睾丸图像;②双侧腹股沟内环附近扫及睾丸图像;③双侧睾丸体积小,实质回声不均匀,血流信号分布减少。

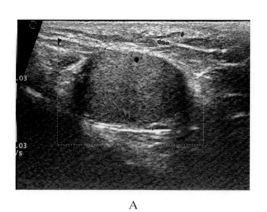 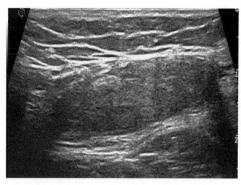

A　　　　　　　　　　　　　　B

图 4-2-10　双侧腹股沟隐睾

A.右侧腹股沟隐睾,血流信号减少;B.左侧腹股沟隐睾,形态扁长,回声不均匀

【临床诊断】　双侧腹股沟隐睾。

【诊断分析】　超声对于腹股沟隐睾有很高的诊断率,诊断时应注意部分患者睾丸有时会从阴囊回缩至腹股沟,Valsalva 运动后睾丸又下降至阴囊,称为滑动睾丸,应与隐睾区分。

五　睾丸异位

【概述】　睾丸异位(testicular ectopia)是睾丸离开正常下降途径,到达会阴部、股部、耻骨上,甚至对侧阴囊内(图 4-2-11 至图 4-2-13)。如异位于对侧阴囊或腹股沟区称为睾丸横过异位,

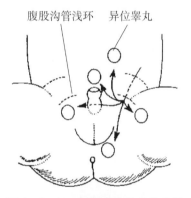 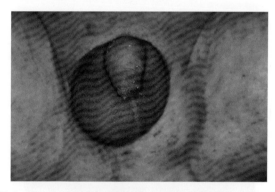

图 4-2-11　异位睾丸分布的位置

(引用自杨建华,2007)

图 4-2-12　左侧会阴部的异位睾丸,右侧睾丸位置正常

(引用自 Punwani et al,2017)

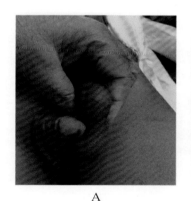 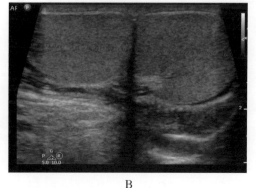

A　　　　　　　　　　　　　　B

图 4-2-13　对侧阴囊睾丸异位

A.临床和病理证实两个睾丸都左阴囊内,右侧阴囊内无睾丸;B.超声图像显示左侧阴囊内的两个睾丸图像,右阴囊内未见睾丸

(引用自 Kajal et al,2017)

非常少见,可合并存在其他先天异常,比如尿道下裂等,多因隐睾手术或腹股沟斜疝手术发现。目前病因尚未明确,可能与睾丸在下降途中受阻或引带异位附着有关。

【临床表现】 一侧或双侧阴囊空虚,可在其他部位触及异位的睾丸,常见的五个异位部位是会阴部、卵圆孔、腹股沟皮下、耻骨上区、对侧阴囊内,以腹股沟皮下者最常见。异位的睾丸往往发育不良,导致不育。

【声像图特征】 一侧或双侧阴囊未能扫及睾丸图像,在其他部位如会阴部、卵圆孔、腹股沟皮下、耻骨上或对侧阴囊内扫及睾丸图像,体积偏小,包膜完整,回声与正常睾丸无异,彩色多普勒示血流正常或偏少,可扫及与其相连的附睾图像。

病例一 睾丸横过异位

【临床资料】 男,25岁,婚后未育1.5年。查体:第二性征发育正常。右侧阴囊空虚,左侧睾丸体积约7 ml,质中,左侧睾丸上方触及一直径约2 cm的圆形包块,质韧,无压痛。双侧附睾及输精管触及不满意。

【实验室检查】 精液检查:精液5.2 ml,pH 7.4,精子浓度18×10^6/ml,活力a级23%,b级27%,c级25%,d级25%。

【超声表现】 右侧阴囊内未扫及睾丸图像,左侧阴囊内可扫及两枚睾丸图像,睾丸包膜完整,彩色多普勒血流分布偏少。下位睾丸可见一附睾与之相连,附睾头位于睾丸下方,厚约4.7 mm,尾部位于其上方,厚约1.8 mm,上位睾丸亦可见一附睾与之相连,附睾头位于睾丸下方,厚约4.5 mm,尾部位于其上方,厚约2.2 mm(图4-2-14)。双附睾回声均匀。双输精管阴囊部与附睾尾相延续。

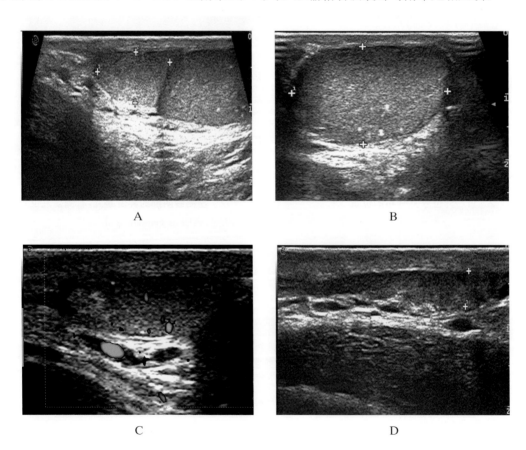

A

B

C

D

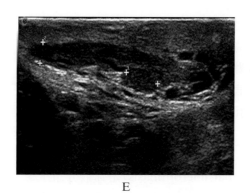

E

图 4-2-14　睾丸横过异位

A.左侧阴囊内上下两个睾丸;B.下位睾丸实质内少许点状强回声;C.上位睾丸体积小,彩色血流分布偏少;D.与下位睾丸相连的附睾;E.与上位睾丸相连的附睾

六　两性畸形

【概述】　两性畸形(sexual malformations)是指一个个体的性器官有着男女两性的表现。若同一个体内既有睾丸又有卵巢,外生殖器与第二性征介于两性之间称为真两性畸形;若性腺与外生殖器不相一致称假两性畸形,如外生殖器类似女性而内生殖器为男性者称男性假两性畸形,相反外生殖器类似男性,内生殖器为卵巢者称为女性假两性畸形。患者染色体核型大多为 46,XX,部分患者核型为46,XY 或 46,XX/46,XY 嵌合体。两性畸形是不能生育的。2006 年 Lawson Wilkins 儿科内分泌协会和欧洲儿科内分泌协会联合召开会议,提出用性腺发育异常(disorders of sex development 或 disorders of sex differentiation,DSD)概念替代两性畸形,男性假两性畸形也用 46,XY 性发育疾病(46,XY DSD)取代。

【病因】　发病原因是性染色体畸变,雄激素分泌异常,导致胚胎期性器官发育异常。

【临床表现】　多数患者属于男性表现,乳房发育比较多见,也出现某些女性体征如体形苗条,腋毛、阴毛及胡须稀少,喉结平,声音尖细。多数患者存在发育不良的子宫。

【声像图特征】　超声检查盆腔内可发现发育不良的睾丸或子宫。

病例一　假两性畸形

【临床资料】　17 岁,无精液,性发育迟滞,外形男孩,有幼稚型男性外生殖器。

【实验室检查】　染色体核型分析为嵌合型:45,X0/46,XY(70%:30%)。

【超声表现】　阴囊内、腹股沟、后腹膜及盆腔内均未见睾丸回声,盆腔内膀胱后方可见幼稚子宫样结构,大小约 27 mm×7.5 mm×4.8 mm,内未见明显内膜样回声,盆腔内未见卵巢回声(图 4-2-15)。

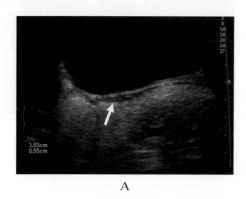
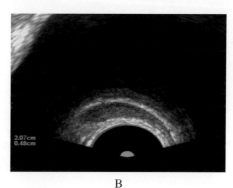

A B

图 4-2-15　假两性畸形

A.腹部超声盆腔见幼稚子宫样结构;B.经直肠超声盆腔内见幼稚子宫样结构

【超声诊断】 ①阴囊内、后腹膜及盆腔未扫及睾丸；②膀胱后可扫及幼稚子宫样结构。

【临床诊断】 女性假两性畸形。

【诊断讨论】 该患者表现为男性体征，但外生殖器发育不良，经阴囊、腹股沟、腹腔均未扫及睾丸，但发现发育不良的子宫。此类病患要注意与先天性无睾症鉴别，应仔细寻找盆腔有无子宫和卵巢图像，必要时经直肠检查进一步确诊。

七 睾丸微石症

【概述】 睾丸微石症（testicular microlithiasis）是弥散分布于睾丸曲精小管内、直径<3 mm 的众多钙化灶形成的综合征，病因尚未明确。男性发病率约为 0.5%，婴幼儿即可发病。80%的睾丸微石症为双侧受累，多数病例同时合并睾丸发育不良、隐睾、睾丸肿瘤、精索静脉曲张、睾丸附睾炎等疾病，大约50%的生殖细胞肿瘤存在睾丸微钙化灶。电镜研究发现，微小钙化灶是生精小管内以钙盐为核心的沉积物，外有多层同心圆包绕的细胞碎屑、糖蛋白和胶原组织。20%~60%的生精小管有退化现象。

【临床表现】 单纯性的睾丸微石症常无明显症状，常常在检查其他疾病时被发现，诸如睾丸肿瘤等。合并其他病变时有相应的症状和体征。精液分析可为正常、少弱精或无精。

【声像图特征】 睾丸体积正常或偏小，睾丸实质内见弥漫型分布或局灶性分布的点状强回声，直径 1~3 mm，部分后方伴彗星尾征，无声影，每个切面上钙化灶的数目>5 个。睾丸内彩色多普勒血流信号可以减少或无明显改变。

病例一 睾丸微石症

【临床资料】 男，26 岁，婚后未育 2 年。查体：男性第二性征发育正常，阴囊触诊双侧睾丸体积约 7 ml，双侧附睾未及明显异常，双侧输精管阴囊部均扪及。

【实验室检查】 精液检查：精液量 3.2 ml，pH 7.5，精子浓度 23.54×10⁶/ml，活力 a 级 0.4%，b 级 0%，c 级 4.0%，抗精子抗体阴性。

【超声表现】 右侧睾丸体积约 6.8 ml，左侧睾丸体积约 7.2 ml，双侧睾丸体积偏小，实质可见内多发点状强回声，大小为 1.0~1.5 mm，呈弥漫性分布，每个切面>5 个。双侧睾丸彩色多普勒血流信号分布紊乱（图 4-2-16，**动态图 4-2-15**、**动态图 4-2-16**）。双侧附睾回声均匀，形态大小正常。双侧输精管阴囊段均扫及。

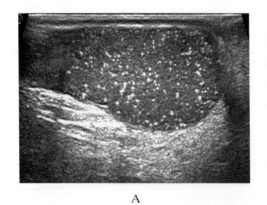 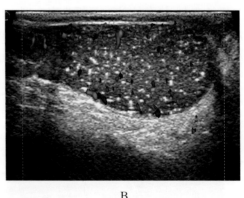

A   B

图 4-2-16 睾丸微石症

A.睾丸内多发点状强回声，呈弥漫性分布；B.睾丸彩色多普勒血流信号分布紊乱

【超声诊断】 ①双侧睾丸微石症；②双侧睾丸体积偏小；③双侧附睾未见明显异常，双侧输精管阴囊段扫及。

【临床诊断】　双侧睾丸微石症。

【诊断分析】　虽然睾丸微石症无特异性临床表现,但有文献表明睾丸微石症可能会增加睾丸癌的发生率。临床上目前还没有治疗方法,患者应注意定期随访,观察微石症的发展情况及是否并发其他疾病。

病例二　隐睾合并睾丸微石症

【临床资料】　男,26岁,婚后未育1年。查体:双侧睾丸体积约2ml,右侧睾丸位置偏高,位于腹股沟外环下方。左侧睾丸位于腹股沟内环附近。双侧附睾及输精管阴囊部触及不满意。

【实验室检查】　精液分析:精液量1.2ml,pH 7.2,离心未见精子。FSH升高2倍以上,LH及PRL轻度升高,雌二醇(E_2)及T正常范围内。

【超声表现】　右侧睾丸体积1.6ml,位于腹股沟,左侧睾丸于腹股沟内环扫及,体积1.5ml,双侧睾丸实质内见散在点状强回声,呈不均匀分布,每切面>5个(图4-2-17)。双侧附睾显示不清。

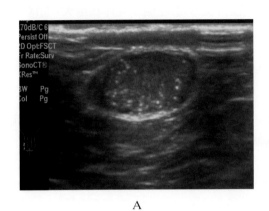 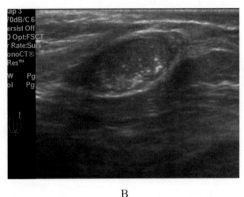

A B

图4-2-17　隐睾合并睾丸微石症

A.右侧睾丸体积小,位于腹股沟外环下方,见多发点状强回声;B.左侧睾丸体积小,位于腹股沟近内环,见多发点状强回声

【超声诊断】　①双侧隐睾;②双侧睾丸微石症;③双侧睾丸体积小;④双侧附睾显示不清。

【临床诊断】　①隐睾合并睾丸微石症;②双侧小睾丸症。

【诊断分析】　睾丸下降不全常与睾丸微石症有关,有发生睾丸肿瘤的风险。除了手术治疗睾丸下降不全外,还应定期随访。

病例三　睾丸微石症合并精原细胞瘤

【临床资料】　男,24岁,左侧睾丸胀痛1个月。查体:男性第二性征发育好,阴囊触诊左侧睾丸体积增大约30ml,质偏硬,有压痛。右侧睾丸体积约14ml,质中。双侧附睾触诊未及明显异常,双侧输精管阴囊部可扪及。

【实验室检查】　精液检查:精液量2.2ml,pH 7.5,精子浓度$6×10^6$/ml,活力a级3.4%,b级8.7%。

【超声表现】　左侧睾丸增大,体积28ml,实质内见散在点状强回声,睾丸中下极见等回声团块,占据大部分睾丸区域而仅存少许正常睾丸实质回声,肿块边界清,内部回声不均匀,其周伴有声晕,周边测及环状血流信号,肿块内部亦测及较丰富的血流信号(图4-2-18,**动态图4-2-17**)。右侧睾丸形态大小正常,实质内散在点状强回声。双侧附睾回声均匀,形态大小正常。双侧输精管阴囊段扫及。

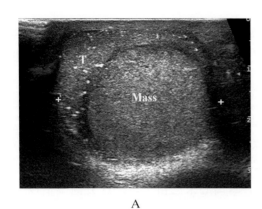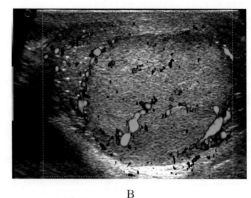

图 4-2-18　睾丸微石症合并精原细胞瘤

A.左侧睾丸微石症,睾丸中下极见等回声团块;B.团块内见丰富的血流信号

【超声诊断】　①左侧睾丸下极等回声团块(考虑实性占位);②左侧睾丸体积增大;③双侧睾丸微石症;④双侧附睾未及明显异常,双侧输精管阴囊段扫及。

【术后病理】　睾丸精原细胞瘤。

【临床诊断】　睾丸精原细胞瘤。

【诊断分析】

● 睾丸肿瘤的发生在一定程度上与微石症有关,文献表明,微石症患者生殖细胞肿瘤发病率较正常人高。该患者为睾丸微石症合并精原细胞瘤,该肿瘤对放疗敏感,预后较好(但退行性发育的精原细胞瘤预后极差)。

● 由于发现时患者还未生育,而精液检查见少弱精,考虑到患者术后的生育问题,可以先将精液冷冻,以便日后 ICSI 之用。

八　睾丸炎

【概述】　睾丸炎(testitis)包括急性睾丸炎及慢性睾丸炎,好发于中青年。急性睾丸炎常同时合并附睾炎,又称睾丸附睾炎,常见致病菌为大肠杆菌、变形杆菌、葡萄球菌等,感染途径有:①逆行感染:后尿道感染经输精管传入附睾和睾丸;②经淋巴途径感染:尿道炎、前列腺炎、膀胱炎的致病菌经淋巴途径传入附睾和睾丸;③血行感染:全身其他部位的感染病灶经血行到达附睾和睾丸。慢性睾丸炎多为急性睾丸炎的治疗不彻底所致,也可因霉菌、螺旋体、寄生虫感染所致。既往有睾丸外伤史者,也可发生肉芽肿性睾丸炎。睾丸局部或全身性放射性同位素照射,也可导致慢性炎症发生,破坏睾丸组织,影响生精功能。病理研究显示睾丸内生精小管的基底膜呈玻璃样变及退行性变,生精上皮细胞消失,生精小管周围间质硬化,因此慢性睾丸炎可引发不育。

【临床表现】　急性睾丸炎患者可有高热、畏寒,患侧睾丸疼痛,并有阴囊、大腿根部以及腹股沟区域放射痛。患侧睾丸肿胀、压痛,若产生脓肿则触之有波动感,常伴有阴囊皮肤红肿和阴囊内鞘膜积液。慢性睾丸炎睾丸可呈慢性肿大,也可萎缩,睾丸质硬而表面光滑,有轻触痛。

【声像图特征】　急性睾丸炎睾丸轻度或中度肿大,睾丸实质回声减低,分布不均匀,如合并化脓还可见形态不规则、边界不清、内部透声欠佳的无回声区,并常合并睾丸鞘膜积液。慢性睾丸炎睾丸体积可以缩小,睾丸实质回声强弱不均。急性肿大的睾丸内彩色多普勒血流信号增加,血管阻力指数减低,慢性萎缩的睾丸内彩色多普勒血流信号可以减少。

病例一　急性睾丸附睾炎

【临床资料】　男,24岁,左侧阴囊肿痛1周。查体:体温39℃,左侧阴囊皮肤紧张、红肿,左侧睾丸体积增大,左侧附睾触诊整条粗硬,睾丸及附睾均有触痛。右侧睾丸及附睾未触及异常。

【超声表现】　左侧睾丸24.8 ml,右侧睾丸15.6 ml,左侧睾丸形态饱满,实质回声减低,呈不均匀分布,实质内血流信号与右侧睾丸相比明显增多,分布杂乱。左侧附睾头厚20 mm,尾厚11.9 mm,外形增大,回声减低,分布不均匀(图4-2-19,**动态图4-2-18、动态图4-2-19**)。右侧睾丸、附睾形态大小正常,血流信号正常。

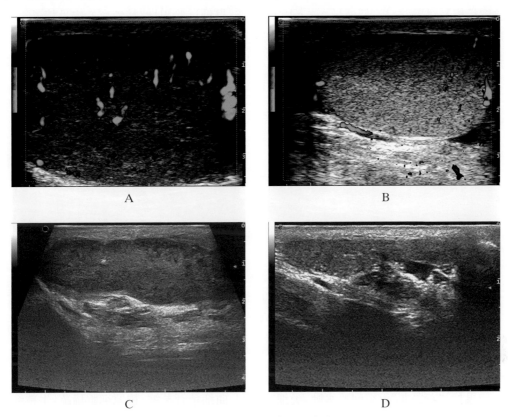

图4-2-19　急性睾丸附睾炎

A.左侧睾丸回声减低,血流信号增多;B.右侧睾丸彩色多普勒血流图;C.左侧附睾外形增大,回声减低,分布不均匀;D.右侧睾丸形态大小正常,回声分布均匀

【超声诊断】　①左侧睾丸形态饱满,实质回声减低,分布不均匀,血流信号增多(考虑左侧睾丸炎);②左侧附睾外形增大,回声减低,分布不均匀(考虑左侧附睾炎);③右侧睾丸及附睾未见明显异常。

【临床诊断】　左侧急性睾丸附睾炎。

【诊断分析】

●　睾丸炎应与睾丸扭转、睾丸结核鉴别。

①　睾丸结核:常继发于泌尿系统结核,严重时临床表现为结核中毒症状,如全身乏力、盗汗、午后低热等,结核菌素试验阳性。超声可表现为睾丸肿大,实质回声不均匀,见散在分布的极低回声区,彩色多普勒血流信号增多。

②　睾丸扭转:急性睾丸炎有时在二维图像上难以与睾丸扭转鉴别,均表现为睾丸肿大,内部回声偏低,回声欠均匀,睾丸扭转有时还可见到不规则蜂窝状液性暗区(坏死灶)。睾丸扭转时,患侧睾丸为进行性肿大,彩色多普勒检查无明显血流信号或较健侧明显减少,流速曲线为高阻型。急性睾丸炎则与

之不同,彩色多普勒检查可发现患侧血流信号丰富或较健侧增多,流速曲线为低阻型。由于睾丸扭转涉及尽早急诊手术,故应注意两者区别,以免混淆。

● 在临床上高度怀疑为单侧急性睾丸炎时,应注意与对侧睾丸作对比,包括睾丸实质回声及实质内彩色多普勒血流信号情况。

病例二　慢性睾丸炎

【临床资料】　男,30岁,婚后未育3年,患者2年前有双侧睾丸炎病史,当时未经正规治疗。查体:双侧睾丸约10 ml,质偏硬,表面光滑,有轻触痛。双侧附睾触诊未见异常,双侧输精管阴囊部可扪及。

【实验室检查】　精液分析:精液量1.6 ml,pH 7.5,果糖试验阳性,精液离心未见精子。

【超声表现】　右侧睾丸体积约9.1 ml,左侧睾丸体积约8.9 ml,双侧睾丸体积偏小,实质内回声分布不均匀,回声偏高,血流信号偏少(图4-2-20)。双侧附睾未见明显异常,双侧输精管阴囊段扫及。

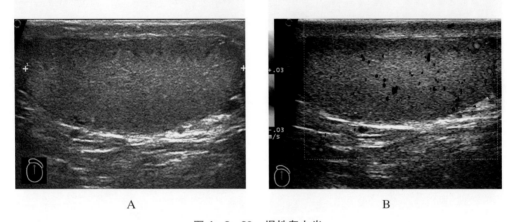

图4-2-20　慢性睾丸炎

A.睾丸实质回声不均匀;B.睾丸实质内血流信号偏少

【超声诊断】　①双侧睾丸体积小,回声分布不均匀,血流信号减少;②双侧附睾未见明显异常;③双侧输精管阴囊段扫及。

【穿刺结果】　"左睾丸"组织间质水肿,炎细胞浸润,曲细精管萎缩,精原细胞稀疏,生精细胞少见。

【临床诊断】　慢性睾丸炎。

【诊断分析】　慢性睾丸炎除了睾丸体积偏小、实质回声不均匀,血流信号减少外可无其他特异性表现。临床上应询问患者既往病史,结合体检和实验室检查,综合考虑后作出诊断。

病例三　腮腺炎后睾丸炎

【临床资料】　男,29岁,婚后2年未育。患者13岁时有腮腺炎史,当时伴有双侧睾丸肿痛,后自觉双侧睾丸减小。查体:右侧睾丸大小约11 ml,左侧约8 ml,双侧附睾整条粗硬,双侧输精管阴囊部可扪及。

【实验室检查】　精液分析:精液量2.0 ml,pH 7.5,果糖试验阳性,精液离心后未见精子。

【超声表现】　左侧睾丸体积约8.2 ml,实质回声欠均匀,彩色多普勒血流信号偏少,右侧睾丸体积约11 ml,形态大小正常,回声分布均匀,彩色多普勒血流分布正常(图4-2-21A、B)。双侧附睾管扩张呈不规则细网状改变,内径最宽处约0.4 mm,伴管壁回声增强(图4-2-21C,动态图4-2-20)。双侧输精管阴囊段均可扫及,右侧输精管阴囊段扩张(动态图4-2-21),左侧输精管阴囊段未见明显异常。

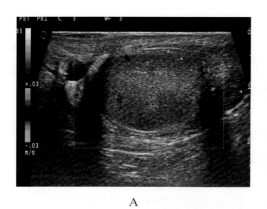
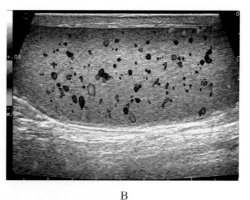

A

B

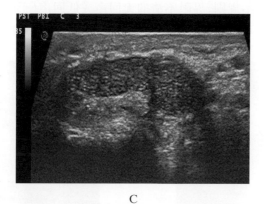

C

图 4-2-21 腮腺炎性睾丸炎后睾丸萎缩

A.左侧睾丸体积小,实质回声欠均匀,血流信号减少(纵切面);B.右侧睾丸大小形态尚可,彩色多普勒血流信号分布正常(纵切面);
C.右侧附睾管扩张,呈不规则细网状改变

【超声诊断】 ①左侧睾丸体积小,血流信号减少;②右侧睾丸未见明显异常;③双侧附睾呈不规则细网状改变;④双侧输精管阴囊段扫及,右侧输精管阴囊部扩张。

【穿刺结果】 ①双侧经皮附睾精子抽吸术(percutaneous epididymal sperm aspiration,PESA)均未见精子;②双侧睾丸精子抽吸术(testicular sperm aspiration,TESA)各取出组织 1 mg,研磨后镜检见各级生精细胞,形态正常,所检标本共见 5 条精子,形态差。

【临床诊断】 无精子症,腮腺炎后睾丸炎性萎缩伴输精管道梗阻。

【诊断分析】

● 腮腺炎性睾丸炎常于腮腺炎发病后 5～7 天起病,成年男子因腮腺炎而引起睾丸炎的约占 20%,25%为双侧发病,30%～50%受累的睾丸会发生萎缩。

● 该患者既往有腮腺炎性睾丸炎病史,现临床表现为无精子症,超声发现一侧睾丸体积小,血流信号减少,双侧附睾表现为不规则细网状改变且有输精管阴囊部扩张的梗阻征象,诊断上难以明确无精子的发生是由于睾丸萎缩后生精功能受到影响,还是输精管道梗阻,故先予双侧附睾穿刺,穿刺后镜检未见精子,进一步行睾丸穿刺后,发现各级生精细胞基本正常,但精子数量少,形态差,推断该患者很可能为腮腺炎后睾丸炎性萎缩,损伤了睾丸的生精功能,同时伴发输精管道炎性梗阻,梗阻与非梗阻因素同时导致了无精子症。

九 睾丸结核

【概述】 睾丸结核(testicular tuberculosis)发病率较附睾结核低,大多由附睾结核直接扩散或经淋巴途径感染而来,也可经肾结核血行感染。可累及单侧或双侧,严重者可致不育。

【临床表现】 睾丸结核起病以睾丸轻度疼痛、隐痛、阴囊下坠感、阴囊皮肤肿胀多见,结核中毒症状少见,合并有前列腺结核、精囊结核时,患者可有尿频、尿急、尿痛、血精等表现。若脓肿形成脓液可从窦道向阴囊皮肤表面破溃。体检睾丸肿大,触痛明显,质地稍硬光滑,可触及结节。伴有输精管增厚时,可触及结节或串珠样改变等,合并睾丸鞘膜积液时,阴囊增大明显,触之有囊性感。睾丸结核和附睾结核可合并存在,称为睾丸附睾结核。

【临床诊断】 结合病史、体格检查、精液抗酸杆菌镜检或抗酸杆菌培养和手术标本病理检查可确诊。

【声像图特征】 睾丸结核在疾病发展的不同阶段声像图表现各异,常有两种声像图类型:①弥漫型:睾丸多轻至中度肿大,也可重度肿大,实质回声弥漫性不均匀,可见散在分布的极低回声小结节(图4-2-22),睾丸内彩色多普勒血流信号增多。②结节型:睾丸内单发低回声结节,结节内可伴点状、团块状强回声(钙化灶)以及形态不规则、界限不清的无回声或低回声(干酪样坏死区),结节内如以无回声为主合并密集点状回声则提示脓肿形成,结节内彩色多普勒血流信号减少(图4-2-23)。

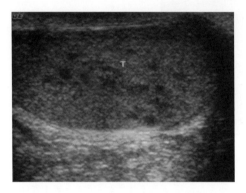

图4-2-22 睾丸结核内弥漫分布的低回声病灶

(引用自 Türkvatan et al, 2004)

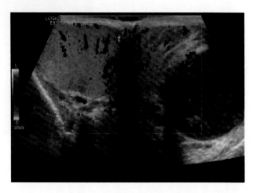

图4-2-23 左侧睾丸内低回声结节,病理证实为睾丸结核

(引用自 Abraham et al, 2016)

【诊断分析】 睾丸结核应与睾丸炎和睾丸肿瘤鉴别。

● 睾丸炎:结核性睾丸炎与非特异性睾丸炎仅从声像图表现很难区分,需结合临床表现予以鉴别,非特异性炎症较之结核性睾丸炎往往起病急,红肿痛症状明显,抗生素治疗疗效明显。

● 睾丸肿瘤:临床触诊肿瘤质硬、无痛。超声表现肿瘤内部彩色血流信号丰富,肿瘤周边的睾丸实质内血流分布正常,而结节型睾丸结核的结节内血流信号往往减少或消失。

第三节 附睾异常

附睾是精子功能成熟的场所,也是输精管道的重要组成部分。先天及后天因素导致的附睾异常会影响精子的成熟,附睾的梗阻影响精子的输出,甚至造成无精子症。胚胎期中肾管停止发育或者缺陷均可导致附睾发育异常。先天性附睾发育异常包括附睾缺如、附睾形态异常、附睾与睾丸不连接、附睾与输精管不连接等。通常同时合并其他发育异常,如隐睾、小睾丸、腹股沟斜疝。附睾发育异常分为以下四类:①附睾缺如;②附睾形态异常;③输出小管与附睾管连接缺陷;④附睾发育不良。而各种致病菌引起的炎性感染是后天性附睾异常的主要原因。

一 附睾缺如

【概述】 附睾缺如包括完全缺如和部分缺如,精子从附睾管通往输精管的通路阻断,造成无精,引发不育。临床附睾部分缺如多见,完全缺如少见。附睾完全缺如即无附睾症可见于无睾症,表现为输出小管与输精管直接连接或睾丸与输精管分离,睾丸纵隔形成精子囊肿,输精管近端呈盲端。附睾部分缺如主要表现为附睾体部缺失或体尾部缺失。附睾部分缺如可表现为以下几种类型:①附睾体尾部及输精管缺如;②盲端输出小管;③附睾头部孤立性囊肿;④附睾分节;⑤附睾下端发育不良;⑥附睾与睾丸分离(图4-3-1)。

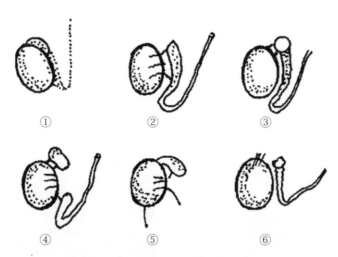

图4-3-1　附睾部分缺如示意图

①附睾体尾部及输精管缺如;②盲端输出小管;③附睾头部孤立性囊肿;④附睾分节;⑤附睾下端发育不良;⑥附睾与睾丸分离

(引用自杨建华,2002)

　　【临床表现】　大多数患者因不育就诊,少数在体检时偶然发现。可合并肾缺如、精囊缺如或发育不良、射精管缺如、隐睾及腹股沟疝等。

　　【临床诊断】　常依靠查体触诊,并结合精液分析,激素和精浆生化检查。查体触诊:附睾头部膨大,附睾体、尾部缺失。绝大多数输精管皮下精索段缺如,极少数存在。精液分析:绝大部分精液量<2.0ml,pH<7.0,果糖定性阴性。性激素 FSH、LH、PRL、T 绝大部分正常。

　　【声像图特征】　附睾完全缺如的患者睾丸旁无法扫及附睾结构;附睾部分缺如多发生在体尾部,主要表现为:附睾头多增大,内部回声减低或增强,回声杂乱分布欠均匀,附睾头呈囊管状或细网状扩张,附睾体尾部缺如,多伴有输精管及精囊的异常(图4-3-2)。

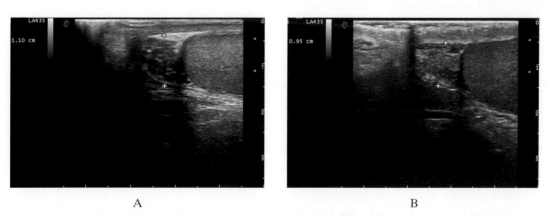

图4-3-2　附睾部分缺如声像图

A.附睾体尾部及阴囊段输精管缺如,头部增大,呈囊管状扩张;B.附睾体尾部缺如,头部略大,呈细网状改变

病 例 一　双 侧 附 睾 尾 部 缺 如

【临床资料】　男,24岁,婚后未避孕未育2年。

【临床检查触诊】　查体:双侧睾丸体积约24ml,双侧附睾头体部可触及,大小硬度可,尾部未触及。双侧输精管阴囊段未触及。

【实验室检查】　精液量0.4ml,pH 6.6,未见精子,果糖(-),脱落细胞检查未见生精细胞。FSH、LH、PRL等均在正常范围。

【声像图表现】　右侧睾丸大小为45.0mm×31.0mm×22.0mm,体积21.4ml,左侧睾丸大小为43.0mm×30.0mm×20.0mm,体积18.0ml,双侧睾丸形态大小正常,回声分布均匀,彩色血流分布正常。右侧附睾头厚11.0mm,左侧附睾头厚10.0mm,双侧附睾体下部呈盲端样改变,双侧附睾尾未扫及(图4-3-3)。双侧输精管阴囊段未扫及。TRUS:前列腺大小为41.5mm×21.0mm×33.0mm,体积20.1ml。包膜完整,内部回声均匀。双侧精囊及末段输精管未扫及。

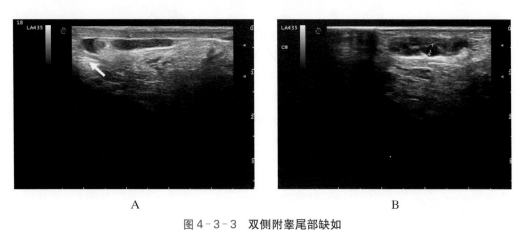

图4-3-3　双侧附睾尾部缺如

A.右侧附睾体下部呈盲端样改变,附睾尾未扫及;B.左侧附睾体下部呈盲端样改变,附睾尾未扫及

【超声诊断】　①双侧附睾体下部呈盲端样改变,双侧附睾尾未扫及;②双侧输精管、精囊缺如;③双侧睾丸、前列腺未见明显异常。

【附睾穿刺】　右侧附睾穿刺(PESA):可见大量活动精子,以b、c级为主。

【临床诊断】　梗阻性无精子症,CBAVD,伴附睾尾部缺如。

【诊断分析】

● 附睾缺如常见于CBAVD的患者。由于附睾、输精管及精囊均起源于中肾管,因此,CBAVD患者常同时合并附睾或精囊缺如。

● 经阴囊超声可以较理想地显示CBAVD患者附睾的解剖结构变异,包括附睾管的多发扩张,附睾不同部位的缺如及其他结构异常,可以同TRUS检查共同成为诊断CBAVD的重要手段。

病 例 二　双 侧 附 睾 体 尾 部 缺 如

【临床资料】　男,30岁,婚后两年未避孕未育。

【临床检查触诊】　双侧睾丸体积约23ml,双侧附睾头可触及,大小硬度可,体尾部未触及。双侧输精管阴囊段未触及。

【实验室检查】　精液量0.7ml,pH 7.0,未见精子,果糖(-),脱落细胞检查未见生精细胞。FSH、LH、PRL等均在正常范围。

【声像图表现】　右侧睾丸大小为46.7mm×24.6mm×25.6mm,体积20.6ml,左侧睾丸大小为

45 mm×25.1 mm×30.6 mm，体积24.2 ml。双侧睾丸形态大小正常，回声分布均匀，彩色血流分布正常。右侧附睾头内部回声不均，附睾管呈细管状扩张（图4-3-4A），右侧附睾部分体部及尾部缺如（图4-3-4B），左侧附睾头附睾管细网状扩张（图4-3-4C），左侧附睾体部及尾部缺如（图4-3-4D）。双侧附睾体尾部及输精管阴囊段未扫及。TRUS：前列腺大小为左右径41 mm×前后径33 mm×上下径30 mm，体积21 ml。包膜完整，内部回声均匀。双侧精囊及输精管末段未扫及（图4-3-4E）。

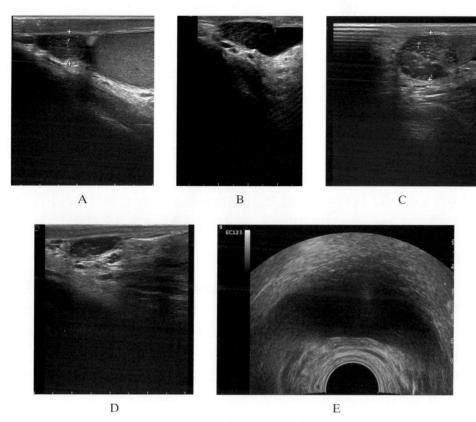

图4-3-4　双侧附睾体尾部缺如

A.右侧附睾头内部回声不均，附睾管呈细管状扩张；B.右侧附睾部分体部及尾部缺如；C.左侧附睾头附睾管细网状扩张；D.左侧附睾体部及尾部缺如；E.双侧精囊及输精管末段未扫及

【超声诊断】　①双侧附睾头附睾管细网状扩张；②双侧附睾体尾部未扫及；③双侧输精管及精囊未扫及；④双侧睾丸未见异常。

【附睾穿刺】　右侧附睾穿刺：可见多条精子，6～9条/HP，以b、c级为主。

【临床诊断】　梗阻性无精子症，CBAVD，伴附睾体尾部缺如。

【诊断分析】

● 对于梗阻性无精子症而言，附睾管扩张的程度和部位可以明显影响PESA的成功率，本病例建议进行右侧附睾头细针穿刺，以提高取精的成功率。

● 附睾管细网状扩张定义为最宽处内径0.3～1 mm。建议在观察附睾管细网状扩张改变时适当进行局部放大，以减少测量误差。

二　附睾形态异常

【概述】　附睾形态异常分为以下三种类型：①长型附睾；②游离型附睾；③不规则型附睾（图4-3-5）。

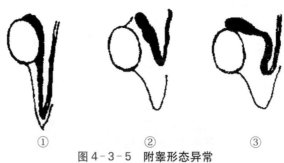

① 　　　　　　　② 　　　　　　　③

图4-3-5　附睾形态异常

①长型附睾；②游离型附睾；③不规则型附睾

(引用自杨建华,2002)

三 输出小管与附睾管连接缺陷

【概述】　睾丸输出小管由中肾小管发育而来,以后与附睾管连接沟通。如有连接沟通过程障碍,可致先天性梗阻性无精子症。该病主要表现为:①输出小管呈盲端;②部分输出小管与附睾管不连接,导致在附睾头部形成囊肿,因为精液可以流入,故又称精液囊肿。附睾穿刺时可以抽出精子。

四 附睾发育不良

【概述】　在无睾症和促性腺功能减退型性腺激素低下症患者比较多见,因为缺少雄激素的刺激,容易造成发育不良。附睾发育不良者其附睾的功能大多欠佳,可影响到精子的功能性成熟,甚至精子的储存。附睾发育不良包括附睾头与睾丸不连、附睾体部闭锁、附睾头输出管纤维化、附睾与输精管长祥型等,多合并隐睾、睾丸发育不良,常在隐睾手术或腹股沟斜疝手术中发现。

【临床表现】　大多数患者因不育就诊,少数在体检时偶然发现。常合并有隐睾或者输精管发育异常或缺如,也常伴有精囊缺如和纤维化。

【声像图特征】　典型声像图表现为输精管梗阻、附睾管扩张。附睾体积增大,以头部增大为主,回声正常、增强或减弱,附睾局部因附睾管不同程度的梗阻扩张可表现为细网状或囊管状扩张。附睾体尾部纤维化缩窄,形成条索样高回声。输精管可正常、缺如或扩张。

病例一　附睾体部以下闭锁

【临床资料】　男,26岁,婚后2年未育。查体:双侧睾丸大小正常,双侧附睾头体部膨大,尾部未触及,双侧输精管未触及。

【实验室检查】　精液检查:精液量0.8ml,pH 6.7,离心后精子0/HP。果糖(-)。

【超声表现】　双侧睾丸形态大小正常,双侧附睾头体积偏大,回声不均匀,呈囊管状扩张,双侧附睾体部中上段囊管状扩张,显示长度均约为24mm,下段变细呈高回声索带附着在睾丸下极表面(图4-3-6,**动态图4-3-1、动态图4-3-2**)。正常附睾尾部和输精管均未扫及。

【超声诊断】　①双侧附睾头及附睾体部中上段囊管状扩张,下段闭锁;②双侧附睾尾部和输精管均未扫及;③双侧睾丸未见明显异常。

【临床诊断】　梗阻性无精子症,双侧附睾体部以下闭锁,伴附睾尾部及输精管缺如。

【诊断分析】　附睾体部闭锁的患者闭锁部位表现为条索样高回声,在无睾丸鞘膜积液时,往往与周围的软组织分界不清,易误诊为附睾部分缺如。

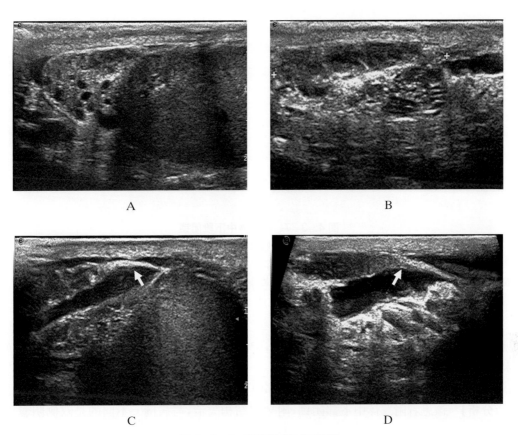

图 4-3-6 附睾体部以下闭锁

A～C.右侧附睾头部(A)及体部(B)囊管状扩张,体部下段(C)变细成条索状高回声,尾部及输精管均未显示;D.左侧附睾体部以下呈纤细的索带状结构

病例二 附睾体中下段闭锁

【临床资料】 男性,30岁,婚后未育3年。查体:男性第二性征正常,阴囊触诊未见明显异常。

【实验室检查】 精液检查:精液量2.6 ml, pH 7.4,精子 0/HP,果糖试验(＋)。血清性激素水平均在正常范围。

【超声表现】 双侧睾丸形态大小正常。双附睾头部体积略大,厚12～15 mm,双侧附睾体上段囊管状改变,双侧附睾体中下段变细呈一条索状高回声,长度范围13～15 mm。双侧阴囊段输精管内径增宽1.8～2.3 mm(图4-3-7,**动态图4-3-3**)。

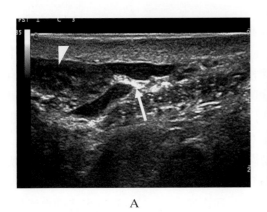

A

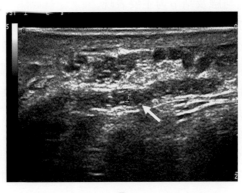

B

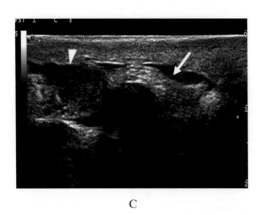 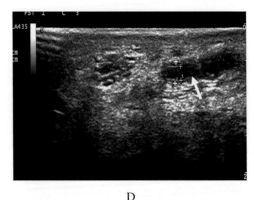

C   D

图4-3-7 附睾体中下段闭锁

A.左侧附睾体中上段增粗,附睾管壁回声不清,呈非均匀性囊管状扩张(△所指处),附睾中下部变细为一条索状高回声(箭头所指处);
B.左侧输精管阴囊段内径扩张;C.右侧附睾体中下段变细为一条索状高回声(箭头所指处),中上部附睾体囊管状扩张(△所指处);
D.右侧输精管阴囊段内径扩张(箭头所指处),其上方为结构欠清的附睾尾部

【超声诊断】 ①双侧附睾体上段囊管状改变,中下段闭锁;②双侧阴囊段输精管内径增宽;③双侧睾丸未见明显异常。

【临床诊断】 梗阻性无精子症,双侧附睾体部中下段闭锁。

【诊断分析】 该患者附睾体中下部闭锁,附睾尾结构欠清,与病例一不同的是双侧阴囊段输精管仍存在。

五 附睾炎

【概述】 附睾炎有急、慢性之分,根据感染源亦可分为非特异性感染与特异性感染两类。附睾炎常见的致病菌主要有大肠杆菌、变形杆菌、葡萄球菌及铜绿假单胞菌等,致病菌多经输精管逆行进入附睾尾部,并可向附睾体部与头部蔓延,而经淋巴管或血行感染较为少见。附睾炎可波及一侧或双侧,急性炎症多先累及附睾尾部,附睾管上皮水肿、脱屑,管腔内出现脓性分泌物,然后炎症可经间质蔓延至附睾体部和头部,并形成微小脓肿,炎症后期瘢痕形成,附睾管腔闭塞。慢性附睾炎多由急性附睾炎未经治疗或治疗不彻底转化而来,病变多局限在尾部,形成炎性结节,也可纤维化增生使整个附睾硬化。附睾炎导致不育一方面由于炎症改变附睾内环境影响精子的成熟,使其受精能力下降,另一方面也因为附睾管阻塞,影响精子输出。

【临床表现】 急性起病者一侧阴囊肿胀、剧痛,可放射至腹股沟和下腹部。慢性附睾炎症状轻,以阴囊不适与触及结节为主要表现。

【临床诊断】 急性附睾炎的诊断主要依靠临床检查的症状和体征。虽然通过性接触传播的附睾炎患者多会有冶游史,但距离发病有的可能长达数月。附睾炎的致病菌可以通过尿道涂片和中段尿的革兰氏染色检查确定,淋病患者的尿道涂片会发现细胞内革兰氏阴性双球菌。尿道涂片中只有白细胞通常是非淋球菌尿道炎的表现,这些患者中约2/3可分离出衣原体。慢性附睾炎患者常感患侧阴囊隐痛、胀坠感,疼痛常牵扯到下腹部及同侧腹股沟,有时可合并继发性鞘膜积液。触诊附睾常增粗、质韧,部分患者可触及炎性结节,同侧输精管可增粗。

【声像图特征】 急性附睾炎体积增大,多数以尾部肿大为明显,可增大3~4倍,呈半球状或类球状,回声不均,高低混杂,部分病例肿大的附睾尾部可见无回声区(坏死液化),彩色多普勒血流信号丰富。也可表现为弥漫性附睾肿大,头体部可增大1~2倍,回声减弱不均匀,彩色多普勒血流信号增多。

慢性炎症病例表现为附睾尾部高回声结节,可伴梗阻近端附睾管扩张。

病例一　急性附睾炎

【临床资料】　男,22岁,阴囊坠胀痛、下腹痛2天余。外院诊断为腹股沟斜疝。视诊:左侧精索区及阴囊皮肤红肿热痛。查体:左侧精索区及左侧阴囊触痛明显,左侧附睾肿大。

【超声表现】　双侧睾丸大小正常,实质回声均匀,左侧附睾肿大,以尾部肿大明显,回声减低,不均匀,血流信号丰富(图4-3-8)。右侧附睾形态大小正常。左侧精索增粗,回声减低不均匀,血流信号丰富(图4-3-8),右侧精索形态大小正常,血供正常。

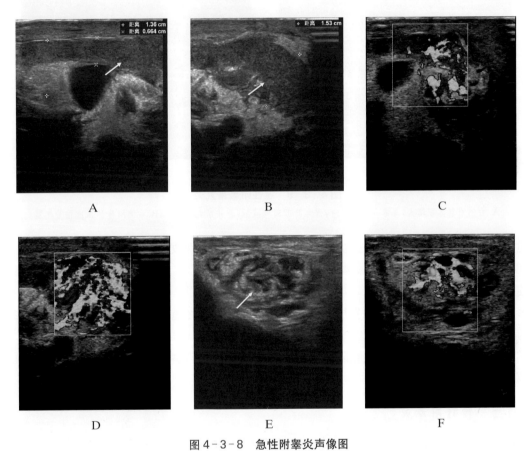

图4-3-8　急性附睾炎声像图

A.左侧附睾头、体部肿胀,回声减低不均匀;B.左侧附睾尾部肿胀,回声减低不均匀;C、D.彩色多普勒显示左侧附睾血供极丰富;E.左侧精索肿胀,回声减低不均匀,散在无回声区;F.彩色多普勒显示左侧精索血供丰富

【超声诊断】　①左侧附睾肿大、回声减低,不均匀,血流信号明显增多(考虑附睾炎性改变);②左侧精索增粗,回声减低不均匀,血流信号丰富(考虑左侧精索炎性改变);③双侧睾丸未见异常;④右侧附睾未见明显异常。⑤右侧精索未见异常。

【临床诊断】　急性附睾炎、精索炎。

【诊断分析】　急性附睾炎多见于中青年,常由泌尿系感染和前列腺炎、精囊炎、性传播疾病扩散所致。感染从输精管逆行传播,血型感染少见,炎症可使附睾肿胀,由附睾尾部向头部蔓延,形成脓肿。精索受累引起精索炎,使精索增粗。本例急性附睾炎合并精索炎在临床并不少见。

病例二 附睾睾丸炎

【临床资料】 男,23岁,右侧阴囊肿痛不适。查体:右侧附睾体积增大。

【超声表现】 双侧睾丸形态大小正常,睾丸实质内见散在点状强回声,右侧睾丸局部回声减低。右侧附睾弥漫性增粗,回声不均匀,与睾丸分界不清,附睾整体血流信号丰富(图4-3-9,**动态图4-3-4、动态图4-3-5**)。

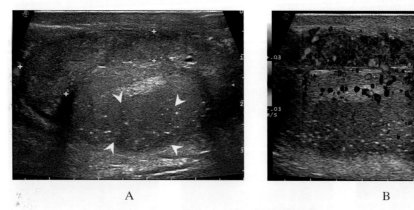

图4-3-9 急性附睾睾丸炎

A.右侧附睾体积增大,与睾丸分界欠清,睾丸局部回声减低,合并睾丸微石症;B.右侧附睾体血流信号丰富

【超声诊断】 ①右侧弥漫性附睾炎性改变;②右侧睾丸炎性改变,伴双侧睾丸微石症;③左侧附睾未见明显异常。

【临床诊断】 附睾睾丸炎。

【诊断分析】 附睾炎通常单侧发病、起病急剧,表现为阴囊疼痛和肿胀,多数病例会同时影响到睾丸,称为附睾睾丸炎。

一般认为睾丸炎可能是引起生精阻滞的重要原因之一,但它是可逆的。腮腺炎并发的睾丸炎可能会引起双侧睾丸萎缩,从而导致睾丸生精功能损害。

病例三 慢性附睾炎

【临床资料】 男,37岁,未育10年,曾有双侧附睾炎病史。查体触诊:附睾不规则增粗、变硬,双侧附睾尾部可触及结节。

【实验室检查】 精液检查:精液量2.2ml,pH 7.2,离心未见精子。

【超声表现】 双侧睾丸形态大小正常,回声均匀,双侧附睾体尾部呈细网状改变,最宽处内径0.3mm。左侧附睾尾见偏高回声结节,大小约11.0mm×10.3mm。右侧附睾尾见偏高回声结节,大小约8.9mm×5.5mm。双侧输精管管壁回声增强,内径增宽,内径1.3mm(图4-3-10)。双侧精囊及输精管盆部末段未见明显异常。

【超声诊断】 ①双侧附睾体尾部细网状改变;②双侧附睾尾偏高回声结节;③双侧输精管阴囊段内径增宽;④双侧睾丸、精囊及末段输精管未见明显异常。

【附睾穿刺】 左侧附睾头穿刺见大量死精子。

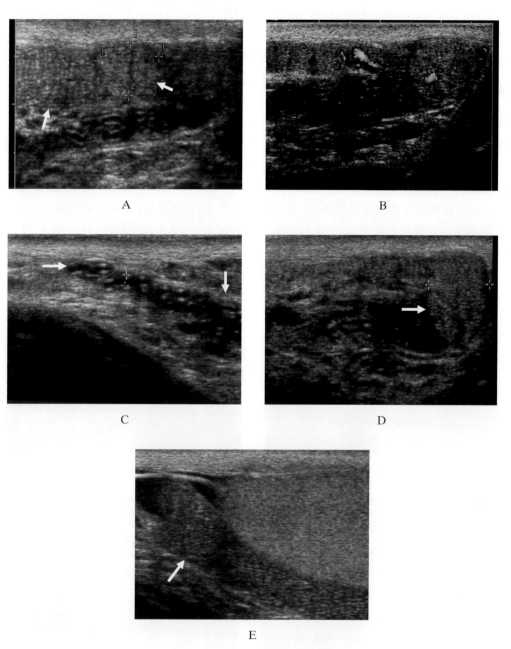

图 4 - 3 - 10　慢性附睾炎声像图

A.左侧附睾尾部高回声结节(短箭头),伴附睾体部均匀的细网状改变(长箭头);B.左侧附睾尾部偏高回声结节,结节内测及少量血流信号;C.左侧阴囊段输精管径增宽,内壁回声增强;D.右侧附睾尾部高回声结节;E.右侧附睾体部细网状改变

【临床诊断】　附睾炎性梗阻性无精子症。

【诊断分析】

● 双侧附睾炎引起的输精管道的完全性梗阻可导致无精子症。该患者精液分析未见精子,而附睾头穿刺见大量死精子,证实了梗阻性无精子症的临床诊断。

● 慢性附睾炎的特征性的超声声像图表现为附睾管的细网状扩张以及附睾的炎性结节,据笔者初步统计,81%的慢性附睾炎患者表现为细网状扩张,40.5%的患者可观察到附睾的炎性结节,但仍有9.5%的患者无异常超声表现。

尽管临床上对大多数急、慢性附睾炎通过触诊就可作出初步诊断,但当一些症状不明显或并存的附睾外病变,如睾丸炎、鞘膜积液等疾病影响触诊时,与附睾结核等病症鉴别诊断仍有困难。附睾结核在发病早期仅表现为尾部增大,后期可累及整个附睾及睾丸,其形态学改变与慢性附睾炎有相似之处,但附睾结核二维超声表现为较大、边缘不规则的局限性结节,内部回声增强,局部有钙化点形成。

病例四 慢性附睾炎

【临床资料】 男,35岁,未育8年。查体:附睾不规则增粗、变硬。

【实验室检查】 精液量2.1ml,pH 7.4,离心后可见活动精子5~8/HP,果糖(+)。FSH、LH、PRL等均在正常范围。Y染色体AZF未见缺失。

【超声表现】 双侧睾丸形态大小正常,回声尚均匀。双侧附睾体尾部附睾管扩张,呈细网状改变,左侧附睾可见呈簇状分布的点状强回声(动态观察可见浮动)及环状强回声(图4-3-11A、B,**动态图4-3-6**)。右侧附睾尾部见高回声结节,右侧输精管内径扩张,内见流动的黏稠液体(图4-3-11C、D)。双侧精囊及末段输精管未见明显异常。

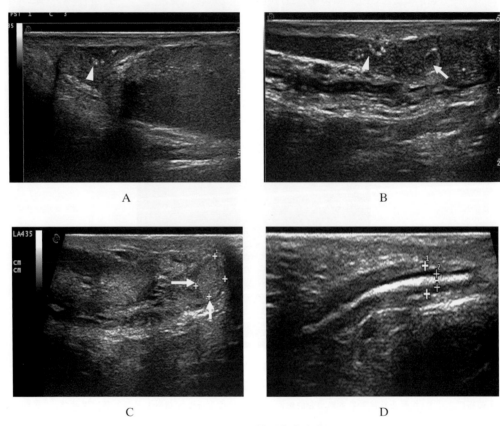

图4-3-11 慢性附睾炎声像图

A.左侧附睾头部点状强回声;B.左侧附睾体部点状钙化灶(△所指处),尾部环状钙化(箭头所指处),体尾部附睾管扩张呈细网状改变;C.右侧附睾尾边界欠清,可见一高回声结节;D.右侧输精管内径扩张,内偏高回声为流动的黏稠液体

【超声诊断】 ①双侧附睾体尾部细网状改变;②左侧附睾点状及环状钙化灶;③右侧附睾尾高回声结节;④双侧阴囊段输精管扩张;⑤双侧睾丸、精囊及盆部末段输精管未见明显异常。

【临床诊断】 慢性附睾炎。

【诊断分析】

● 慢性附睾炎性梗阻的病例中,扩张的附睾管内偶可见到细小浮动的点状强回声,有时呈斑片状强回声,形似钙化灶。但在加压、移位或静置观察,点状或斑状回声即可发生漂移。这些点状或斑状回声是由于死亡的精子或脱落的上皮细胞聚积而成的,钙盐的沉着使其回声明显增强,不应误为附睾钙化。

● 扩张的输精管内移动的黏稠液体回声,提示输精管道炎症病变的存在。

六 附睾结核

【概述】 附睾结核临床虽少见,但却是生殖系统中最常见的结核疾病,本病与输精管炎、精囊炎等一样是引起男性不育的原因。附睾结核占生殖系统结核的 48.5%。多见于 20~40 岁的中青年男性,结核菌通常经血行播散至附睾,多合并泌尿系统结核或其他脏器结核,病变由附睾尾部开始,逐渐向附睾头方向蔓延,可发生纤维化、干酪样坏死或溃破至阴囊皮肤。

【临床表现】 附睾结核开始时常无明显症状,可有低热、盗汗、面颊潮红、阴囊不适,有坠胀感,略有隐痛,附睾逐渐增大。个别患者起病急骤,高热,阴囊肿胀、疼痛,类似急性炎症,炎症消退后,留下附睾硬结或破溃流脓。检查时发现在睾丸的上端或下端有结核结节,质硬,多无明显疼痛,肿大的附睾可与阴囊粘连或形成寒性脓肿,有时可以破溃成为经久不愈的窦道,输精管可增粗,呈串珠状。

【临床诊断】 附睾结核发病早期多位于附睾尾部或头部,起病隐匿,病程较长,症状较轻,体检可发现附睾结节,此时的诊断需结合血沉、胸片、B超、结核菌素实验等检查进行综合分析,但确诊需作病理检查或结核杆菌培养。

【声像图特征】 可分为附睾弥漫性肿大型和结节型两种。弥漫性肿大型附睾体积增大,早期表面光滑,内部回声分布均匀,彩色多普勒血流信号丰富;随着病变坏死纤维化,附睾弥漫性肿大但表面不光整,内部回声逐渐不均,彩色多普勒血流信号增加较早期有所减少,与之相邻的睾丸呈轻度受压改变,出现指压迹和尖角征。结节型附睾结核结节可单发或多发,附睾内可见结节状不均匀低回声,结节边界不清,伴有干酪样坏死则回声不均,液化后内部可见不规则无回声区,内部透声差。若肉芽肿形成后内部回声呈不均质高回声,钙质沉积时可见强回声斑块,彩色多普勒超声在结节内部无明显血流信号显示。附睾结核常向周围组织侵犯,与睾丸、精索分界不清。常伴输精管管壁增厚,管径增宽。

病例一 附睾结核

【临床资料】 男,33 岁,膀胱刺激症状 1 月余,伴有脓尿、血尿、右侧腰痛。伴有消瘦、发热、盗汗等全身症状。右侧附睾大小正常,质硬,未育 3 年。查体:双侧睾丸形态大小正常,右侧附睾质硬,未触及包块。

【实验室检查】 精液分析:精液量 1.2 ml,pH 7.5,精子 5/HP。精子活力:d 级 100%。

【超声表现】 右肾大小正常,实质内可见多个不规则无回声,部分无回声的壁可见斑样强回声,右肾集合系统形态改变,左肾未见异常(图 4-3-12A)。

双侧睾丸大小形态正常,右侧附睾头厚 9 mm,体部厚 5 mm,尾部厚 6 mm,回声不均匀,内部见散在的强回声斑块(图 4-3-12B),其内血流信号不明显。右侧阴囊段输精管未见异常(图 4-3-12C),左侧精索部输精管管壁增厚,回声减低,内可见斑样强回声,呈纺锤形增宽(图 4-3-12D)。左侧附睾未见明显异常。

【超声诊断】 ①右肾结核;②右侧附睾结核;③左侧输精管结核;④双侧睾丸及左侧附睾未见明显异常。

【临床诊断】 右肾结核,右侧附睾结核,左侧输精管结核。

【诊断分析】 男性生殖系统结核大多继发于肾结核。一般来自后尿道感染,首先在前列腺、精囊中引起病变,经输精管蔓延到附睾和睾丸。本例右侧肾结核继发右侧附睾结核及左侧输精管结核。输精管结核导致管腔堵塞,输精管变粗、变硬,呈串珠状改变,从而引起不育。

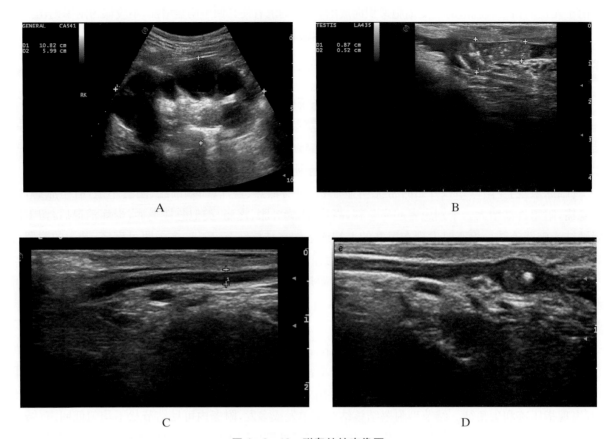

图 4-3-12　附睾结核声像图

A.右肾实质内可见多个不规则无回声,右肾集合系统形态改变;B.右侧附睾回声不均匀,内部见散在的强回声;C.右侧输精管未见异常;D.左侧精索部输精管呈纺锤形增宽,回声减低,内可见斑样强回声

第四节　输精管异常

　　输精管异常包括先天性发育异常和后天性输精管梗阻。胚胎期中肾管发育障碍导致输精管先天性发育异常,占男性不育发病率1%～2%,常同时伴有附睾发育不全、精囊缺如或纤维化、射精管缺如,而睾丸发育多正常,因为睾丸来源于生殖嵴。先天性输精管发育异常解剖分型有3种,分别为:①输精管缺失伴附睾部分发育不全;②输精管缺如;③输精管发育不良伴附睾部分发育不良(图4-4-1)。后天输精管梗阻的常见原因是感染和损伤。双侧输精管缺如或梗阻会导致无精症,引发不育,单侧输精管异常仍可以生育。

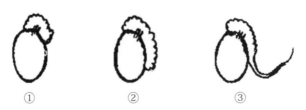

① ② ③

图 4-4-1　先天性输精管发育异常示意图

①输精管缺失伴附睾部分发育不全;②输精管缺如;③输精管发育不良伴附睾部分发育不良

(引用自杨建华,2002)

一 先天性双侧输精管缺如

略，详见第八章无精子症超声评估。

二 先天性单侧输精管缺如

【概述】 先天性单侧输精管缺如（congenital unilateral absence of the vas deferens，CUAVD）的主要发病原因可能与囊性纤维化跨膜转运调节因子（CFTR）基因突变及中肾管发育缺陷有关。CUAVD 占男性不育的 0.5%～1%，常合并肾缺如，肾缺如的发生率为 72%～80%，高于 CBAVD（11%～21%），且多见于左肾。CUAVD 还常合并肾转位不良、肾融合、同侧肾异位或对侧尿路异常，如输尿管梗阻、膀胱输尿管反流等。80%～91% 的 CUAVD 合并同侧精囊缺如，29% 的 CUAVD 合并对侧精囊缺如。CUAVD 常因为对侧睾丸损伤或者精道梗阻而发生不育。

【临床表现】 CUAVD 患者可表现为少精子症、弱精子症或梗阻性无精子症。可合并肾缺如、精囊缺如或发育不良。精液量可正常（对侧精路正常时）或降低（对侧精囊缺如或发育不良、射精管梗阻、或输精管异位开口于苗勒管囊肿时）。因 CUAVD 中精囊可有多种改变，故精浆果糖可为 0、含量低或正常。

【临床诊断】 诊断并不困难，体检可发现一侧阴囊段输精管缺如、患侧附睾头增大。输精管缺如的确诊依靠精道造影检查。CUAVD 合并不育者也应行对侧精道造影检查，以了解对侧精路有无异常。

【声像图特征】 典型声像图表现为单侧输精管完全或部分缺如，可合并肾缺如，附睾、精囊缺如或发育不良。因不育而就诊的患者对侧输精管道多可见梗阻声像图表现。

病例一 CUAVD 合并对侧输精管道梗阻

【临床表现】 男，38 岁，婚后 10 年未育。查体：男性第二性征发育正常，体检双侧睾丸及左侧附睾触诊正常，右侧附睾体尾部触诊不清，右侧输精管阴囊段未触及，左侧输精管阴囊段可触及。

【实验室检查】 精液检查：精液量 2.8 ml，pH 7.2，离心后高倍镜下未见精子。

【超声表现】 双侧睾丸形态大小正常，回声分布均匀，彩色血流分布正常。右侧附睾头厚约 10.0 mm，结构紊乱，回声不均匀，头部附睾管呈囊管状扩张（图 4-4-2A），附睾体中部截断，呈盲端样改变，体部下段及附睾尾部未扫及（图 4-4-2B）。右侧输精管全程未扫及。右侧精囊发育不良（图 4-4-2C），左侧附睾头厚约 9.0 mm，结构紊乱，回声不均匀，左侧附睾管扩张，呈细网状改变，最宽处内径 0.7 mm（图 4-4-2D、E）。左侧输精管睾丸部扩张（图 4-4-2F），左侧输精管精索部扩张（图 4-4-2G），左侧输精管壶腹部未见异常（图 4-4-2H），左侧输精管末段未见异常（图 4-4-2I），腹部超声检查双侧肾脏正常。

【超声诊断】 ①右侧附睾头囊管状扩张，附睾体中部截断，下段及附睾尾部未扫及；②左侧附睾管细网状扩张；③右侧输精管未扫及；④右侧精囊发育不良；⑤左侧输精管扩张；⑥双侧睾丸、左侧精囊及双肾未见异常。

【临床诊断】 CUAVD。

【诊断分析】 本例右侧输精管道先天性缺如合并左侧输精管道梗阻，引起不育。

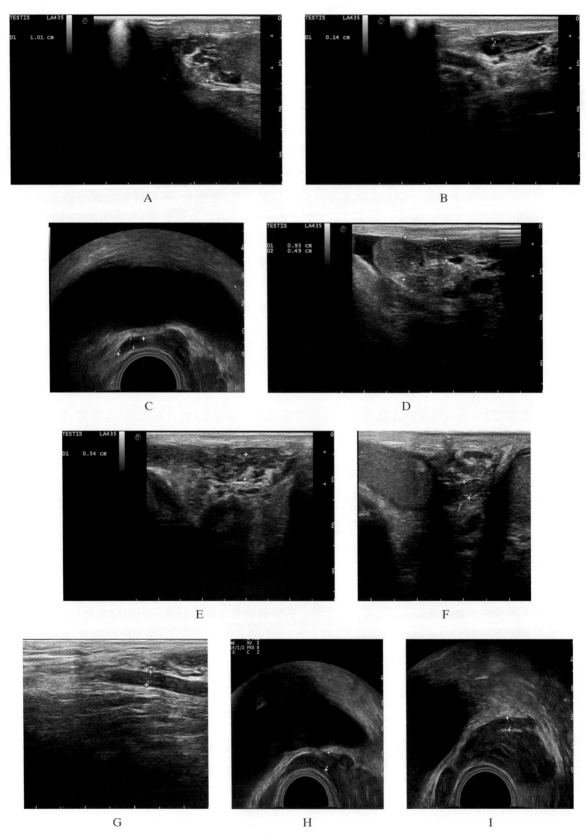

图4-4-2 先天性单侧输精管缺如合并对侧睾丸生精功能障碍

A.右侧附睾头部附睾管呈囊管状扩张；B.右侧附睾体中部截断，呈盲端样改变，体部下段及附睾尾部未扫及；C.右侧精囊发育不良；D、E.左侧附睾管扩张，呈细网状改变；F.左侧输精管睾丸部扩张；G.左侧输精管精索部扩张；H.左侧输精管壶腹部未见异常；I.左侧输精管末段未见异常

病例二　CUAVD 合并对侧附睾离断

【临床表现】　男,28 岁,婚后 3 年未育。查体:男性第二性征发育正常,双侧睾丸触诊正常,右侧附睾体尾部触诊不清,右侧输精管阴囊段未触及,附睾触诊似不连接,左侧输精管阴囊段可触及。

【实验室检查】　精液检查:精液量 1.5 ml,pH 7.2,离心后高倍镜下未见精子。

【超声表现】　双侧睾丸形态大小正常,回声分布均匀,彩色血流分布正常。右侧附睾头厚约 11.0 mm,结构紊乱,回声不均匀,头部附睾管呈细网状扩张(图 4-4-3A),附睾体尾部闭锁,呈索条样高回声(图 4-4-3B),右侧输精管全程未扫及(图 4-4-3C)。右侧精囊未扫及。左侧附睾头部厚约 8.0 mm,结构紊乱,回声不均匀,头部附睾管呈细网状扩张(图 4-4-3D),附睾头、体离断(图 4-4-3E),尾部附睾管不扩张(图 4-4-3F)。左侧输精管形态大小正常(图 4-4-3G)。左侧精囊发育不良(图 4-4-3H),左侧输精管末段形态大小正常(图 4-4-3I)。腹部超声检查双侧肾脏正常。

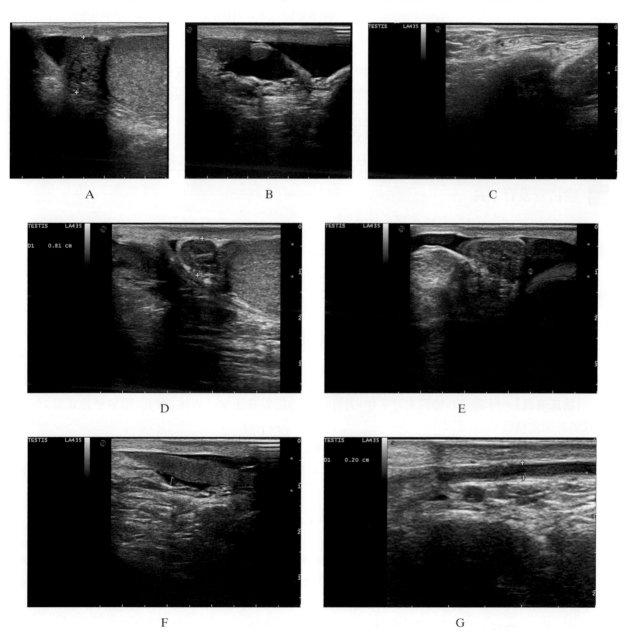

A

B

C

D

E

F

G

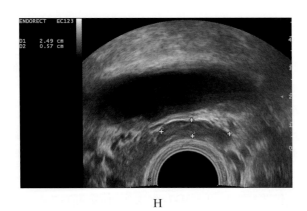 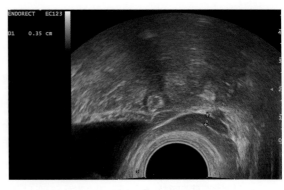

H   I

图 4 - 4 - 3   先天性单侧输精管缺如合并对侧附睾离断

A.右侧附睾头部附睾管呈细网状扩张;B.右侧附睾体尾部闭锁呈索条样高回声;C.右侧输精管全程未扫及;D.左侧附睾头附睾管呈细网状扩张;E.左侧附睾头、体离断;F.尾部附睾管不扩张;G.左侧输精管形态大小正常;H.左侧精囊发育不良;I.左侧输精管末段形态大小正常

【超声诊断】   ①右侧附睾头附睾管细网状扩张,附睾体尾部闭锁;②左侧附睾头、体离断;③左侧附睾头部附睾管呈细网状扩张;④右侧输精管及精囊未扫及;⑤左侧精囊发育不良;⑥双侧睾丸双肾未见异常。

【临床诊断】   先天性单侧输精管缺如(CUAVD)。

【诊断分析】   本例右侧输精管道先天性缺如合并左侧附睾头、体离断,导致双侧梗阻,引起不育。

三 输精管发育不良

【概述】   输精管发育不良是指输精管全部或部分纤细或闭锁不通,其病理表现为输精管严重纤维化及组织结构发育不良,引起输精管梗阻。双侧输精管发育不良的临床表现为无精子症。

【临床表现】   患者性欲、性功能往往正常,第二性征也发育正常,血中激素水平正常;仅精液化验发现少精子或无精子。临床可触及双侧纤细的输精管。

【临床诊断】   常规依靠查体触诊,行精囊输精管造影或外科手术探查阴囊可确诊。

【声像图特征】   双侧输精管外径纤细,其内壁显示不清;输精管也可呈纤细条索样改变。

病例一 双侧输精管发育不良

【临床表现】   男,26岁,婚后未育3年,男性第二性征发育正常。查体:睾丸、附睾触诊正常,可触及双侧纤细输精管。

【实验室检查】   精液分析:精液量 4.4 ml,pH 7.4,离心后高倍镜下未见精子。

【超声表现】   双侧睾丸、附睾形态大小正常,双侧输精管外径纤细,腹股沟段外径分别为左侧 1.3 mm,右侧 1.0 mm,内径不清(图 4 - 4 - 4)。

【超声诊断】   双侧输精管纤细(考虑发育不良)。

【诊断分析】

● 我国成年男子正常输精管参考值:右侧输精管睾丸部外径正常值(2.13±0.45)mm,精索部外径正常值(2.06±0.39)mm,腹股沟管部外径正常值(2.05±0.29)mm,末段外径正常值(3.76±0.94)mm。左侧输精管睾丸部外径正常值(2.14±0.43)mm,精索部外径正常值(2.07±0.35)mm,腹股沟管部外径正常值(2.04±0.25)mm,末段外径正常值(3.80±0.98)mm。当外径≤1.3 mm时,可考虑输精管发育不良。

● 对于输精管发育不良的患者,需进行局部放大测量管径,以减少测量误差。

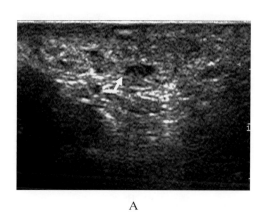 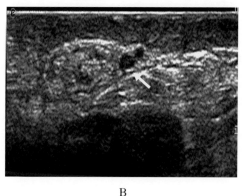

A　　　　　　　　　　　　　　B

图 4-4-4　双侧输精管发育不良

双侧腹股沟段输精管外径纤细,局部放大测量外径,左(A)右(B)侧均约为 1.0 mm

四　输精管炎症

【概述】　输精管炎症(deferentitis)的发生多由细菌感染所致,且大多为白色葡萄球菌、产气杆菌等毒力较低的条件致病菌。其感染途径除血行感染、淋巴感染外,手术感染占较高比率。好发于青少年,可单发,也可双侧同时受累,单纯输精管炎少见,常与附睾炎、睾丸炎同时存在。输精管炎症可为普通细菌的非特异性感染,也可为特异性病原体感染。本病分急性输精管炎和慢性输精管炎两大类。由于炎症改变导致输精管阻塞,继而引发不育症。

【临床表现】　急性输精管炎患侧阴囊坠胀疼痛,皮肤红肿,疼痛放射至腹部及同侧大腿根部,阴囊局部压痛,输精管触痛明显。严重者可伴发热,输精管周围形成化脓性病灶。慢性输精管炎临床症状较急性者轻,起病缓慢,且有反复发作史。体检阴囊段输精管增粗变硬,病情严重者输精管与周围粘连,提睾肌紧张,阴囊及睾丸上缩。输精管损伤或施行输精管结扎术后发生的输精管炎结节,以结节为中心向两端发展,输精管增粗或粘连;结节可为痛性结节或无症状性结节。

【临床诊断】　对输精管炎的诊断,主要根据典型症状、体征及实验室检查等。临床分急性和慢性两类,其诊断标准不同。

●急性输精管炎:起病急,患侧阴囊胀痛、皮肤红肿,有少许分泌物,疼痛波及小腹及腹股沟等处,活动受限,严重者伴发热、畏寒等症状,输精管周围有化脓性病灶形成。

●慢性输精管炎:患侧阴囊坠胀疼痛,并向小腹、大腿等处放射,症状轻,病程长,反复发作。

【声像图特征】　输精管外径增宽,管壁增厚,管壁回声增高,管腔扩张,内见细密的点状回声浮动,并可见输精管梗阻的间接表现,如:附睾体积增大,附睾管扩张呈细网状改变。此外,常合并附睾炎的声像图表现。

病例一　慢性输精管炎症

【临床表现】　男,42 岁,已育有一 18 岁女孩,再婚后欲再生育。查体:双侧睾丸大小正常,双侧附睾及输精管触诊增粗。

【实验室检查】　精液检查:精液量 1.2 ml,pH 7.8,离心后未见精子,果糖(＋)。

【超声表现】　双侧睾丸形态大小正常,回声尚均匀。双侧附睾形态饱满,体尾部细网状改变(图 4-4-5A)。双侧输精管阴囊段管壁增厚,管腔内回声增强,见液体流动(图 4-4-5B)。

【超声诊断】　①双侧附睾体尾部细网状改变;②双侧输精管管壁增厚,管腔内见黏稠液体回声;

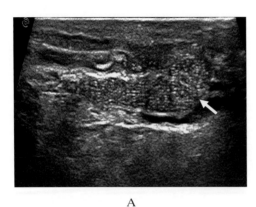
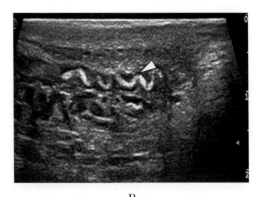

A   B

图 4-4-5　输精管炎合并附睾炎

A.附睾体尾部细网状扩张;B.阴囊段输精管增粗,管腔内充满细密点状回声

③双侧睾丸未见明显异常。

【睾丸活检】　双侧睾丸曲细精管内各级生精细胞明显减少,多数管腔内无精子,少数管腔内有少许精子,支持细胞轻度增生。

【临床诊断】　输精管炎合并附睾炎。

【诊断分析】　本病急性发作要注意与精索扭转及睾丸附件扭转的鉴别。后者发病年龄多在 20 岁以下或儿童期,局部症状体征明显,抬高阴囊后疼痛加重。睾丸血流图检查或多普勒超声检查有助于诊断。此外根据症状体征与精索、附睾炎等疾病相鉴别。

单侧输精管炎症所致的梗阻未必影响生育,但生殖系统的炎症常相互累及。双侧输精管受累时,严重者可致无精。炎症波及睾丸时,生精功能不可避免遭受破坏,该病例的睾丸穿刺活检结果证实睾丸生精功能已经受损。

病例二　慢性输精管炎合并附睾、精囊炎

【临床表现】　男,37 岁,婚后未育 10 年,曾有不洁性接触史及尿道流脓病史。查体:双侧睾丸大小正常,双侧附睾增粗,变硬。

【实验室检查】　精液分析:精液量 2.5 ml，pH 6.5,离心后高倍镜下检查未见精子。

【超声表现】　双侧睾丸形态大小正常。双侧附睾头部钙化灶,附睾体尾部细网状改变,左侧附睾体部高回声结节形成。双侧输精管扩张,外径 3.3 mm,内径 2.6 mm,管壁回声增强(**动态图 4-4-1、动态图 4-4-2**)。盆部末段输精管多发钙化灶,双侧精囊多发钙化灶(图 4-4-6,**动态图 4-4-3**)。

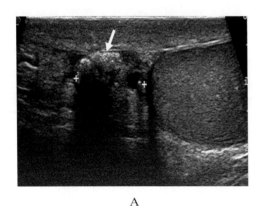
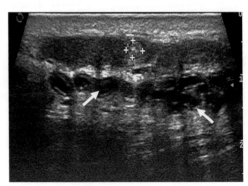

A   B

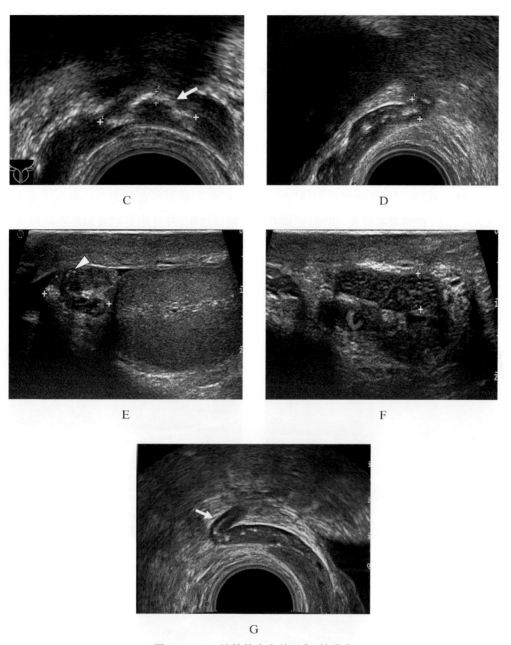

图 4-4-6 输精管炎合并附睾、精囊炎

A.左侧附睾头部钙化灶;B.左侧附睾体部细网状改变,高回声结节形成(++),阴囊段输精管扩张,外径 3.3 mm,内径 2.6 mm;C.TRUS 示左侧精囊钙化灶(箭头所指处);D.TRUS 示左侧盆部末段输精管钙化灶;E.右侧附睾头部回声不均匀,可见钙化灶形成;F.右侧附睾尾部细网状改变,输精管管腔内液体稠厚;G.右侧末段输精管内壁多发钙化灶

【超声诊断】 ①双侧附睾头部钙化灶,附睾体尾部细网状改变,左侧附睾体部高回声结节形成;②双侧输精管扩张,多发钙化灶形成;③双侧精囊多发钙化灶;④双侧睾丸形态大小正常。

【临床诊断】 输精管炎性梗阻性无精子症。

【诊断分析】 单纯的输精管炎较为少见,多与附睾或精囊炎同时存在。该病例双侧附睾、输精管、精囊均有多发钙化灶,进一步提示输精管道广泛炎性病变的存在。

五 输精管医源性损伤

【概述】 腹股沟斜疝修补术、隐睾下降固定术及精索静脉高位结扎术是引起医源性双侧输精管损伤的主要原因。双侧输精管同时损伤或者一侧输精管损伤合并另一侧睾丸病变或输精管炎性梗阻可引发不育。

【临床表现】 输精管损伤患者外形发育无异常,精液分析多为少精、弱精,双侧损伤可表现为梗阻性无精子症。血清性激素检查均正常。

【超声表现】 输精管损伤部位多位于腹股沟管部,输精管损伤部位局部外径不规则增粗,周围见低回声区包绕;近段输精管道表现为梗阻扩张。

病例一　右侧腹股沟斜疝术后

【临床资料】 男,27岁,已婚5年,4年前女方曾怀孕,3年前行右侧腹股沟斜疝手术,至今未育。查体:双侧睾丸正常,右侧附睾增大,质硬,近睾丸端输精管增粗,外环附近扪及输精管结节。

【实验室检查】 精液分析:精液量1.4 ml,pH 7.7,精子浓度$11.9×10^6$/ml。精子活力:a级6.47%,b级10.27%。

【超声表现】 双侧睾丸形态大小正常,右附睾体下部及尾部细网状改变,右侧腹股沟区输精管局部外径不规则增粗,周围见低回声区包绕(图4-4-7,**动态图4-4-4、动态图4-4-5**)。左侧附睾及输精管未见明显异常。

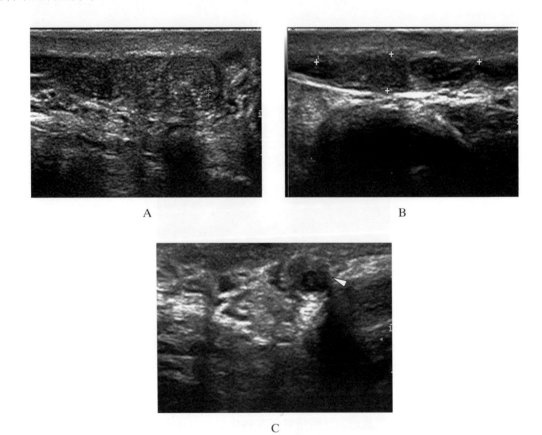

A　　　　　　　　　　B

C

图4-4-7　输精管医源性损伤声像图

A.右侧附睾体尾部附睾管扩张,呈细网状改变;B.右侧腹股沟管部输精管长轴切面见局部外径不规则增粗,周围见低回声区包绕,内径显示不清;C.同一患者腹股沟区输精管短轴切面

【超声表现】 ①右侧附睾体下部及尾部细网状改变;②右侧腹股沟区输精管局部损伤图像;③左侧附睾及输精管未见明显异常。

【临床诊断】　右侧腹股沟斜疝术后,右侧腹股沟部输精管损伤。

【诊断分析】　对于睾丸发育正常,施行过腹股沟或盆腔手术的病例,精液检查无精子或少精子,应当考虑输精管损伤的可能。结合典型的超声声像图发现,诊断并不困难。

（王燕，初银珠）

第五章 前列腺、精囊、射精管疾病引起不育症的超声诊断

第一节 前列腺、精囊、射精管解剖

一、前列腺解剖

前列腺(prostate):位于膀胱颈部下方,包绕尿道前列腺部。外形如栗子,尖向下而底在上(图5-1-1)。正常前列腺左右径40 mm,上下径30 mm,前后径20 mm;重约20 g,由30~50个管泡状腺集合而成;有15~30条排泄管开口于精阜的两侧。前列腺的大小和重量随着年龄而变化,随着青春期发育而增长,24岁左右达到最高峰。前列腺的分叶、分区有两种方法。传统分叶法把前列腺分为左侧叶、右侧叶、前叶、中叶和后叶(图5-1-2、图5-1-3)。目前根据前列腺组织对性激素的敏感性划分为内腺和外腺。内腺包括尿道周围组织和移行带,外腺包括外周区和中央区(图5-1-4)。

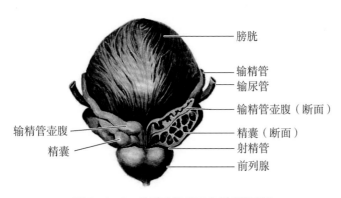

图5-1-1 前列腺解剖示意图(后面观)

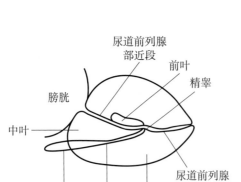

图5-1-2 前列腺分叶解剖示意图纵切面(五叶:左侧叶、右侧叶、后叶、前叶、中叶)

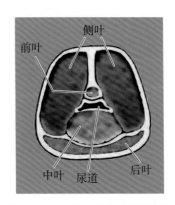

图5-1-3 前列腺分叶解剖示意图横切面(五叶:左侧叶、右侧叶、后叶、前叶、中叶)

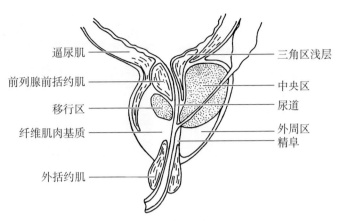

图 5 - 1 - 4　前列腺分区解剖示意图

（图中标注）逼尿肌　前列腺前括约肌　移行区　纤维肌肉基质　外括约肌　三角区浅层　中央区　尿道　外周区　精阜

二　精囊解剖

精囊（seminal vesicle）：左右各一，长 30～50 mm，宽 5～15 mm，为一对前后扁平的梭形囊体。位于前列腺后上方，膀胱底部与直肠壁之间。精囊腺的位置和形态多随膀胱、直肠的充盈程度而改变。

三　射精管解剖

射精管（ejaculatory duct）：精囊排泄管与输精管壶腹部汇合后，形成射精管，长约 20 mm。穿过前列腺，开口于精阜。输精管壶腹部和射精管肌层的收缩有助于精液的排出。

第二节　前列腺、精囊、射精管正常声像图

一　前列腺声像图

经直肠超声前列腺声像图：前列腺包膜回声清晰、明亮、整齐，内部回声为细小回声，均匀分布。前列腺内可见后尿道回声，呈纤细带状回声。自尿道内口，向下向后略呈弓形弯曲后到达前列腺下端尿道膜部。

（一）前列腺横切面声像图

此图的常规方位如下：探头位于图下方的直肠内，其前方为前列腺横切面图。左侧叶位于图右，右侧叶位于图左。前列腺外形如栗子或钝三角形，边界整齐，包膜完整，内部回声呈均匀细小点状。内腺回声略低，呈类圆形，位于前部；外腺包绕在内腺的两侧和后方，内腺与外腺的比例为 1∶1（图5 - 2 - 1A）。彩超显示前列腺内较多动静脉血流，自后向前，内腺呈抱球状，外腺呈放射状（图 5 - 2 - 1B）。

（二）前列腺纵切面声像图

此图的常规方位如下：前列腺正中线矢状切面呈栗子形。底部向上，位于图左，尖部向下，位于图右。图下方为直肠壁。下方右侧梭形低回声为肛门括约肌的断面。膀胱位于图的左侧上方，而图右侧上方为耻骨及其声影（图 5 - 2 - 1C）。

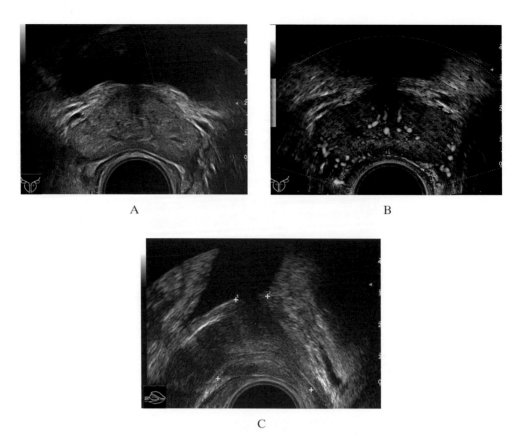

图 5-2-1　正常前列腺超声声像图

A.经直肠超声检查所示前列腺横切面;B.前列腺横切面彩色多普勒血流图像;C.经直肠超声检查所示前列腺纵切面

二　精囊声像图

精囊声像图:精囊位于前列腺两侧叶的上后方。前列腺两侧叶的纵切面图呈慈姑形。精囊位于慈姑形的上后方,呈三角形的低回声区。由此向两侧作纵向扫查,低回声区增大到 10 mm,呈不规则形态,可显示精囊管腔和精囊壁。精囊管壁回声稍高,壁厚约 1 mm,管腔的回声较低。正常精液呈液性暗区,后方增强效应明显,黏稠时可见细小点状回声,探头加压后可见囊液晃动(图 5-2-2)。

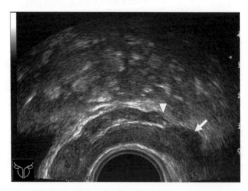

图 5-2-2　右侧精囊长轴观(箭头所指处为精囊,△ 所指处为输精管盆部末段)

三　射精管声像图

射精管声像图:于前列腺纵切面可显示输精管壶腹部与精囊排泄管汇合处,射精管穿过前列腺,开口于前列腺尿道精阜处(图 5 - 2 - 3)。

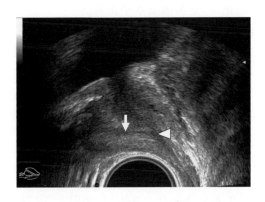

图 5 - 2 - 3　前列腺纵切面显示射精管(箭头所指处为射精管,△ 所指处为精阜)

四　前列腺、射精管及精囊正常值

前列腺:左右径 40 mm,前后径 20 mm,上下径 30 mm。

射精管:全长约 20 mm,正常情况下超声图像上不显示管腔。

精囊:宽度 5～15 mm,长度 30～50 mm。

第三节　前列腺异常

一　前列腺炎

【概述】　前列腺炎(prostatitis)是由于前列腺受到微生物等病原体感染或某些非感染因素刺激而发生的炎症反应,以及由此造成的患者前列腺区域不适或疼痛、排尿异常、尿道异常分泌物等表现,是一种常见且让人十分困扰的疾病。可分为Ⅰ型(急性细菌性前列腺炎)、Ⅱ型(慢性细菌性前列腺炎)、Ⅲ型(慢性前列腺炎/慢性骨盆疼痛综合征)、Ⅳ型(无症状的炎症性前列腺炎)。近年来,前列腺炎,主要是慢性前列腺炎(chronic prostatitis,CP)对男性生育能力的影响引起了广泛的关注。慢性前列腺炎为一种多发病,在泌尿外科门诊中所占比例高达 25%。该病的致病原因、临床症状、病理改变均存在多样性和复杂性。该病发生后,患者的身心健康、生活质量、生育能力等均受到严重影响。尽管由 CP 引发的自身免疫性炎症反应也可能直接影响睾丸和附睾,但通常情况下,CP 是不会直接影响到睾丸内的精子发生和附睾内的精子成熟过程的。但前列腺液占精液的 20%～30%,内含有大量可溶性蛋白成分,为精子存活提供适当的介质,加强精子在女性生殖道内的活力。多项临床研究结果已证实,慢性前列腺炎会对精液成分产生影响,患者的精液量、精液液化用时、精子浓度、精子活动力等均显著异于健康人。目前已经证实,前列腺炎的慢性病程和反复发作特点可影响男性生育功能,其与精子计数、精子活力、精子存活率呈负相关,说明慢性前列腺炎可影响精液质量,从而对男性生育能力产生影响,是导致男性不育的重要因素。

【临床表现】　慢性前列腺炎多见于中青年男子,为尿路感染或急性前列腺炎的慢性病变,但更多是继发于邻近部位的感染灶。其症状不一,变化很多。可出现的症状包括下腹部或腹股沟部隐痛、睾丸或下腹部下坠痛、尿道流白、性功能障碍等,有些患者可无症状。一般情况下体格检查可无明显异常表现。经直肠前列腺指诊:病变早期,前列腺一般比较饱满,前列腺液较多;病程较长时,前列腺体积缩小,质地坚韧。男性第二性征表现正常,血清激素水平正常。

【临床诊断】 常规依靠查体触诊,并结合前列腺按摩液分析。经前列腺按摩的前列腺液检查可见大量白细胞或者脓细胞。血液中性激素 FSH、LH、PRL、T 绝大部分正常。

【声像图特征】 前列腺大小无改变或变化不大,包膜清晰、完整,左右对称,前列腺内部常有斑点状强回声,其大小和分布不一,以射精管周围的前列腺组织中多见。常在射精管周围见高回声的点状及条状钙化性病灶,向精阜方向延伸。如果炎症加剧,可造成射精管囊肿伴囊壁钙化,可导致无精子症的发生。

病例一 慢性前列腺炎伴射精管钙化

【临床资料】 43 岁,婚后 15 年未避孕未育。查体:双侧睾丸、附睾正常,双侧精索静脉无曲张。直肠指检盆腔内未触及包块。

【实验室检查】 精液量 1.5 ml,pH 7.4,密度 10×10^6/ml,以 c、d 级为主。果糖(+)。前列腺按摩液检查:白细胞 5～10 个/高倍视野(high power field, HPF)。血 FSH、LH、PRL、T 等均在正常范围。

【超声表现】 右侧睾丸体积 13.7 ml,左侧睾丸体积 14.2 ml。双侧睾丸形态大小正常,回声分布均匀,彩色血流分布正常。右侧附睾头厚 6 mm,尾厚 6 mm;左侧附睾头厚 7 mm,尾厚 6 mm。双侧附睾形态大小正常,回声均匀。左侧精索静脉内径 1.0 mm,Valsalva 试验无反流;右侧精索静脉内径 1.1 mm,Valsalva 试验无反流。双侧输精管阴囊段扫及,右侧外径 2.0 mm,左侧外径 2.1 mm。TRUS:前列腺左右径 45.5 mm×前后径 35.9 mm×上下径 33.3 mm,包膜完整,内部回声尚均匀。前列腺横断面可见数枚点状强回声斑(图 5 - 3 - 1A),前列腺纵断面可见强回声斑块集中在射精管附近,并呈条带样分布。同时可扫及射精管管壁多发强回声斑块,沿射精管排列,指向精阜(图 5 - 3 - 1B)。右侧精囊大小 32 mm×10 mm,左侧精囊大小 37 mm×11 mm,双侧精囊大小形态正常,内部回声均匀。双侧输精管盆部末段扫及。

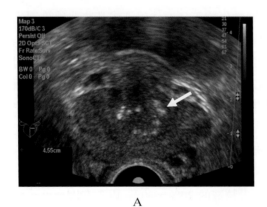
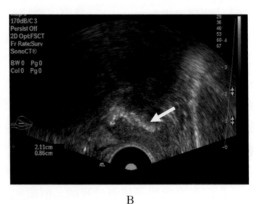

A   B

图 5 - 3 - 1 慢性前列腺炎伴射精管钙化
A.前列腺横断面:可见多发钙化灶;B.前列腺纵断面:钙化灶集中在射精管附近

【超声诊断】 ①射精管钙化;②前列腺内多发钙化斑;③双侧睾丸、附睾、输精管及精索静脉未见明显异常。

【临床诊断】 慢性前列腺炎伴射精管钙化。

病例二 慢性前列腺炎

【临床资料】 28 岁,婚后 5 年未避孕未育。触诊:双侧睾丸、附睾正常,双侧精索静脉曲张。直肠指检盆腔内未触及包块。

【实验室检查】 精液量 1.5 ml,pH 7.7,果糖(+),离心后精子 0～3/HP,偶见 a 级精子。FSH、LH、PRL、T 等均在正常范围。

【超声表现】 右侧睾丸体积 24.2 ml,左侧睾丸体积 20.0 ml,双侧睾丸形态正常,回声分布均匀,彩色血流分布正常。右侧附睾头厚 9.3 mm,尾厚 3.6 mm;左侧附睾头厚 10 mm,尾厚 3.9 mm;双附睾大小形态正常,回声分布均匀。左侧精索静脉内径 1.2 mm,Valsalva 试验无反流;右侧精索静脉内径 1.1 mm,Valsalva 试验无反流。双侧输精管阴囊段扫及,右侧外径 1.9 mm,左侧外径 2.1 mm。TRUS:前列腺左右径 45 mm×前后径 28 mm×上下径 36 mm,包膜完整,内部回声尚均匀,前列腺内腺尿道旁见数枚强回声斑块,大小约 2 mm(图 5-3-2A)。前列腺纵断面可见强回声斑块集中在尿道附近,并呈条带样分布(图 5-3-2B)。右侧精囊大小 37 mm×9 mm,左侧精囊大小 35 mm×11 mm,双侧精囊大小形态正常,内部回声均匀。双侧输精管盆部末段扫及。

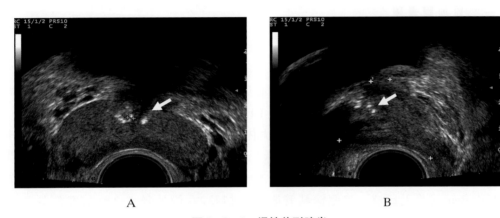

图 5-3-2 慢性前列腺炎
A.前列腺横断面:可见数枚钙化灶;B.前列腺纵断面:钙化灶集中在尿道附近

【超声诊断】 ①前列腺内多发钙化斑;②双侧睾丸、附睾、输精管及精索静脉未见明显异常。

【临床诊断】 慢性前列腺炎。

【诊断分析】

● 本病多为泌尿生殖系统感染造成的炎症性改变,是造成梗阻性无精子症的常见原因之一,以血精、无精或弱精为主要表现。前列腺内射精管周围钙化斑及射精管钙化可以直接导致梗阻性无精子症的发生。许多学者的研究表明前列腺或射精管的钙化与射精管梗阻有关。

● 经直肠超声检查可以诊断前列腺内钙化性病灶,但是,对于前列腺的慢性炎症性改变主要依据临床诊断。

【治疗】 前列腺炎治疗的主要目的是控制症状,从生育的角度来看,目标是清除/减少前列腺液和精液中的微生物,使精子炎症指标正常,提高精子数量。目前只有抗生素治疗可实现这些目标。

二 前列腺囊肿

【概述】 前列腺囊肿是一种良性病变,分为先天性和后天性两类。先天性前列腺囊肿是由于前列腺管先天性狭小或阻塞,前列腺腺泡的分泌物潴留而形成的囊肿。先天性前列腺囊肿幼年即可发病,囊肿较小,一般在 2 cm 以内,多数不出现临床症状,较大时才出现压迫梗阻症状,常常伴有尿道下裂、隐睾及肾发育不全等先天性疾病。

后天性前列腺囊肿是前列腺腺泡阻塞、分泌物潴留所致,又称前列腺潴留性囊肿,多因炎症导致前列腺导管或腺管闭塞,前列腺的分泌物储积而形成。前列腺腺管开口于精阜两侧,射精管开口于前列腺囊后外侧,故后天性前列腺囊肿多发生于前列腺周围。前列腺囊肿可以生长在前列腺组织中间,也可以长在包膜上,较小的囊肿并不引起症状,也不必治疗。较大的囊肿若压迫射精管,可导致不育症的发生。前列腺囊肿可并发感染及结石。

【临床表现】 一般小的前列腺囊肿无症状,较大的囊肿压迫尿道则引起排尿困难,出现排尿时间延长,排尿淋漓不净,严重者可引起尿潴留。若压迫射精管,可导致精道梗阻,造成男性不育症的发生。前列腺内小囊肿,肛门指检一般无异常。前列腺内较大囊肿且囊肿位于前列腺边缘者,肛门指检可触及质硬结节。

【临床诊断】 依据经直肠超声检查,对前列腺囊肿的诊断并不困难。

【声像图特征】 前列腺大小无改变或变化不大;包膜清晰、完整,左右对称;前列腺内见无回声区,大小不等,可位于前列腺内部,也可位于前列腺包膜上。经直肠前列腺超声可提高诊断率。

病例一 前列腺囊肿

【临床资料】 38岁,婚后10年未避孕未育。触诊:双侧睾丸、附睾正常,双侧精索静脉未见曲张。直肠指检盆腔内触及质硬包块。

【实验室检查】 精液量1.2 ml,pH 7.4,离心后见3~5个精子/HP,精子活力c、d级。果糖(+)。前列腺按摩液检查:未见白细胞。血FSH、LH、PRL、T等均在正常范围。

【超声表现】 右侧睾丸体积15.4 ml,左侧睾丸体积15.5 ml,双侧睾丸形态大小正常,回声分布均匀,彩色血流分布正常。右侧附睾头厚7 mm,尾厚6 mm;左侧附睾头厚7 mm,尾厚8 mm;双侧附睾形态大小正常,回声均匀。左侧精索静脉内径1.2 mm,Valsalva试验无反流;右侧精索静脉内径1.1 mm,Valsalva试验无反流。双侧输精管阴囊段扫及,右侧外径2.2 mm,左侧外径2.0 mm。TRUS:左右径45 mm×前后径39 mm×上下径33 mm,前列腺包膜完整,内部回声尚均匀,内见一枚无回声区,呈类圆形,形态欠规则,位于尿道旁,并向左挤压尿道,大小约18 mm×13 mm(图5-3-3A、B)。双侧射精管未见明显扩张。右侧精囊大小36 mm×8 mm,左侧精囊大小35 mm×8 mm,双侧精囊大小形态正常,内部回声均匀。双侧输精管盆部末段扫及。

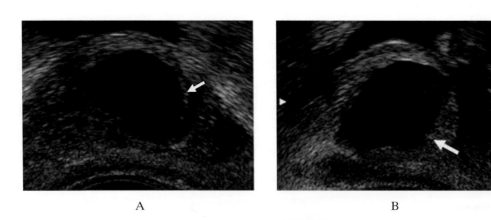

A   B

图5-3-3 前列腺囊肿

A.前列腺横断面显示前列腺囊肿;B.前列腺纵断面显示前列腺囊肿

(引用自Galosi,2009)

【超声诊断】 前列腺囊肿。

【临床诊断】 前列腺囊肿。

【诊断分析】

● 一般体积小的前列腺囊肿不会引起精道梗阻,只有体积大的前列腺囊肿才会压迫射精管,从而可能引发梗阻性不育症。

● 经直肠超声诊断技术可以诊断前列腺内囊性病灶,并可进行超声引导下穿刺引流,从而解除梗阻,对诊断和治疗前列腺囊肿有重要作用。

【外科治疗】　前列腺囊肿的治疗取决于囊肿的大小及是否有临床症状。较小而无症状的囊肿,可不必治疗,动态观察即可;较大或有症状的囊肿可选择临床干预治疗。治疗的方案较多,近些年多采用微创手术,包括电切、腹腔镜及超声引导注射硬化剂等。手术治疗的途径也有多种:经膀胱、膀胱外、经会阴、经直肠等。

三　苗勒管囊肿

【概述】　胚胎发育约第 8 周时,两条苗勒管在泌尿生殖嵴背侧相互融合,约在第 11 周时,苗勒管开始退化,尾端形成苗勒结节突起,即精阜,精阜内有一小憩室,即前列腺囊,其退化不全形成的囊肿即苗勒管囊肿。正常情况下,苗勒抑制因子促使苗勒管在约第 11 周发生退化,如果苗勒抑制因子产生不足或对苗勒抑制因子的中止信号不起反应,将形成苗勒管囊肿。绝大多数苗勒管囊肿体积较小而无临床意义;大的苗勒管囊肿可压迫射精管引起梗阻,致使性交时射精量减少,还可引起顽固性血精甚至不育。一般较小的苗勒管囊肿通过穿刺抽液即可痊愈,稍大者可采取穿刺硬化治疗,表现为盆腔或腹部包块的巨大囊肿则需手术切除。

【临床表现】　苗勒管囊肿常表现为排尿障碍、尿频、尿淋漓等下尿路症状,可伴有血精、血尿或前列腺增生。射精管囊肿常有会阴部不适和下腹部钝性疼痛、部分可有血精、尿频及间断性血尿,有些可有射精痛。

【临床诊断】　常规依靠查体触诊,并结合经直肠超声检查可明确诊断。对于图像不典型者可使用排精试验,通过观察排泄物与囊肿的关系进行诊断。

【声像图特征】　典型苗勒管囊肿声像图表现为前列腺基底部、尿道后上方中线处扫及囊性病灶,形态规则呈圆形、椭圆形或水滴状,囊壁光滑,囊内无分隔,边界清楚;透声性良好或后方回声增强。

病例一　苗勒管囊肿

【临床资料】　男,24 岁,婚后 3 年未避孕未育。触诊:双侧睾丸、附睾正常,双侧精索静脉未见曲张。直肠指检盆腔内似乎触及包块。

【实验室检查】　精液量 0.5 ml,pH 6.5,离心后未见精子,果糖(−)。FSH、LH、PRL、T 等均在正常范围。

【超声表现】　右侧睾丸体积 18.3 ml,左侧睾丸休积 14.7 ml,双侧睾丸形态正常,回声分布均匀,彩色血流分布正常。右侧附睾头厚 7.8 mm,尾厚 5.3 mm;左侧附睾头厚 8.3 mm,尾厚 5.5 mm,双附睾体尾部形态饱满,左侧明显,回声分布均匀。右侧附睾头数枚无回声区,较大者 2.3 mm×1.9 mm,左侧附睾头数枚无回声区,较大者 1.9 mm×1.6 mm。双侧输精管阴囊段内径增宽,约 1.3 mm,内见稠厚液体回声漂浮(图 5-3-4A,**动态图 5-3-1**)。TRUS:前列腺左右径 43 mm×前后径 29 mm×上下径 32 mm。包膜完整,内部回声均匀。右侧精囊大小约 39 mm×17 mm,左侧精囊大小 37 mm×16 mm,双侧精囊形态饱满,呈多囊样扩张,内见稠厚液体漂浮(图 5-3-4B、C,**动态图 5-3-2**)。前列腺内腺中线处,尿道后方,射精管上方可见无回声区,大小 17 mm×6 mm,呈水滴型,囊壁呈强回声,尖端指向尿道,与精囊不相通(图 5-3-4D、E,**动态图 5-3-3、动态图 5-3-4**)。

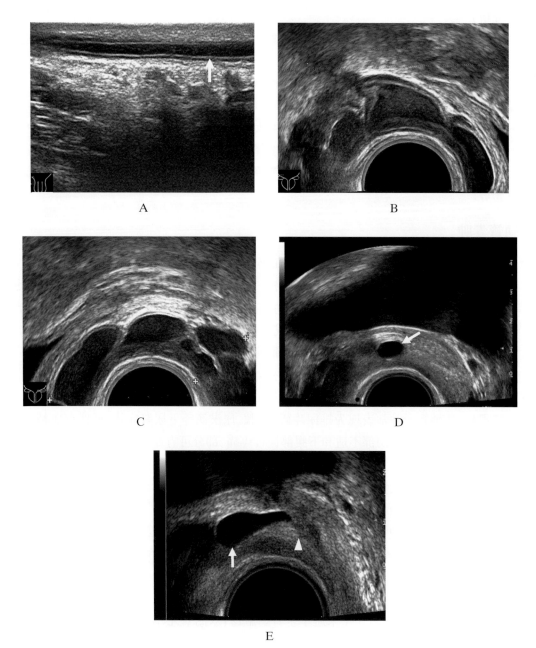

图 5-3-4 苗勒管囊肿

A.输精管阴囊段扩张(箭头所指处);B.右侧精囊外形增大;C.右侧精囊外形增大;D.前列腺底部横断面显示苗勒管囊肿(箭头所指处);E.前列腺纵断面显示苗勒管囊肿(箭头所指处;△所指处为射精管及精阜开口处)

【超声诊断】 ①前列腺囊肿(考虑苗勒管囊肿);②双侧输精管阴囊段内径增宽;③双侧精囊外形饱满;④双侧附睾头多发囊肿;⑤双侧睾丸、精索静脉目前未见明显异常。

【临床诊断】 苗勒管囊肿。

【诊断分析】

● 苗勒管囊肿需与射精管囊肿鉴别。射精管囊肿纵切面均位于前列腺前下方中央区、尿道后侧,横切面位于前列腺中央区、相对射精管行程偏左或偏右。转动探头可见囊肿伸向或指向精阜,可伴同侧精囊扩张及同侧输精管扩张。

● 本例患者苗勒管囊肿导致射精管外压性梗阻引起梗阻性无精子症,是造成不育的首要原因。

病例二　苗勒管囊肿

【临床资料】　30 岁,婚后 5 年未避孕,未育。触诊:双侧睾丸、附睾正常,双侧精索静脉未见曲张。直肠指检盆腔内触及包块。

【实验室检查】　精液量 0.7 ml,pH 6.3,离心后未见精子,果糖(+)。FSH、LH、PRL、T 等均在正常范围。

【超声表现】　右侧睾丸体积 20.4 ml,左侧睾丸体积 19.6 ml,双侧睾丸形态正常,回声分布均匀,彩色血流分布正常。右侧附睾头厚 7.6 mm,尾厚 5 mm;左侧附睾头厚 7 mm,尾厚 5 mm;双附睾形态大小正常,回声分布均匀。左侧精索静脉内径 1.2 mm,Valsalva 试验无反流;右侧精索静脉内径 1.3 mm,Valsalva 试验无反流。双侧输精管阴囊段内径增宽,内见液体透声差。TRUS:前列腺左右径 43 mm×前后径 29 mm×上下径 32 mm,包膜完整,内部回声均匀。右侧精囊约 39 mm×17 mm,左侧精囊 37 mm×16 mm,双侧精囊形态饱满,呈多囊样扩张。前列腺内腺中线处,尿道后方,前列腺底部、射精管上方可见无回声区,大小 36×18 mm,横切面可见呈类圆形(图 5-3-5A)。纵断面呈水滴型,囊壁呈强回声,尖端指向尿道,与精囊不相通(图 5-3-5B)。

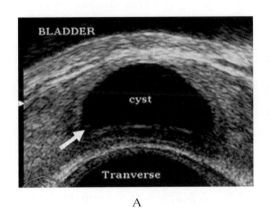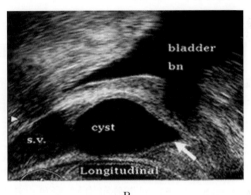

图 5-3-5　苗勒管囊肿(cyst:囊肿;bladder:膀胱;bn:膀胱颈;s.v.:精囊腺)

A.前列腺横切显示苗勒管囊肿;B.前列腺纵切显示苗勒管囊肿

【超声诊断】　①前列腺中线囊肿,考虑苗勒管囊肿;②双侧精囊外形饱满;③双侧输精管阴囊段内径增宽;④双侧睾丸、附睾、精索静脉未见明显异常。

【临床诊断】　苗勒管囊肿。

【诊断分析】

● 苗勒管囊肿是前列腺小囊残留逐渐生长而成,连于精阜,周围存在前列腺组织,生长受限,只能向后上方靠近精囊及膀胱底部组织比较疏松的区域生长,故形成下尖上圆状。

● 射精管囊肿是由于管道局部狭窄或梗阻,精液排出受阻,增加了管道内压力,与前者相同,扩张受限,只能向后上方生长。所以声像图纵切面(张力大的)两者均表现为囊肿尖端指向精阜的倒置水滴状,囊肿与后尿道之间存在前列腺组织,底部与精囊腺相连,横切面均呈圆形。经直肠超声穿刺抽液病理检查可对两者进行明确的鉴别诊断。苗勒管囊肿其囊液为无精子棕色液体,射精管囊肿其囊液为浑浊灰色,有无活动力精子,有无受孕能力。

【外科治疗】　当前,苗勒管囊肿性射精管梗阻患者的施治方案一般为穿刺抽液和硬化剂注射为主的保守治疗以及包括囊肿切开引流术和囊肿切除术等的手术治疗。苗勒管囊肿较大时可以采取经尿道的囊肿切开去顶术,但是有可能造成精阜和尿道损伤,诱发输精管和精囊炎症和闭塞。近几年有研究报道使用精囊镜技术治疗苗勒管囊肿所致射精管不全梗阻性少弱精子症取得了良好效果,这一相对微创的治疗更能在保证效果的同时减少并发症、避免手术创伤。

四 前列腺发育不良

【概述】 前列腺的发育大约开始于孕龄 12 周,出生后至青春期前列腺的发育分为不同的阶段:①出生前后的退化阶段(孕 8 个月至出生后第 2 个月);②婴儿阶段的静止期(出生后第 2 个月至 10～12 岁);③青春期成熟阶段(14～18 岁)。出生后,前列腺的体积很小且以后多年体积变化不大,进入青春期的男性前列腺由于受到雄激素的刺激,出现以上皮细胞增殖为主的前列腺细胞增殖和前列腺体积的迅速增大,被称为前列腺的生理性增大过程。成年之后,前列腺的生长进入缓慢增长期。前列腺发育不良是指虽然长出了前列腺,但前列腺没有发育好,既小又软,不能正常分泌前列腺液,直肠指检只能触到豆子大小的前列腺组织,而且不能按摩出前列腺液。若迟于青春期发现,治疗效果很差。前列腺液约占精浆的 20%～30%,含有维持精子生命必需的物质。因此,前列腺发育不良易导致男子不育症的发生。

【临床诊断】 依据临床表现和体格检查,结合经直肠前列腺检查可诊断本病。

【声像图特征】 前列腺外形明显缩小,形态仍呈"栗子形"。经直肠前列腺超声探头挤压前列腺质软。

病例一 前列腺发育不良(促性腺激素低下型性腺功能减退症)

【临床资料】 30 岁,因婚后 7 年未避孕未育、性发育不良就诊。触诊:双侧睾丸黄豆大小、阴茎短小,第二性征不明显,双侧精索静脉未见曲张。直肠指诊:前列腺小。

【实验室检查】 精液量 0.2 ml,pH 7.6,镜下多个视野未见精子。血 FSH、LH、T 均低于正常。染色体核型分析正常。

【超声表现】 右侧睾丸位置偏高,体积 0.74 ml,左侧睾丸体积 0.66 ml,双侧睾丸体积小(图 5-3-6A、B,动态图 5-3-5),回声分布均匀,彩色血流分布偏少。右侧附睾头厚 5.3 mm,尾厚 4 mm;左侧附睾头厚 5.2 mm,尾厚 3.3 mm;双附睾大小形态正常,回声分布均匀。左侧精索静脉内径 0.9 mm,Valsalva 试验无反流;右侧精索静脉内径 1.0 mm,Valsalva 试验无反流。双侧输精管阴囊段扫及。TRUS:前列腺左右径 29 mm×前后径 16 mm×上下径 25 mm,包膜完整,内部回声均匀(图 5-3-6C、D)。前列腺内见数枚强回声斑块,最大约 2 mm。右侧精囊大小约 22.7 mm×3.8 mm,左侧精囊大小约 20.6 mm×3.8 mm,双侧精囊外形偏小,内部结构显示不清(图 5-3-6E,动态图 5-3-6、动态图 5-3-7)。双侧输精管盆部末段扫及。

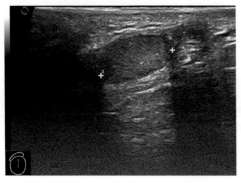 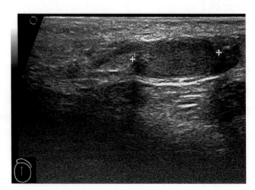

A   B

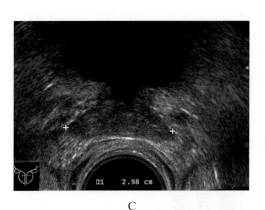
C

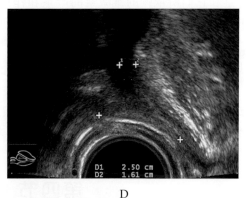
D

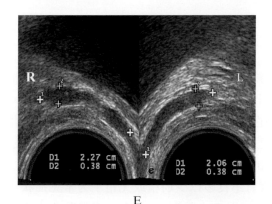
E

图5-3-6 促性腺激素低下型性腺功能减退症生殖系发育不良

A.右侧睾丸体积小(长径13.9mm),位置偏高;B.左侧睾丸体积小(长径15.1mm,纵切面);C.前列腺外形小(左右径29.8mm,横切面);D.前列腺外形小(上下径25.0mm,前后径16.1mm,纵切面);E.双侧精囊外形小(R:右侧,22.7mm×3.8mm;L:左侧,20.6mm×3.8mm)

【超声诊断】 ①双侧睾丸体积小,血流信号偏少,右侧睾丸位置偏高;②前列腺外形小伴钙化灶;③双侧精囊外形偏小。

【临床诊断】 促性腺激素低下型性腺功能减退症,生殖系发育不良。

【诊断分析】 下丘脑-垂体先天性或获得性疾病可引起垂体促性腺激素分泌减少,导致精子发生障碍,或者造成睾丸分泌雄激素减少,同样影响精子的生成,从而导致内分泌性男性不育。

五 前列腺缺如

【概述】 前列腺缺如的病例非常少见,约占男婴尸检的1/3 000,临床上多伴有其他泌尿生殖器的异常,单纯的前列腺缺如者罕见。附性腺(前列腺、精囊)缺如是一种性分化异常导致的先天性疾病。在胚胎发育过程中,前列腺源自尿生殖窦膀胱尿道管,而精囊由靠近尿生殖窦的中肾管演变而来。前列腺和精囊的缺如是局部未分化所致。虽然组织来源不同,但其分化的机制相同。附性腺的分化受雄激素水平调节,睾酮直接作用于中肾管使其发育,而尿生殖窦的细胞产生 5α-还原酶使睾酮转化为双氢睾酮促其分化。同时尿生殖窦和中肾管组织中的间充质使附性腺上皮细胞获得雄激素的敏感性,即正常的雄激素受体水平。在性分化期,不仅要有明显增加的雄激素,而且不能有间充质的缺陷,否则未分化的尿生殖窦和中肾管上皮将不能形成前列腺和精囊上皮。先天性附性腺缺如,可伴有性发育不良,包括睾丸、生殖管(附睾、输精管及射精管)、阴茎和第二性征发育不良。患者睾丸发育不良系促性腺激素低下性,亦属先天性疾病,病变在中枢。生殖管发育不良、阴茎短小和第二性征发育不良是和它们所依赖的雄激素的产生和作用异常有关。临床上往往因第二性征发育不良或者不育症于就诊时被发现。直肠指诊不能触及前列腺,超声检查也找不到前列腺。在两性畸形患者中可见。

【临床表现】 患者一般因性生活中排精量减少时方检查出患有此病。直肠指检未能触及前列腺组织。

【临床诊断】 依据临床表现和体格检查,结合经直肠前列腺检查可诊断本病。

【声像图特征】 腹部和经直肠前列腺超声均未发现前列腺组织,部分患者可合并精囊缺如。

第四节　精囊异常

一　精囊发育不良

【概述】 单纯的精囊发育不良较为少见,常伴有输精管、射精管及部分附睾的缺如或发育不全,因为它们都是从中肾管衍生过来的。囊性纤维化病(cystic fibrosis disease, CF)患者也可有这几种异常同时存在,促性腺激素低下型性腺功能减退症患者由于缺乏雄激素的刺激,可以造成附性腺的发育不良甚至不发育。精囊发育不良可表现为双侧精囊发育不良或一侧精囊发育不良伴对侧精囊缺如、囊性畸形结构,常导致男性不育症的发生。

【临床表现】 单纯精囊发育不良多以少弱精或无精子为常见症状,常伴性功能减退。查体:一般情况下体格检查可无明显异常表现,睾丸体积正常,无精索静脉曲张,可触及精囊,男性第二性征表现正常,男性激素水平正常。在合并输精管发育不良或缺如时触诊可发现输精管异常,促性腺激素低下型性腺功能减退症患者体检可发现性腺、第二性征发育不良。

【临床诊断】 精液实验室检查:精液量明显减少,一般精液量少于 1 ml,果糖定量值低于正常,pH<7.0,提示精囊存在分泌机能障碍。促性腺激素低下型性腺功能减退症患者可出现相应的激素异常,单纯精囊发育不良或囊性纤维化患者性激素 FSH、LH、PRL、T 可正常。

【声像图特征】 常见单侧或双侧精囊外形偏小,内部结构不清,宽度<5 mm。伴对侧精囊缺失者,于对侧精囊部位未扫及精囊图像。也可以表现为精囊结构失常,其图像有多种表现形式:①精囊腺明显变细,可见少量腺体样结构;②精囊区椭圆形或条带状低、无回声区,边界清;③精囊腺走行区可见盲管状无回声区,其内无皱襞,形成单腔;④部分精囊腺体积增大,正常结构消失,呈囊样无回声区;⑤单侧精囊腺囊状扩张伴同侧输尿管囊状扩张,先天性输尿管末端闭锁及同侧肾体积小伴重度积水。

病例一　CBAVD,精囊发育不良

【临床资料】 男,35 岁,婚后 8 年未避孕未育。触诊:双侧睾丸、附睾正常,双侧输精管阴囊未触及,双侧精索静脉未曲张。直肠指检盆腔内未触及包块。

【实验室检查】 精液量 0.6 ml,pH 6.4,精液未见精子,果糖(-)。FSH、LH、PRL、T、E_2 等均在正常范围。

【超声表现】 右侧睾丸大小 42 mm × 25 mm × 19 mm;体积 13.4 ml;左侧睾丸大小 41 mm × 24 mm × 18 mm,体积 12.5 ml;双侧睾丸形态正常,内部回声均匀,彩色血流信号正常。右侧附睾头厚 8.3 mm;左侧附睾头厚 9.7 mm,双侧附睾头呈囊管状改变,双侧附睾体尾部未扫及(图 5-4-1A、B)。双侧精索静脉未见曲张。TRUS:前列腺左右径 39 mm × 前后径 26 mm × 上下径 31 mm,包膜完整,内部回声均匀。左侧射精管区见一泪滴形无回声区,大小约 9.7 mm × 7 mm(图 5-4-1C)。右

侧精囊及双侧输精管盆部末段未扫及。左侧精囊区可见囊管状结构,大小 17.8 mm×4.5 mm(图 5 - 4 - 1D)。

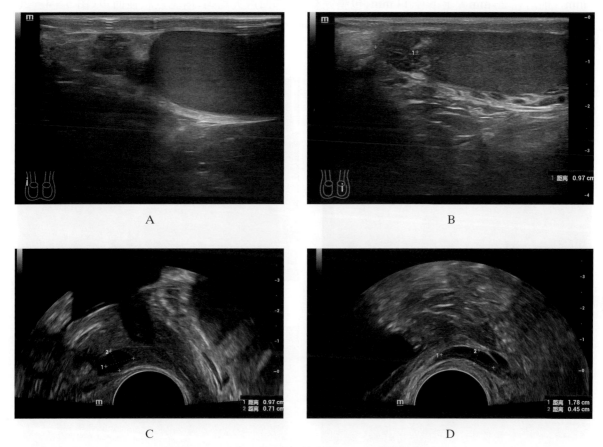

图 5 - 4 - 1　CBAVD,右侧精囊缺如,左侧精囊发育不良

A.右侧附睾头呈囊管状改变,右侧附睾体尾部未扫及;B.左侧附睾头呈囊管状改变,左侧附睾体尾部未扫及;C.射精管囊肿;D.左侧精囊区囊管状结构(大小 17.8 mm×4.5 mm)

【超声诊断】　①双侧附睾头呈囊管状改变,双侧附睾体尾部未扫及;②双侧输精管未扫及、右侧精囊缺如;③左侧精囊区囊管状结构,考虑精囊发育不良;④射精管囊肿;⑤双侧睾丸、精索静脉、前列腺未见明显异常。

【临床诊断】　CBAVD,右侧精囊缺如,左侧精囊发育不良。

【诊断分析】　精囊腺为男性生殖器官的附属腺,其分泌物同睾丸、前列腺、尿道球腺的分泌物及睾丸产生的精子共同构成精液。精囊腺分泌的精囊液是组成精液的主要成分,含有多种物质,给精子提供能量,并使精子获能。因此,精囊发育不良或缺如对男子不育症的发生有重大影响。经直肠超声检查可以对精囊进行全面扫查,从而为明确诊断精囊疾病提供确切的影像学资料。

病例二　双侧精囊发育不良伴睾丸、前列腺发育不良

【临床资料】　27 岁,婚后 2 年未避孕,未育。触诊:双侧睾丸体积小,质中,双侧精索静脉未曲张。直肠指检盆腔内未触及包块。

【实验室检查】　精液检查:未见精子,果糖(-)。FSH、LH、PRL、T、E_2 等均在正常范围。

【超声表现】　右侧睾丸体积小,大小 31 mm×18 mm×12 mm,体积 4.9 ml,回声分布均匀,彩色血流分布正常(图 5 - 4 - 2A)。右侧附睾头厚 7.8 mm,尾厚 3.5 mm。左侧睾丸体积小,大小 28 mm×

18 mm×11 mm,体积 4.1 ml,回声分布均匀,彩色血流分布正常(图 5-4-2B)。左侧附睾头厚 8 mm,
尾厚 3 mm。双侧精索静脉未见曲张。双侧输精管阴囊段扫及。TRUS:前列腺外形小,左右径
28 mm×前后径 23 mm×上下径 14 mm,包膜完整,内部回声欠均匀,内见点状强回声(图 5-4-2C、
D)。右侧精囊区可见管状无回声结构,范围 20.7 mm×3.3 mm(图 5-4-2E);左侧精囊区见管状低回
声结构,范围 19 mm×3.3 mm(图 5-4-2F)。

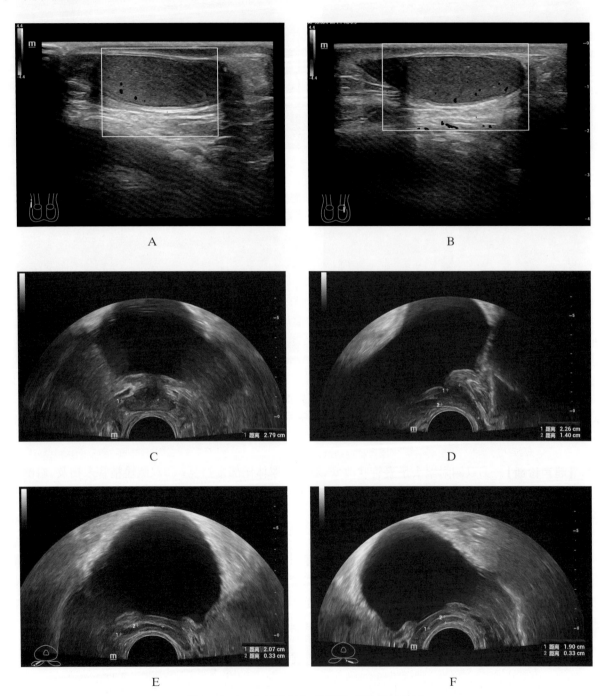

图 5-4-2　先天性睾丸、前列腺、精囊发育不良

A.右侧睾丸体积小;B.左侧睾丸体积小;C.前列腺体积偏小(横切面);D.前列腺体积偏小(纵切面);E.右侧精囊区见管状无回声结构;
F.左侧精囊区见管状低回声结构

【超声诊断】　①双侧睾丸体积小;②前列腺体积小伴钙化点;③右侧精囊区囊性结构、左侧精囊

区管状结构,考虑双侧精囊发育不良;④双侧附睾、精索静脉未见异常。

【临床诊断】　①先天性精囊发育不良;②双侧睾丸、前列腺发育不良。

【诊断分析】　本例患者结合实验室检查及超声声像图表现,考虑先天性生殖系发育异常导致的睾丸、精囊及前列腺等多处器官先天性发育不良。

二　精囊缺如

【概述】　精囊缺如所致先天性梗阻性无精子症主要是先天发育异常引起,常见于先天性双侧输精管缺如(CBAVD)的患者中。CBAVD约占男性不育的1%～2%,占无精子症的15%～20%,近几年越来越多的研究证实本病与囊性纤维化(cystic fibrosis,CF)有关,被公认为是CF的一种临床亚型,这是由于CF跨膜转运调节因子基因的突变产生。

【临床表现】　多以无精子为常见症状,常伴性功能减退。查体:一般情况下体格检查可无明显异常表现,睾丸体积正常,无精索静脉曲张,男性第二性征表现正常,男性激素水平正常。

【临床诊断】　精液常规,显示无精子或严重少弱精,果糖测定阴性。

【声像图特征】　TRUS声像图显示当探头进入直肠,显示前列腺,调节探头进入的深度,在精囊及输精管相应部位未扫及精囊及输精管,可表现为单侧或双侧的精囊或输精管缺失。

病例一　CBAVD,双侧精囊缺如

【临床资料】　男,26岁,婚后2年未避孕,未育。触诊:双侧睾丸、附睾正常,双侧精索静脉未见曲张。直肠指检盆腔内未触及包块。

【实验室检查】　精液量0.8ml,pH 6.4,离心后未见精子。果糖(-)。FSH、LH、PRL、T等均在正常范围。

【超声表现】　右侧睾丸大小42mm×28mm×20mm,体积16.7ml;左侧睾丸大小39mm×24mm×19mm,体积12.6ml,双侧睾丸形态正常,回声分布均匀,彩色血流分布正常。右侧附睾头厚10mm,尾厚4.5mm,右侧附睾管扩张,内见黏稠高回声液体流动(图5-4-3A,**动态图5-4-1、动态图5-4-2**)。左侧附睾头厚10mm,附睾体显示长度约23mm,附睾管呈不规则网管状扩张,最宽处约1.2mm,附睾头呈管状扩张,内径约0.7mm,体部逐渐变细截断,尾部未扫及(图5-4-3B)。左侧输精管阴囊段未扫及。右侧输精管阴囊段扫及,外径3.3mm,内径1.3mm(图5-4-3C)。左侧精索静脉内径1.2mm,Valsalva试验无反流;右侧精索静脉内径1.2mm,Valsalva试验无反流。TRUS:前列腺左右径46mm×前后径31mm×上下径34mm,包膜完整,内部回声均匀。双侧精囊未扫及。双侧输精管盆部末段扫及(**动态图5-4-3**)。

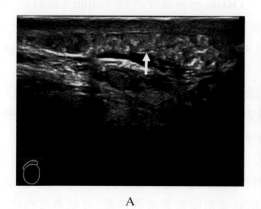 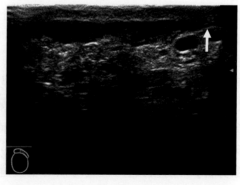

A　　　　　　　　　　　　　　　B

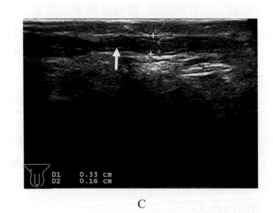

图 5 - 4 - 3　先天性双侧输精管缺如,双侧精囊缺如

A. 右侧附睾回声不均匀增强,内见液体流动;B. 左侧附睾截断呈不规则网管状,尾部未扫及(箭头所指处);C. 右侧输精管阴囊段扩张,外径 3.3 mm,内径 1.3 mm

　　【超声诊断】　①右侧附睾管扩张,其内附睾液黏稠;②左侧附睾头管状扩张,附睾体截断呈网管状扩张,附睾尾未扫及;③左侧输精管阴囊段未扫及,右侧输精管阴囊段扩张;④双侧精囊及输精管盆部末段未扫及;⑤睾丸、精索静脉、前列腺未见明显异常。

　　【临床诊断】　CBAVD,双侧精囊缺如。

　　【诊断分析】　经直肠超声检查可以对精囊进行扫查,若在精囊部位未发现双侧或单侧精囊,可明确诊断双侧或单侧精囊缺如。

病例二　CBAVD,单侧精囊缺如

　　【临床资料】　男,32 岁,婚后 5 年未避孕,未育。触诊:双侧睾丸、附睾正常,双侧精索静脉未见曲张。直肠指检盆腔内未触及包块。

　　【实验室检查】　精液量 0.6 ml,pH 6.3,离心后未见精子。果糖(-)。FSH、LH、PRL、T 等均在正常范围。

　　【超声表现】　右侧睾丸大小 44 mm×27 mm×21 mm,体积 17.7 ml;左侧睾丸大小 47 mm×26 mm×20 mm,体积 17.1 ml;双侧睾丸形态正常,回声分布均匀,彩色血流分布正常。右侧附睾头厚 8.2 mm,尾厚 5.9 mm,右侧附睾尾呈细网状改变伴点状强回声(图 5 - 4 - 4A)。左侧附睾头厚 9.8 mm,尾厚 6.3 mm,左侧附睾体尾部呈细网状改变(图 5 - 4 - 4B)。左侧输精管阴囊段未扫及。右侧输精管阴囊段扫及。双侧精索静脉未见曲张。TRUS:前列腺左右径 37 mm×前后径 29 mm×上下径 32 mm,包膜完整,内部回声均匀。右侧精囊呈混浊囊性改变伴多发强回声(图 5 - 4 - 4C)、射精管混浊囊肿 8×5 mm,其内可见多发钙化(图 5 - 4 - 4D)。左侧精囊未扫及、双侧输精管盆部末段未扫及。

　　【超声诊断】　①右侧附睾尾、左侧附睾体尾部呈细网状扩张;②左侧输精管阴囊段未扫及;③左侧精囊及双侧输精管盆部末段未扫及;④右侧精囊呈混浊囊性改变伴多发钙化;⑤射精管混浊囊肿伴多发钙化;⑥双侧睾丸,精索静脉,前列腺未见明显异常。

　　【临床诊断】　CBAVD,单侧精囊缺如。

　　【诊断分析】　经直肠超声检查可以对精囊进行全面扫查,若在精囊部位未发现单侧或双侧精囊,即可明确诊断。该病例一侧精囊缺如,另一侧精囊及射精管囊液透声差,可见多发钙化,呈炎性改变。

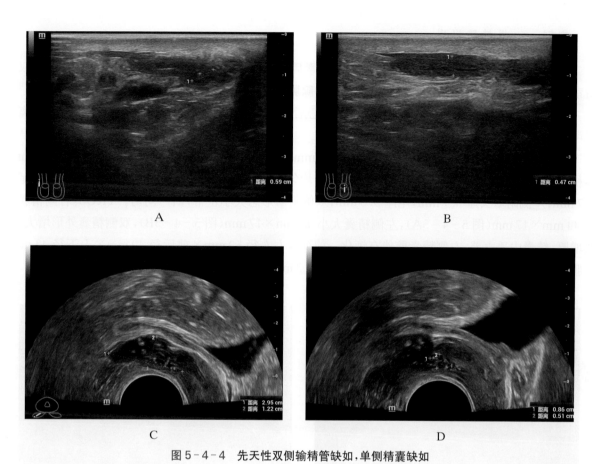

图 5-4-4　先天性双侧输精管缺如，单侧精囊缺如

A.右侧附睾尾呈细网状改变伴钙化点；B.左侧附睾体尾部呈细网状改变；C.右侧精囊呈混浊囊性改变伴多发钙化灶；D.射精管混浊囊肿伴多发钙化

三　精囊炎症

【概述】　精囊炎是男性泌尿生殖系统常见的感染性疾病之一，多由精囊的邻近器官（如前列腺、尿道、结肠等）发生感染后侵及精囊所致。发病年龄多在 20～40 岁，以血精为主要临床表现，但有急性和慢性之分，个体差异大，临床表现不尽相同。感染是造成梗阻性无精子症的常见原因之一。男性泌尿生殖系统的解剖特点决定了感染可造成多部位病灶同时存在。尿道从前列腺中央穿行而过；精囊位于前列腺的后上方；输精管与精囊腺管汇合成为左右射精管后，穿入前列腺，共同开口于精阜。这样导致精囊炎、前列腺炎、输精管炎、附睾炎及后尿道炎等常伴行存在。急性炎症反复发作，形成慢性炎症，可以对精道产生影响，从而造成梗阻性无精子症的发生。

【临床表现】　多以血精为常见症状，精液为粉红色、红色或带有血块，常伴性功能减退。急性精囊炎常伴有尿急、尿痛，并可见排尿困难，也可出现下腹部疼痛，并伴有会阴部不适，疼痛症状在射精时明显加剧。慢性精囊炎以尿频、尿急，可伴有排尿不适。查体：精囊炎患者做肛门指诊时可触及肿大的精囊，并伴有触痛。也可在下腹部、会阴部及耻骨上区轻度压痛。

【临床诊断】　精液常规检查，可见大量红细胞、白细胞。精液细菌培养为阳性。血常规检查，急性者可见血中白细胞明显增加。

【声像图特征】　早期表现为精囊外形增大，精囊壁毛糙，内部透声较差。精囊周围静脉曲张，内部血流信号增多；晚期表现为精囊外形缩小，精液内点状回声增多，继而伴发钙化，彩色多普勒超声示血流分布不均。伴发前列腺炎症时可引起射精管口水肿、阻塞及射精管管壁钙化。

病例一　慢性精囊炎

【临床资料】　男,43岁,血精数次,使用抗生素后症状有所缓解。触诊:双侧睾丸、附睾正常,双侧精索静脉未见曲张。直肠指检可触及精囊及前列腺肿大。

【实验室检查】　精液量2.0 ml,pH 7.8,离心后见精子,精子活力c、d级为主。果糖(+)。离心后可见红细胞100个/HPF。

【超声表现】　右侧睾丸45 mm×27 mm×20 mm,体积17.2 ml;左侧睾丸41 mm×28 mm×19 mm,体积15.1 ml。双侧睾丸形态大小正常,回声分布均匀,彩色血流分布正常。右侧附睾头厚9 mm,尾厚5.7 mm;左侧附睾头厚6.7 mm,尾厚5.5 mm;双侧附睾形态大小正常,回声均匀。TRUS:右侧精囊大小44 mm×17 mm(图5-4-5A),左侧精囊大小43 mm×17 mm(图5-4-5B),双侧精囊外形增大,管壁增厚,精囊内透声差,左侧精囊壁伴有钙化。前列腺左右径52 mm×前后径40 mm×上下径43 mm,包膜完整,内部回声欠均匀,内见多发强回声,直径2 mm(图5-4-5C、D)。

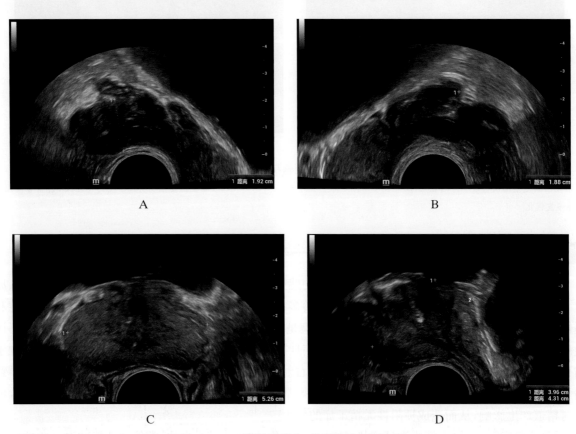

A　　　　　　　　　　　　　　　　B

C　　　　　　　　　　　　　　　　D

图5-4-5　慢性精囊炎、前列腺增大伴钙化

A.右侧精囊外形增大,管壁增厚;B.左侧精囊外形增大,并伴有精囊壁钙化;C.前列腺增大,内见强回声(横切面);D.前列腺增大,内见强回声(纵切面)

【超声诊断】　①双侧精囊外形增大伴钙化(考虑精囊炎);②前列腺增大伴钙化;③双侧睾丸、附睾未见明显异常。

【临床诊断】　慢性精囊炎,前列腺增大伴钙化。

【诊断分析】　精囊是分泌精浆的主要腺体,精囊炎可导致精囊腺分泌功能下降,造成精浆pH值下降,精液量可减少,精囊炎也使果糖浓度降低,精子的营养受影响,从而引起男性不育。

精囊与前列腺在解剖上共同开口于后尿道,两者关系密切,前列腺及尿道炎症,对精道的排泄可造成一定影响,可能导致精囊体积偏大或腺管轻度扩张。

经直肠超声能够清晰地显示精囊的解剖结构及内部回声改变,结合其临床表现,精囊炎的超声诊断一般并不困难。

病例二 射精管囊肿伴慢性精囊炎

【临床资料】 男,31 岁,血精数次,结婚 6 年未避孕未育。查体:双侧睾丸、双侧附睾正常,双侧输精管增粗,双侧精索静脉未见曲张。直肠指诊触及双侧精囊质地稍偏硬。

【实验室检查】 精液分析:精液量 1.0 ml,pH 6.5,离心后见精子,精子活力 c、d 级为主。果糖(+)。离心后可见红细胞 100 个/HPF。FSH、LH、PRL 等均在正常范围。

【超声表现】 右侧睾丸大小 39 mm×27 mm×20 mm,体积 13.7 ml;左侧睾丸大小 40 mm×25 mm×17 mm,体积 12.1 ml;双侧睾丸形态正常,回声分布均匀,彩色血流分布正常。右侧附睾头厚7.3 mm,尾厚 4.3 mm;左侧附睾头厚 13.3 mm,尾厚 4.3 mm;双侧附睾大小形态正常,回声分布均匀。双侧精索静脉未见曲张。TRUS:前列腺左右径 42 mm×前后径 32 mm×上下径 30 mm,包膜完整,内部回声均匀(图 5-4-6A)。右侧精囊大小约 30 mm×9.5 mm,左侧精囊大小约 30 mm×11 mm,双侧精囊壁增厚,回声增高,精囊内透声差(图 5-4-6B、C)。纵断面前列腺底部射精管走形区见泪滴形无回声区,囊壁增厚,内部透声欠好,大小 23 mm×13 mm(图 5-4-6D)。

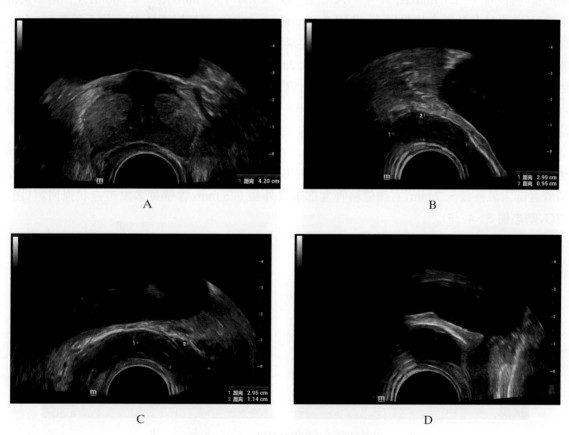

图 5-4-6 射精管囊肿伴慢性精囊炎

A.前列腺大小形态正常(横切面);B.右侧精囊管壁增厚,精囊内皱褶增多;C.左侧精囊管壁增厚,回声增高;D.射精管囊肿,内部透声欠好

【超声诊断】 ①双侧精囊管壁增厚,回声增高(考虑精囊炎性改变);②射精管囊肿;③双侧睾丸、附睾、前列腺未见明显异常;④双侧精索静脉未见曲张。

【临床诊断】 慢性精囊炎、射精管囊肿。

【诊断分析】

● 对于慢性精囊炎,除超声形态学改变外,还应注重结合临床病史、症状、体征,尤其是实验室结果等综合分析,更有助于进一步提高超声对慢性精囊炎的诊断率。

● 因射精管解剖结构的特殊性,如输精管道与前列腺管共同开口于后尿道,精囊炎与前列腺炎均可引起射精管口水肿、阻塞,从而导致精子无法进入精液中,造成不育。

病例三 炎性梗阻性无精子症伴慢性精囊炎

【临床资料】 男,37岁,结婚10年未避孕未育。患者自诉有不洁性生活史,曾有淋球菌感染及尿道流脓病史。查体:双侧睾丸体积约10 ml,双侧附睾粗硬,局部呈结节状,双侧输精管增粗,双侧精索静脉无曲张。直肠指诊触及双侧精囊质地稍偏硬。

【实验室检查】 精液分析:精液量2.0 ml,pH 6.5,离心未见精子,果糖(-),白细胞2.0×10^6/ml

【超声表现】 右侧睾丸大小36 mm×26 mm×20 mm,体积13.3 ml;左侧睾丸大小35 mm×24 mm×20 mm,体积11.9 ml;双侧睾丸形态正常,回声分布均匀,彩色血流分布正常。右侧附睾头厚13 mm,尾厚5 mm;右侧附睾头部回声不均匀,其内见多发斑点状强回声,最大1.5 mm,附睾体尾部网管状扩张,内径0.6～1.0 mm(图5-4-7A)。左侧附睾头厚13.3 mm,尾厚4.3 mm;左侧附睾头部回声不均匀,其内见多发斑点状强回声,范围9.8 mm×6.4 mm,左侧附睾头见一枚无回声区,大小约2.7 mm×2.5 mm,左侧附睾体尾部细网状改变伴局部高回声区,范围约3.3 mm×3.5 mm(图5-4-7B)。双侧输精管阴囊段扩张,右侧输精管外径3.2 mm,内径1.5 mm,其内充满较稠厚液体缓慢流动,左侧输精管外径3.1 mm,内径1.6 mm(图5-4-7C、D),左侧输精管近附睾尾处,管壁可见多发钙化灶,最大约1.9 mm。TRUS:前列腺左右径46 mm×前后径30 mm×上下径31 mm,包膜完整,内部回声均匀,前列腺内腺见多枚斑点状强回声,最大约2.3 mm。双侧射精管管壁全程见强回声(图5-4-7E,动态图5-4-4)。右侧精囊大小约34.5 mm×7.2 mm,右侧精囊内多发钙化灶,最大约1.6 mm。左侧精囊大小约35.6 mm×9.6 mm,左侧精囊内多发钙化灶,最大约2.6 mm(图5-4-7F)。左侧输精管盆部末段外径5.7 mm,右侧输精管盆部末段外径5.5 mm,管壁见多发斑点状强回声(图5-4-7G,动态图5-4-5)。

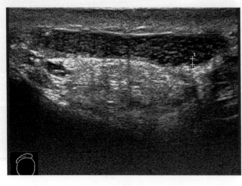
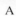
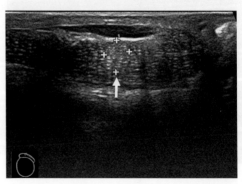

A   B

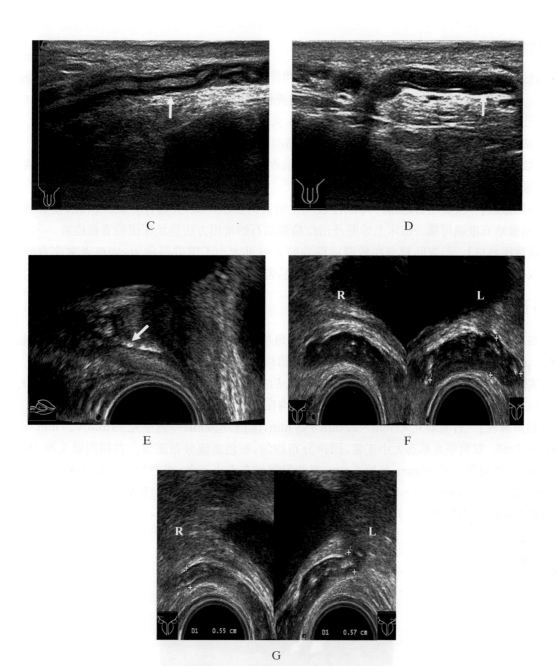

图5-4-7 炎性梗阻性无精子症

A.右侧附睾体尾部网管状扩张；B.左侧附睾体尾部细网状改变伴局部偏高回声区；C.右侧输精管阴囊段扩张，内液体稠厚；D.左侧输精管阴囊段扩张；E.射精管管壁全程钙化；F.双侧精囊多发钙化灶(R:右侧;L:左侧)；G.双侧输精管多发钙化(R:右侧;L:左侧)

【超声诊断】 ①右侧附睾头钙化灶，右侧附睾体尾部网管状扩张；②左侧附睾头囊肿，左侧附睾头钙化灶，左侧附睾体尾部细网状改变伴局部偏高回声区；③双侧输精管阴囊段扩张，右侧输精管阴囊段管腔内液体稠厚，左侧输精管钙化灶；④前列腺钙化灶；⑤双侧射精管管壁线状钙化灶；⑥双侧输精管盆腔段管壁多发钙化灶；⑦双侧精囊多发钙化灶。

【附睾穿刺】 右侧附睾穿刺(PESA)：可见多数精子，4~5条/HPF，以 b、c 级为主。

【临床诊断】 生殖道感染致炎性梗阻性无精子症。

【诊断分析】 本例患者有较明确的生殖道感染病史，结合超声表现及附睾穿刺可明确不育的原因是炎性梗阻导致的无精子症。炎性梗阻性无精子症是导致不育的重要原因，精囊炎只是其中一个表现。

四 精囊结石

【概述】 精囊结石较为罕见,多因精囊分泌物排出不畅或炎症、感染,由脱落细胞碎片构成核心,继而钙质沉积形成结石。精囊结石常与慢性精囊炎伴发,其临床表现为:血精、尿频、尿急、尿痛、排尿困难、尿道有灼热感、下腹疼痛、耻骨上区隐痛等。久之还可出现性欲低下、遗精、早泄等症状。精囊结石可由精囊腺内形成后排至射精管,然后由于射精时的冲刷作用最终到达射精管的开口部。

【临床表现】 精囊结石通常表现为血精、射精疼痛,或会阴及睾丸疼痛。与下尿路相关的次要症状包括尿频、排尿困难和尿路感染等。

【临床诊断】 精囊结石的超声特征性表现是精囊内强回声团,并常伴声影。因此,经直肠超声检查诊断精囊结石准确可靠。临床上诊断及治疗精囊结石的常用方法是经尿道精囊镜检查。

【声像图特征】 经直肠超声在精囊后壁的前方可见大小不等的强回声,因患者常伴有慢性精囊炎,所以小结石的声影常缺如或伴有淡声影。但是,若结石较大则后方声影较明显。

病例一 慢性精囊炎伴精囊结石

【临床资料】 男,43岁,婚后14年未育,血精每年2~3次,使用抗生素后症状有所缓解。触诊:双侧睾丸、附睾正常,双侧精索静脉未见曲张。直肠指检盆腔内未触及包块。

【实验室检查】 精液量1.0ml,pH 7.4,离心后见精子,精子活力c、d级为主。果糖(+)。离心后可见红细胞100个/HPF。FSH、LH、PRL等均在正常范围。

【超声表现】 右侧睾丸43mm×22mm×27mm,体积18.1ml;左侧睾丸43mm×24mm×27mm,体积19.7ml。双侧睾丸形态大小正常,回声分布均匀,彩色血流分布正常。右侧附睾头厚10mm,尾厚6mm;左侧附睾头厚10mm,尾厚5mm;双侧附睾形态大小正常,回声均匀。TRUS:前列腺左右径41mm×前后径23mm×上下径31mm,包膜完整,形态正常,回声均匀。精囊外形增大,内见强回声团块,直径7mm,后方伴声影。并伴有射精管区强回声,直径3mm(图5-4-8)。

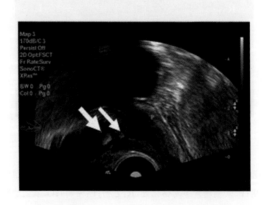

图5-4-8 精囊结石(大箭头)伴射精管结石(小箭头)

【超声诊断】 ①精囊外形增大,伴结石形成(考虑精囊炎性改变);②射精管结石;③双侧睾丸、附睾及前列腺未见明显异常。

【临床诊断】 慢性精囊炎伴精囊结石形成。

【诊断分析】 精囊结石、精囊炎多继发于泌尿生殖系统炎症及梗阻。以血精、无精或弱精为主要表现。精囊腺可分泌弱碱性的黄色黏稠分泌物,其内富含果糖,是构成精液的主要成分之一,具有营养和稀释精子的作用,而炎症可导致精囊腺的功能下降。如果同时合并射精管炎症及梗阻,更易导致不育。

五　精囊囊肿

【概述】　精囊囊肿可分为先天性及后天性两类,易并发其他疾病,如结石、感染等,有学者报道先天性囊肿的发生与染色体显性遗传的成人多囊肾有关,这主要是胚胎时中肾管的基底膜缺陷引起的。因此,在诊断精囊囊肿时应注意检查是否有多囊肾或其他泌尿系畸形如尿道下裂、两性畸形等。后天性精囊囊肿多见于成年人,常系生殖系感染、射精管结石或精囊憩室口的狭窄造成精囊内液体潴留和内压的升高而形成囊肿。

【临床表现】　以血精为首发症状而就诊者占40%左右;精液外观呈粉红色、暗红色或咖啡色,可持续数年,常无射精痛。囊肿合并精囊结石者,在排出血性精液时常有小结石排出。伴全程血尿,也可为初始或终末血尿,尤以排精后血尿多见。由于囊肿压迫膀胱颈及后尿道可致患者排尿困难,其程度与囊肿大小及位置有关,可导致不育。直肠指检在前列腺侧上方精囊区可扪及囊性肿物,较大时双合诊阳性,按压囊肿有时可获分泌物。

【临床诊断】　①囊肿液检查:精囊本身的囊肿其囊内含有精子;②静脉尿路造影检查肾、输尿管是否有先天性发育异常;③精囊造影经同侧输精管逆行造影或经会阴直接穿刺造影可见精囊受压充盈缺损及囊肿圆形阴影;④直肠指诊时可在前列腺侧方扪及单发的、大小不等的囊性肿物,其边缘光滑完整,质韧有弹性;⑤临床表现为下腹部或腰部疼痛,会阴、睾丸或直肠等部位不适,尿频、脓尿、排尿困难、血精及血尿等。

【声像图特征】　经直肠超声可见精囊区无回声的囊性结构,可位于单侧或双侧精囊腺,囊肿内可见点状回声;分辨出病变与前列腺、精囊、输精管的关系;经阴囊超声检查睾丸、附睾、输精管有无先天发育异常,经腹部超声可了解同侧肾、输尿管是否缺如或发育不良。

病例一　先天性精囊囊肿

【临床资料】　男,17岁,因性发育不良就诊,无腮腺炎病史。查体:阴茎小,第二性征发育不良,双侧睾丸体积小,双侧附睾触及。双侧输精管阴囊段细。直肠指诊:前列腺质中,未及明显包块。

【实验室检查】　FSH及LH升高,约为正常值的2倍,T低于正常值。染色体核型分析46,XY。

【超声表现】　右侧睾丸大小16.5 mm×11 mm×7.1 mm,体积0.85 ml;左侧睾丸大小17.0 mm×9 mm×8.9 mm,体积0.98 ml;双侧睾丸体积小(图5-4-9A、B),形态正常,回声分布均匀,彩色血流分布偏少。右侧附睾头厚7.3 mm,尾厚5.3 mm;左侧附睾头厚6.3 mm,尾厚4.4 mm;双附睾大小形态正常,回声分布均匀。左侧精索静脉内径1.3 mm,Valsalva试验无反流。右侧精索静脉内径1.2 mm,Valsalva试验无反流。双侧输精管阴囊段可见,管径偏细。TRUS:前列腺左右径25 mm×前后径17 mm×上下径22 mm,前列腺包膜完整,内部回声均匀(图5-4-9C)。双侧射精管未见扩张。双侧输精管盆部末段可见,未见明显扩张。双侧精囊偏小,右侧精囊大小约18 mm×6 mm(图5-4-9D),左侧精囊大小约23 mm×7 mm,左侧精囊内见一无回声区,范围约11 mm×7 mm(图5-4-9E,**动态图5-4-6**)。双侧肾脏、输尿管(-)。

【超声诊断】　①双侧睾丸体积小,彩色血流分布偏少;②前列腺偏小;③双侧精囊偏小,左侧精囊囊肿;④双侧附睾,双侧精索静脉、射精管未见明显异常;⑤双侧输精管可见,未见明显扩张。

【临床诊断】　青春期性发育迟滞,左侧精囊囊肿。

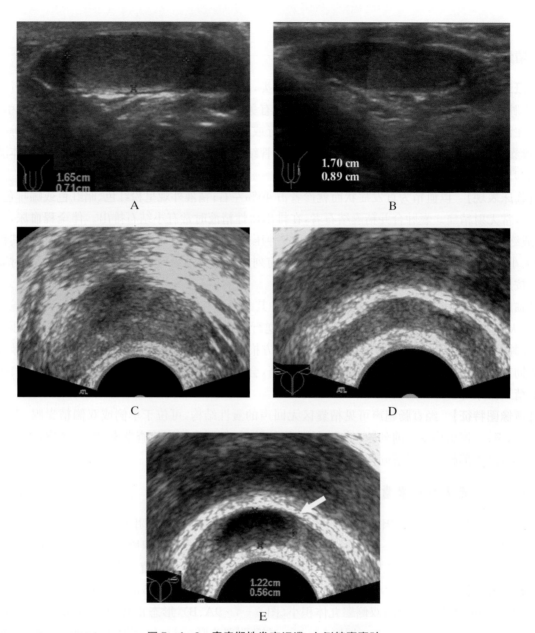

图 5-4-9　青春期性发育迟滞，左侧精囊囊肿

A.右侧睾丸体积小(纵切面)；B.左侧睾丸体积小(纵切面)；C.前列腺外形偏小；D.右侧精囊外形偏小(18 mm×6 mm)；E.左侧精囊外形小，左侧精囊内无回声区(箭头所指处)

【诊断分析】　本例患者为男性青少年，结合性激素水平及超声检查发现睾丸、前列腺、精囊外形均偏小伴左侧精囊囊肿，考虑性发育迟缓，综合病史考虑本例精囊囊肿为先天性囊肿。但精囊囊肿如体积不大，无并发症，一般无需治疗，单纯体积较小的精囊囊肿也不会影响生育能力。但当精囊囊肿体积大、继发感染时需要手术治疗。本例患者为性发育不良合并精囊囊肿，需要进行药物治疗，否则将致性功能及精子生成障碍，最终导致患者不育。

病例二　后天性精囊囊肿

【临床资料】　男，27 岁，婚后 1 年未避孕未育。临床触诊：右侧睾丸体积 18 ml，左侧睾丸约 20 ml，双侧附睾触及，双侧附睾饱满，输精管存在。直肠指诊：右侧精囊增大。

【实验室检查】 精液分析:精液量 0.6 ml，pH 6.5，离心后未见精子，果糖(−)。血 FSH、LH、PRL、T 等均在正常范围。

【超声表现】 右侧睾丸大小 47 mm×28 mm×22 mm，体积 20.5 ml；左侧睾丸大小 48 mm×28 mm×23 mm，体积 21.9 ml；双侧睾丸形态正常，回声分布均匀，彩色血流分布正常。右侧附睾头厚 9.3 mm，尾厚 5.8 mm；左侧附睾头厚 11 mm，尾厚 5.6 mm；双侧附睾呈细网状改变，内径约 0.3 mm，右侧附睾管管壁回声增强。双侧输精管阴囊段稍增粗。TRUS:前列腺左右径 46 mm×前后径 30 mm×上下径 26 mm，包膜完整，内部回声均匀。射精管呈线状强回声，范围约 12 mm×0.2 mm(图 5-4-10A)。右侧精囊绝大部分呈囊状扩张，大小约 43 mm×20 mm(图 5-4-10B，**动态图 5-4-7**)，内部局部附着斑片状强回声，范围约 21 mm×4 mm；左侧精囊大小约 26 mm×5.1 mm，外形缩小，内见多处斑点状强回声(图 5-4-10C)。双侧输精管盆部末段扫及，未见明显扩张。

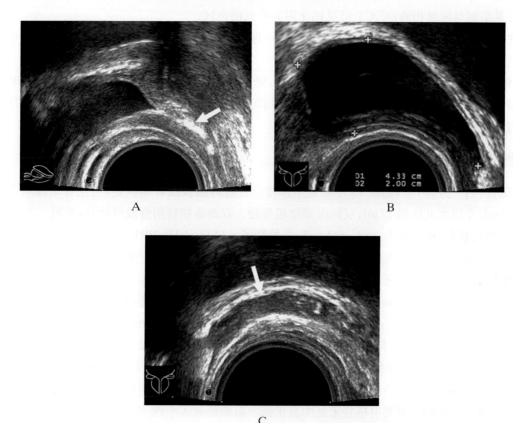

图 5-4-10 射精管梗阻性无精子症伴精囊囊肿(后天性)
A.射精管呈线状钙化;B.右侧精囊呈囊状扩张;C.左侧精囊外形缩小伴多发钙化

【超声诊断】 ①双侧附睾细网状改变，右侧附睾管管壁回声增强;②射精管钙化;右侧精囊呈囊状扩张伴钙化，左侧精囊体积缩小伴钙化;③双侧睾丸，精索静脉，前列腺未见明显异常。

【临床诊断】 ①射精管梗阻性无精子症;②右侧精囊囊肿(后天性);③左侧精囊缩小伴多发钙化。

【诊断分析】 经直肠超声诊断技术可以对精囊外形、内部回声及结构进行判断。可以发现精囊和盆部末段输精管的病变，有利于临床诊断。

六 精囊结核

【概述】 精囊结核是男性生殖系统结核的一种，由于精囊位置隐蔽，感染后早期症状不明显，因此易被忽略。精囊结核的声像图变化与其病理解剖改变密切相关,随着结核病变的不同进程,其形态结构会有不同的改变,声像图也就出现相应的变化。

【临床表现】 早期可无症状,或仅有会阴部、直肠区不适感。病变进一步发展时,精囊分泌减少,精液量也随之减少。结核引起前列腺、精囊出血,可出现血精。结核造成前列腺导管和射精管梗阻,则可出现射精疼痛。若本病累及后尿道,可出现尿频、尿急、尿痛等尿路刺激症状。结核致前列腺肿大,可阻塞尿道引起排尿困难,严重时可发生尿潴留。前列腺、精囊结核脓肿形成者,若向阴囊、会阴部破溃,可形成阴囊、会阴部窦道。全身症状可出现低热、盗汗、乏力等结核中毒症状。部分患者可有性欲减退、阳痿、早泄。

【临床诊断】 ①肛指检查:早期精囊外形可正常,或有结节,病变明显时,精囊能触及坚硬肿块;②会阴部寒性脓肿或窦道;③抗酸杆菌检测前列腺液或精液直接涂片有时可发现抗酸杆菌;④X线检查后尿道前列腺区平片可见钙化阴影,前列腺部尿道造影示狭窄、僵直、管壁不规则,膀胱颈部挛缩,有脓肿时可见空洞与尿道相通;⑤CT可见钙化阴影或低回声区。

应注意精囊的恶性肿瘤与精囊结核粘连包块声像图的鉴别诊断,可结合年龄特点并借助介入性超声、穿刺活检等进一步分析加以区别。

【声像图特征】 病变可累及双侧或单侧精囊,随着结核病变的不同进程,声像图也会出现相应的变化。精囊失去正常形态,被膜增厚,内部回声不均匀,有脓肿或空洞时,可见无回声区及低回声区,慢性病变时可见精囊缩小、硬化伴有钙化形成。

病例一 精囊结核

【临床资料】 男,40岁,婚后15年未避孕未育。曾有肺结核及肾结核史,行左肾切除术。右侧睾丸体积12 ml,左侧睾丸体积12 ml,双侧附睾增粗变硬。双侧输精管阴囊段可触及,增粗。

【实验室检查】 精液量1.0 ml,pH 6.5,未见精子。FSH、LH、PRL、T等均在正常范围。

【超声表现】 右侧睾丸大小40 mm×25 mm×17 mm,体积12 ml;左侧睾丸大小39 mm×23 mm×17 mm,体积11 ml;双侧睾丸形态正常,回声分布均匀,彩色血流分布正常。右侧附睾头厚11 mm,尾厚4.6 mm;左侧附睾头厚8.1 mm,尾厚5 mm;双附睾体尾部呈细网状改变,右侧最宽处约0.6 mm,左侧最宽处约0.7 mm。左侧附睾尾部见高回声结节,大小约4.6 mm×4.1 mm(图5-4-11A)。双侧附睾内可见多发斑点状强回声,右侧最大位于附睾体中部,约1.3 mm,左侧最大位于附睾尾处,约2.2 mm(图5-4-11B)。双侧精索静脉未见曲张。双侧输精管阴囊段多发钙化灶(图5-4-11C)。TRUS:前列腺左右径44 mm×前后径30 mm×上下径28 mm,包膜完整,内部回声均匀,前列腺内腺见多枚点状强回声,最大约2.3 mm。双侧射精管未见明显扩张。右侧精囊大小约36.5 mm×7.0 mm,右侧精囊内多发钙化灶,最大约1.6 mm。左侧精囊大小约34.6 mm×9.3 mm,左侧精囊内多发钙化灶,最大约2.6 mm(图5-4-11D)。双侧输精管盆部末段管壁多发钙化灶。

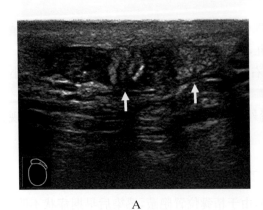

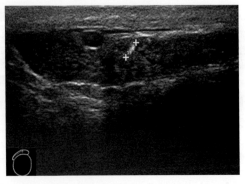

A   B

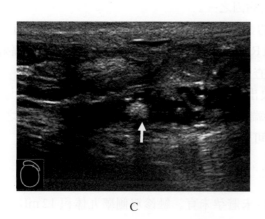
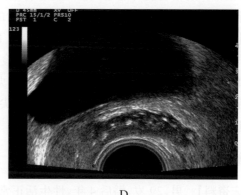

图 5-4-11　生殖系结核

A.附睾细网状改变伴高回声结节；B.附睾细网状改变伴钙化灶；C.输精管阴囊段多发钙化灶；D.左侧精囊多发钙化

【超声诊断】　①双侧附睾体尾部细网状改变，双侧附睾多发钙化灶，左侧附睾尾高回声结节；②双侧输精管阴囊段多发钙化灶；③前列腺钙化灶；④双侧输精管盆部末段管壁多发钙化灶；⑤双侧精囊多发钙化灶。

【临床诊断】　生殖系统结核。

【诊断分析】　结核是一个慢性、迁延的过程，生殖系统结核会破坏睾丸、附睾、输精管、精囊，从而影响精子的产生、成熟和运输，导致精子质量急剧下降乃至无精子症。对精囊结核的诊断主要依据病史和临床诊断，当精囊结核引起不育症发生时，经直肠高频超声诊断显得尤为重要。

第五节　射精管异常

一　射精管囊肿

【概述】　射精管囊肿是指射精管囊样、梭状或憩室样扩张，多数为继发性改变，少数为先天性因素。在这一区域的囊肿主要继发于外科手术后的精路梗阻，如尿道手术，也可发生于出血、感染、肿瘤、钙化及结石等。精液分析可表现为少精子症或无精子症，或弱精子症，同时可伴有射精量的减少及 pH 变化。射精管完全性梗阻者精液中不含精囊液成分，精浆果糖测定为阴性。经直肠超声检查发现前列腺中线囊肿时需仔细观察其形态、位置与精阜的关系及是否与精囊、输精管、射精管相通。

【临床表现】　大多数患者表现为生育能力下降、射精能力降低、射精时疼痛或射精后疼痛、射精量减少、血精、睾丸周围疼痛、前列腺炎或附睾炎、后背疼痛、排尿困难、排尿不畅，但是有一部分患者可无症状。查体：一般情况下体格检查可无明显异常表现，睾丸体积正常，无精索静脉曲张，可触及精囊，男性第二性征表现正常，男性激素水平正常。经直肠检查时发现前列腺质地变硬或偶尔在盆腔内触及肿块。患者可同时存在其他疾病而伴有相应表现。

【临床诊断】　常规依靠查体触诊，并结合精液分析、性激素及精浆生化检查。精液分析：部分梗阻性无精子症患者的精液分析中可表现为少精或无精，或者精子活力降低，可伴有射精量减少，低于正常值（2.0～5.0 ml），严重者射精量少于 1.0 ml，pH<7。一些轻度部分梗阻性无精子症患者精液分析可接近正常。完全性梗阻性无精子症患者的精液分析中，果糖测定为阴性。性激素 FSH、LH、PRL、T

绝大部分正常。射精管囊肿是造成梗阻性不育症的病因之一。

输精管道造影是射精管梗阻性无精子症诊断的金标准。但是,由于输精管道造影存在有创检查、医源性损伤、放射性辐射、麻醉意外等风险,目前,TRUS超声检查因其具有无创伤、无放射辐射、操作方便、成本低廉的特点成为远端输精管道主要的检查手段,成为临床医师的首选。

【声像图特征】 超声声像图表现为前列腺中央出现泪滴样或椭圆形的无回声结构,一侧与同侧精囊相连,另一侧延伸至精阜。纵切面表现为囊肿尖端指向精阜的倒置水滴状,囊肿与后尿道之间存在前列腺组织,底部与精囊腺相连。横切面呈圆形。可伴有精囊增大,前后径>15 mm。

病例一 单纯性射精管囊肿

【临床资料】 男,29岁,婚后4年,性生活正常,未避孕未育。触诊双侧睾丸体积12 ml,双侧附睾可触及,大小硬度可,双侧输精管阴囊段可触及。

【实验室检查】 精液量1.0 ml,pH 6.4,未见精子,脱落细胞检查未见生精细胞,果糖(-)。FSH、LH、PRL、T等均在正常范围。

【超声表现】 右侧睾丸40 mm×26 mm×23 mm,体积13.7 ml;左侧睾丸39 mm×22 mm×27 mm,体积14.2 ml;双侧睾丸形态大小正常,回声分布均匀,彩色血流分布正常。右侧附睾头厚6 mm;尾厚6 mm;左侧附睾头厚7 mm,尾厚6 mm;双侧附睾形态大小正常,回声均匀。TRUS:前列腺左右径41 mm×前后径23 mm×上下径31 mm,包膜完整,内部回声尚均匀。精囊体积增大,内部皱襞减少,前列腺底部横断面可见无回声区,大小17 mm×15 mm,纵断面呈泪滴状(图5-5-1A、B)。

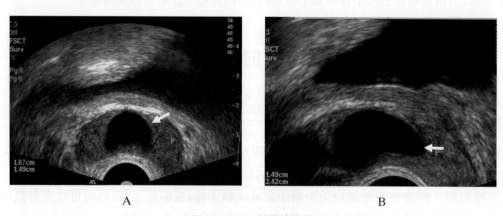

图5-5-1 射精管囊肿

A. 前列腺横切面底部中线囊肿呈类圆形;B. 前列腺纵切面示囊肿呈泪滴状,尖端指向精阜

【超声诊断】 ①射精管囊肿;②双侧睾丸、附睾、前列腺未见明显异常。

【临床诊断】 男子不育症(射精管囊肿)

【射精管囊肿穿刺】 在经直肠超声引导下对射精管囊肿进行穿刺术,可见较多量的精子。镜检:3~5条/HPF,以b、c级为主。

【诊断分析】

● 射精管囊肿与苗勒管囊肿的鉴别诊断主要在于囊肿内是否含有精子。但是,临床上这两种情况很难鉴别(表5-5-1)。二维图像很难对两者进行鉴别。通过囊肿穿刺病理学检查可加以鉴别,含有精子的囊肿称为射精管囊肿,不含有精子的囊肿通常被称为苗勒管囊肿。

表 5-5-1　射精管囊肿与苗勒管囊肿鉴别要点

名称	苗勒管囊肿	射精管囊肿
起源	内胚层	中胚层
部位	接近精阜	前列腺底部
精子	内无精子	内有精子

● 射精管囊肿的发生与胚胎发育密切相关,是造成男性不育症的主要病因之一,可导致梗阻性无精子症的发生。

病例二　射精管巨大囊肿伴双侧精囊缺如

【临床资料】　男,29 岁,婚后 5 年,性生活正常,未避孕未育。触诊双侧睾丸体积 13 ml,双侧附睾可触及,大小硬度可,双侧输精管阴囊段可触及。

【实验室检查】　精液量 0.6 ml,pH 6.4,未见精子,脱落细胞检查未见生精细胞,果糖(-)。FSH、LH、PRL、T 等均在正常范围。

【超声表现】　右侧睾丸大小 42 mm×27 mm×19 mm,体积 15.2 ml;左侧睾丸大小 39 mm×26 mm×19 mm,体积 13.6 ml;双侧睾丸形态大小正常,回声分布均匀,彩色血流分布正常(图 5-5-2A、B)。右侧附睾头厚 5 mm,尾厚 5.4 mm;左侧附睾头厚 6.3 mm,尾厚 4.9 mm;双侧附睾形态大小正常,回声均匀。双侧精索静脉未见曲张。TRUS:前列腺左右径 41 mm×前后径 32 mm×上下径 30 mm,包膜完整,内部回声尚均匀(图 5-5-2C、D)。射精管区见一巨大的无回声区,大小约 69 mm×40 mm,尖端指向精阜,呈鸟嘴样改变(图 5-5-2E、F)。双侧精囊及双侧输精管盆部末段未扫及。

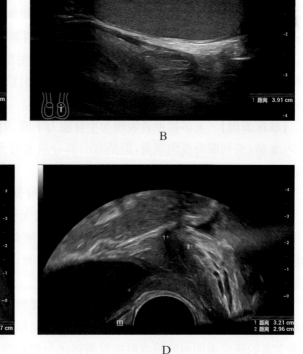

A

B

C

D

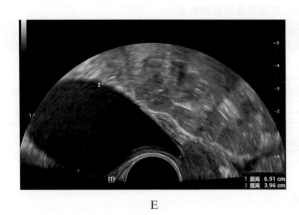 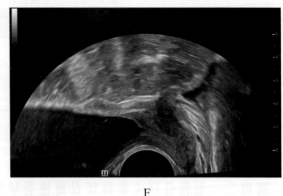

E F

图5-5-2 射精管巨大囊肿

A.右侧睾丸大小形态正常;B.左侧睾丸大小形态正常;C.前列腺大小形态正常(横切面);D.前列腺大小形态正常(纵切面);E.射精管巨大囊肿;F.射精管囊肿远端呈鸟嘴样改变

【超声诊断】 ①射精管巨大囊肿;②双侧精囊及双侧输精管盆部末段未扫及;③前列腺、双侧睾丸,附睾未见明显异常;④双侧精索静脉未见曲张。

【临床诊断】 射精管梗阻性无精子症、双侧精囊缺如。

【诊断分析】 射精管囊肿的超声表现为长轴沿射精管走行的类圆形、"倒水滴"状或不规则状的无回声结构,有时内可见点絮样回声,壁厚,尖端延伸至精阜。对于精囊腺和输精管末段先天缺如或发育不良导致的男性不育,其病因可能是染色体数目、形态、结构异常等基因缺陷导致胚胎早期中肾管发育异常,但也有报道染色体正常而发生单侧或双侧输精管缺如的无精子症,这些病例采用外科手术也无法纠正,只能从睾丸或附睾中获得精子进行辅助生殖。

二 射精管炎性梗阻

【概述】 射精管是输精管壶腹末端与精囊腺排泄管汇合后形成,位于前列腺底的后方。斜穿前列腺实质,开口于尿道前列腺部精阜前列腺小囊的两侧。据报道,射精管梗阻在梗阻性无精子症的患者中占有比较高的比例,其主要表现为射精管钙化、射精管扩张、射精管囊肿或者精囊囊肿等,这可能与射精管的解剖结构密切相关。射精管钙化是引起射精管梗阻的常见原因之一,主要由泌尿生殖系统的感染所致,也可以继发于外伤、医源性损伤等。

【临床表现】 大多数患者表现为生育能力下降、射精能力降低、射精时疼痛或射精后疼痛、射精量减少、血精、前列腺炎或附睾炎,但是有一部分患者可无症状。查体:一般情况下体格检查可无明显异常表现,同时存在其他疾病可伴有相应表现。

【临床诊断】 常规依靠查体触诊,并结合精液分析、性激素及精浆生化检查。精液分析:部分梗阻性无精子症患者的精液分析中可表现为少精或无精,或者精子活力降低,还可伴有射精量减少(<1.0ml)。一些轻度部分梗阻性无精子症患者精液分析可接近正常。完全性梗阻性无精子症患者的精液分析中,射精量少于1.0ml,pH<7,果糖测定为阴性。性激素FSH、LH、PRL、T绝大部分正常。

【声像图特征】 超声声像图表现在射精管囊肿的囊壁及射精管周围的前列腺组织中存在高回声的点状及条状钙化性病灶,沿射精管的钙化,向精阜方向延伸,可以直接导致梗阻性无精子症的发生。许多学者的研究表明前列腺或射精管的钙化与射精管梗阻有关。有些患者中可见射精管囊肿内囊液透声较差,并可见斑点状强回声。

病例一　射精管钙化

【临床资料】　32岁,婚后6年未避孕未育。触诊:双侧睾丸、附睾正常,双侧精索静脉未见曲张。直肠指检双侧精囊饱满。

【实验室检查】　精液量1.0ml,pH 6.4,离心后未见精子,果糖(-),可检出红细胞5～10个/HPF。FSH、LH、PRL、T等均在正常范围。

【超声表现】　右侧睾丸38mm×22mm×27mm,体积13.7ml;左侧睾丸39mm×20mm×25mm,体积14.2ml;双侧睾丸形态大小正常,回声分布均匀,彩色血流分布正常。右侧附睾头厚6mm,尾厚6mm;左侧附睾头厚7mm,尾厚6mm。双侧附睾形态大小正常,回声均匀。TRUS:前列腺左右径38mm×前后径21mm×上下径31mm,包膜完整,内部回声尚均匀。前列腺纵断面可见条带样强回声,沿射精管排列,指向精阜(图5-5-3A)。双侧精囊呈囊性增大,右侧大小50.9mm×16.8mm,左侧大小45.7mm×16.1mm,内皱褶消失(图5-5-3B、C,**动态图5-5-1、动态图5-5-2**)。

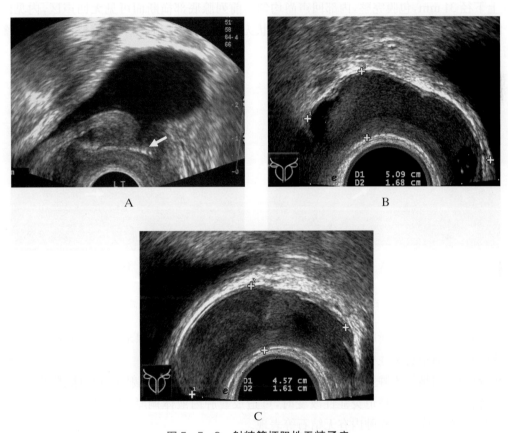

图5-5-3　射精管梗阻性无精子症

A.射精管管壁钙化;B.右侧精囊囊性增大;C.左侧精囊囊性增大

【超声诊断】　①射精管多发钙化灶;②双侧精囊囊性增大;③双侧睾丸、附睾、前列腺未见明显异常。

【临床诊断】　梗阻性无精子症,射精管钙化伴双侧精囊囊性增大。

【诊断分析】

● 本病多为泌尿生殖系统感染后造成的炎症性改变,以血精和无精或弱精为主要表现。射精管钙化可以直接导致梗阻性无精子症的发生。许多学者的研究表明前列腺或射精管的钙化与射精管梗阻有关。

● 笔者在临床中发现,采用前列腺尿道纵切面对诊断射精管病变非常有价值。仔细观察,正常人射精管均能显示,这能为临床明确诊断提供更多信息。

● 超声在检查射精管病变时还要对注意对远端输精通路进行全面扫查,从而发现相应的精囊以及远端输精管的情况。当存在梗阻性无精子症时,也可能引起近段附睾的细网状改变。

病例二　射精管囊肿伴囊壁钙化

【临床资料】　男,35岁,婚后6年,性生活正常,未避孕未育。触诊双侧睾丸体积12ml,双侧附睾可触及,大小硬度可,双侧输精管阴囊段可触及。

【实验室检查】　精液量1.0ml,pH6.4,未见精子,脱落细胞检查未见生精细胞,果糖(-)。FSH、LH、PRL、T等均在正常范围。

【超声表现】　右侧睾丸体积13.7ml,左侧睾丸体积14.2ml,双侧睾丸形态大小正常,回声分布均匀,彩色血流分布正常。双侧附睾形态大小正常,回声均匀。TRUS:前列腺左右径41mm×前后径23mm×上下径31mm,包膜完整,内部回声尚均匀。前列腺底部横断面可见无回声区,内见团状高回声,后方伴声影(图5-5-4A)。纵断面可见泪滴状无回声区,尖端指向精阜,管壁回声增强(图5-5-4B)。精囊体积增大,内部透声较差。

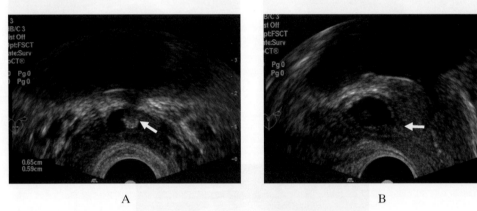

图5-5-4　射精管炎性梗阻性无精子症

A.前列腺横切面底部中线囊肿伴钙化;B.前列腺纵切面显示囊肿呈泪滴状伴囊壁钙化

【超声诊断】　①射精管囊肿伴囊壁钙化;②双侧睾丸、附睾、前列腺未见明显异常。

【临床诊断】　射精管炎性梗阻性无精子症

【诊断分析】　射精管囊肿主要由出血、感染、恶变、钙化及结石造成射精管扩张、膨出所致,从而引发梗阻性无精子症。当伴有精道炎症性改变时,可造成囊肿内液体稠厚,进而形成结石。经直肠超声检查可以观察射精管囊肿和囊肿内有无结石等表现。

三　射精管先天性闭锁

【概述】　在胚胎发育过程中,起始于Wolffian管的射精管发生发育上出现障碍,会造成射精管全部或部分缺如、阻塞或于尿道精阜开口处闭塞。射精管先天性闭锁的病例罕见。

【临床表现】　由精道梗阻所致的不育症患者性欲、性功能往往正常,第二性征也发育正常,血中激素水平正常;仅精液化验发现少精子或无精子。血清FSH正常,睾丸活检生精细胞发育正常。

【临床诊断】　精液分析:主要包括精液量、精子浓度、精液凝固状况和果糖试验等4项,精液量减少,pH<7,精子浓度降低,且精子浓度与射精管梗阻程度呈反比关系,梗阻程度越是严重,精子浓度越少,可成为严重少精症、无精子症。由于精液凝固依靠精囊液中的凝固因子,射精管梗阻时射出精液中

精囊液成分明显减少,则精液凝固程度显著减弱,甚至不凝固。果糖来自精囊分泌,射精管梗阻者精液中果糖含量势必减少或缺如。配合上述精液检查,应辅助进行血 FSH、LH 等激素水平测定,睾丸活检,以及通过射精后立即尿液检查排除逆行射精等检测。

病史、输精管造影是近端性和远端性梗阻性无精子症诊断的金标准,典型的射精管梗阻可见输精管及精囊明显扩张,尤其是输精管壶腹部的扩张,然而射精管末端可成为盲端或呈现囊性扩大。但是,由于输精管造影为有创检查,存在医源性损伤、放射性辐射、麻醉意外等风险,而 TRUS 超声检查因其具有无创伤、无放射性辐射、操作方便、成本低廉的特点,已成为诊断精道梗阻的首选检查手段。

【声像图特征】 射精管先天性闭锁造成梗阻时,能扫查到梗阻上方的部分扩张射精管,如果是射精管开口闭塞,则全程射精管呈现扩张,另外可扫查到精囊的扩张以及末端部位输精管尤其是壶腹部的扩张。

(郭祎芬,方华)

第六章　阴茎疾病超声表现

阴茎是完成性行为的主要器官,阴茎的疾病往往能造成性生活失败,同样也能造成不育。阴茎常见疾病有勃起功能障碍、阴茎硬结、外伤、海绵体纤维化等。阴茎属于浅表器官,随着高频超声以及彩色多普勒超声的发展,阴茎的细微结构可以清晰地得到显示。

第一节　阴茎正常声像图表现及检查注意事项

一　正常阴茎海绵体声像图

阴茎是由阴茎背侧具有勃起功能的一对阴茎海绵体和一个尿道海绵体组成。超声的横切面可以观察到两个椭圆形的阴茎海绵体,其腹侧可见一椭圆形尿道海绵体。尿道海绵体回声高于阴茎海绵体,在疲软状态下,阴茎海绵体内部呈均匀中等回声(图6-1-1)。勃起后,阴茎海绵体增粗,回声减低,可见海绵窦明显扩张,呈网格样改变,而尿道海绵体受压呈扁平状态(图6-1-2)。

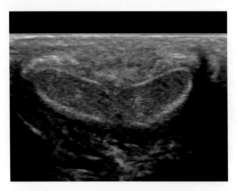

图6-1-1　疲软下阴茎横切面

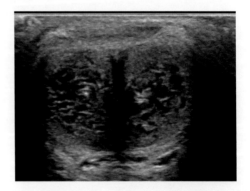

图6-1-2　勃起后阴茎横切面

二　海绵体白膜声像图

海绵体白膜在图像上表现为包绕海绵体的中高回声条带(图6-1-3),其在不同的部位可有变化,文献报道在背侧切面下5点和7点位最薄,约0.8mm,而1点和11点位最厚,约2.2mm。海绵体白膜的浅层为Buck's筋膜,两者不易区分。通过高分辨率超声或背侧的深部静脉走行于两者之间可以加以分别。

海绵体分隔位于双侧海绵体交界处,由于回声衰减,分隔处呈低回声,难以分辨其细微结构。

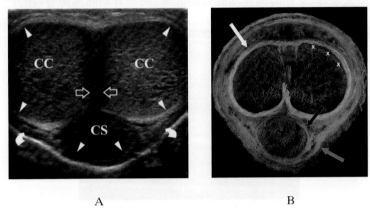

图6-1-3 海绵体横切面

A. 白色箭头:海绵体白膜;CC:阴茎海绵体;CS:尿道海绵体;空心箭头:海绵体分隔;弯箭头:Buck's筋膜;B. 实心白箭头:标本白膜;实心黑箭头:尿道海绵体;实心灰箭头:Buck's筋膜

(图A引用自Prando,2009;图B引用自Bertolotto,2008)

三 阴茎血管的声像图

阴茎的血流一般来源于阴部内动脉,为髂内动脉的分支。阴部内动脉在发出会阴动脉后延续为阴茎动脉。阴茎动脉有三个分支:阴茎背动脉、尿道球动脉和海绵体动脉(图6-1-4)。阴茎背动脉主要与勃起时阴茎头的胀大有关。尿道球动脉供应尿道球和尿道海绵体。海绵体动脉引起阴茎海绵体膨胀,在两个阴茎脚融合处进入阴茎。在其行程中,发出许多螺旋动脉,为小梁状勃起组织和海绵窦供血。螺旋动脉在疲软状态下呈收缩迂曲状态,勃起时呈扩张和伸直状态。阴茎背深静脉引流阴茎头和远端三分之二的阴茎海绵体血液,通常为一条,引流入前列腺周围静脉丛。

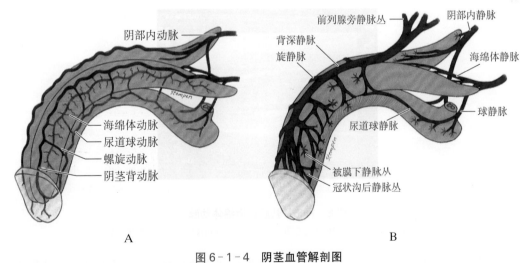

图6-1-4 阴茎血管解剖图

A.阴茎动脉解剖;B.阴茎静脉解剖

(引用自《坎贝尔-沃尔什泌尿外科学》第9版)

1. 海绵体动脉

海绵体动脉走行于海绵体内,左右各一,在常规灰阶超声横切面下可见海绵体动脉横断面,位于海绵体中部偏内侧,管壁为高回声(图6-1-5)。纵切面下可见血管长轴,有报道在疲软状态下内径约0.3~0.5 mm,勃起后内径可明显增宽,达到0.6~1.0 mm(图6-1-6)。海绵体动脉可以出现不同程度的变异,如两支或多支动脉、双侧海绵体动脉共同起源、阴茎背动脉起源等(图6-1-7)。

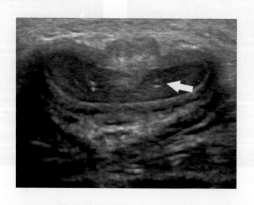

图6-1-5 疲软状态下海绵体动脉横断面(白色箭头:左侧海绵体动脉横断面)

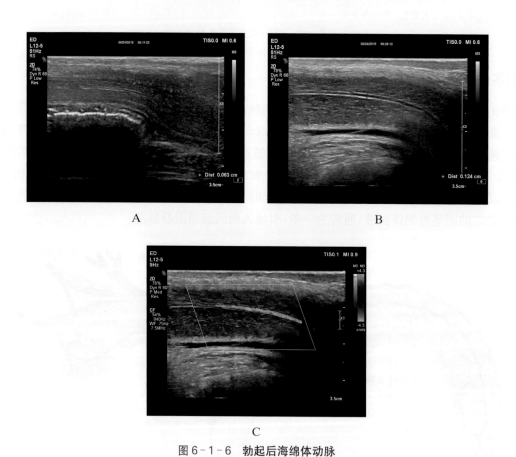

图6-1-6 勃起后海绵体动脉

A.疲软下海绵体动脉0.6 mm;B.勃起后海绵体动脉1.2 mm;C.勃起后海绵体动脉血流信号

海绵体动脉的血流速度在阴茎各段并不相同,阴茎根部流速最快,在海绵体内走行过程中逐渐降低,因此测量动脉流速应当固定位置。一般海绵体动脉的测量为阴茎根部水平。

海绵体动脉的流速曲线随着阴茎勃起状态不同而不同。从疲软到完全勃起可以分为0~5期,共6个分期。0期为疲软状态,流速曲线为单相高阻低速血流,流速一般小于20 cm/s。1期为勃起刚开始,海绵体血窦内压力低,峰值流速和舒张期流速均升高,出现高速低阻流速曲线,舒张期可以大于

8 cm/s,峰值可以大于 35 cm/s,甚至达到 80～100 cm/s。2 期为海绵窦内压力开始增高,舒张期流速开始降低,收缩期末在流速曲线上可出现切迹。3 期为海绵体内压力等于舒张期血管压力,表现为舒张期流速为 0 cm/s。4 期为海绵体内压力超过舒张期压力,流速曲线上表现为全舒张期出现反向血流。5 期为海绵体压力进一步增高,舒张期血流消失,峰值流速下降(图 6-1-8)。

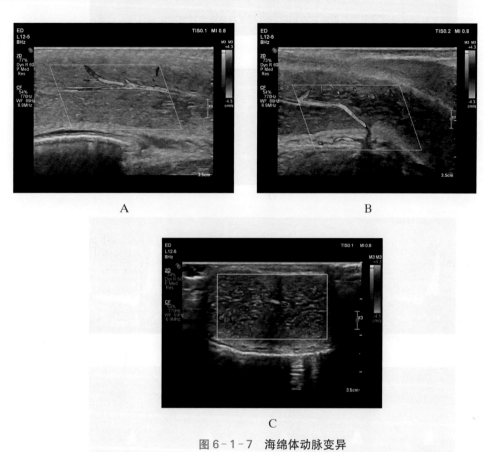

图 6-1-7 海绵体动脉变异

A.海绵体动脉分叉;B.海绵体动脉起源于阴茎背动脉;C.左侧海绵体动脉供应右侧海绵体

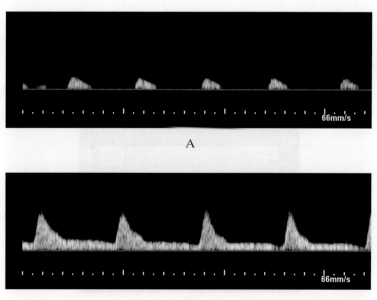

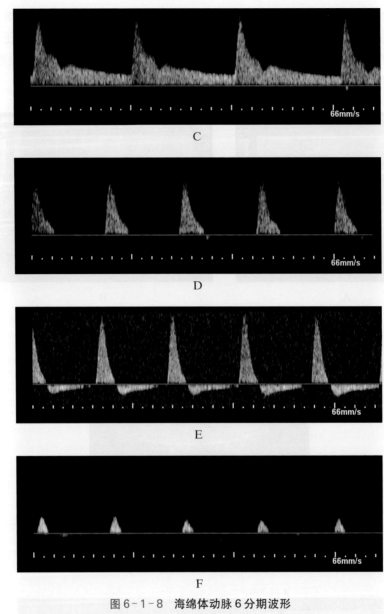

图6-1-8　海绵体动脉6分期波形

A.0期;B.1期;C.2期;D.3期;E.4期;F.5期

2. 阴茎背动脉

阴茎背动脉位于阴茎背侧,海绵体白膜外侧,左右各一(图6-1-9)。因此在勃起以后,该动脉不

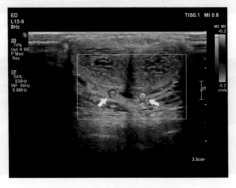

图6-1-9　阴茎背动脉

白色箭头:双侧阴茎背动脉

受海绵体压力增高的影响,流速曲线保持较为固定的形态(图6-1-10)。

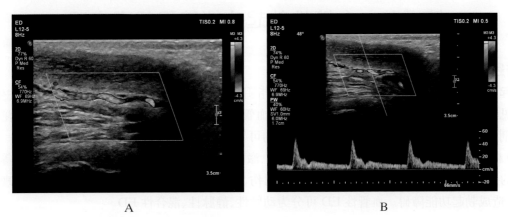

图6-1-10　阴茎背动脉彩色血流(A)及流速曲线(B)

3. 阴茎背静脉

阴茎背静脉分为背深和背浅静脉,在疲软状态下,两者均不宜观察。勃起后背深静脉增宽,在经腹侧切面下可以清晰观察(图6-1-11)。

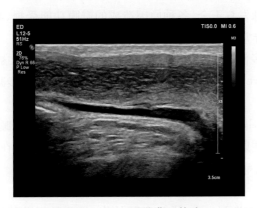

图6-1-11　阴茎背深静脉

四　阴茎超声检查注意事项

阴茎的超声检查不同于其他脏器,部分检查需要分别在勃起和疲软状态下进行,因此诊室需要独立、安静的暗室。诊室内除了超声医师和必要的助手之外,不宜有其他人员。

阴茎勃起功能需要在勃起状态下检查,可以通过阴茎海绵体注射药物或者口服勃起功能障碍治疗类药物完成。如果患者紧张不安无法达到勃起,可以给予刺激性影像和声音协助完成。

超声检查方法:①超声诊断仪需要配备7.5MHz以上线阵探头,分辨率高可以显示阴茎内的细微结构。②患者取平卧位,暴露下身,嘱患者阴茎上提,阴茎背侧紧贴腹壁,探头从阴茎腹侧扫查。如观察阴茎白膜等结构可以从阴茎背侧扫查。③检查勃起功能时需要海绵体注射药物,需要患者签署知情同意书,告知患者可能出现的损伤及异常勃起。检查结束后,患者需在医院内观察,直至阴茎疲软后方可离院。④扫查时需要分别做横切和纵切扫查,横切扫查可以清晰显示双侧海绵体横截面、白膜、尿道海绵体等结构,纵切则是观察海绵体动脉的主要切面。

第二节 血管性勃起功能障碍超声表现

【概述】

勃起功能障碍(erectile dysfunction，ED)是指阴茎持续不能达到或者维持勃起以满足性生活，是一种常见的男科疾病。阴茎勃起是一复杂的神经血管作用过程，涉及血流动力学、心理、内分泌神经及阴茎解剖结构的相互协调，其中各种因素的病变均可导致ED。

ED根据发病原因可以分为心理性、神经源性、激素性、血管性、药物性和系统性疾病引起等。血管性ED的病因有高血压、动脉粥样硬化、糖尿病、损伤、Peyronie病等，由于动脉供血不足或出现动静脉瘘，最终造成勃起功能障碍。血管性ED可分为动脉性、静脉性、混合性ED。

(1)动脉性ED：由髂动脉、阴部内动脉及其分支的任何部位血管阻塞性病变导致阴茎海绵体动脉血流减少引起。动脉性ED是40岁以上继发性ED患者最常见的原因之一，患者通常有动脉粥样硬化、糖尿病、冠心病、高血压或高脂血症等全身性疾病。

(2)静脉性ED：主要是海绵体静脉系统，包括导静脉、旋静脉和阴茎背深静脉在阴茎勃起时不能完全闭合导致静脉漏所致，占ED患者的25%～78%，占血管性ED的72%，是血管性ED的主要原因。常见的原因有先天性静脉发育不全、各种原因造成的瓣膜功能受损、海绵体白膜变薄、异常静脉交通支和ED治疗术后造成的异常分流。

(3)动静脉混合性ED：多普勒检查可能显示收缩期峰值流速(peak systolic velocity，PSV)减低，舒张期末流速(end diastolic velocity，EDV)增加，阻力指数(RI)进一步减低等改变。

【临床表现】

ED患者勃起功能减退，国际勃起功能指标(IIEF)21分以下。夜间睡眠阴茎勃起测试显示明显的勃起功能减退。药物海绵体注射诱发勃起试验反应降低。如勃起角度在60°～90°，为可疑血管病变；如勃起角度<60°，则提示血管病变。

【临床诊断】

对于来就诊的患者，应详细询问病史，排除脊髓外伤、骨盆骨折及其他可能引起ED的手术史，无糖尿病、心肌梗死、休克、严重的前列腺炎等病史。无服用可能影响勃起功能的药物史。进行全面的体格检查，排除明显的外生殖器解剖畸形、阴茎硬结、包茎、前列腺增大、神经系统体检有异常者。相关的实验室检查包括：性激素全套、肝肾功能、血脂、血糖及血、尿常规等。综合上述结果，初步判断ED是器质性还是心理性的。超声结合海绵体注药诱发勃起试验，有助于心理性ED和血管性ED的鉴别诊断。

【超声检查方法】

患者在疲软时观察双侧海绵体回声质地、大小，有无纤维化斑块。全程扫查双侧海绵体动脉，可以发现海绵体动脉变异、硬化斑块。测量双侧海绵体动脉内径、PSV。

阴茎诱导勃起后，观察阴茎勃起双侧海绵体的增大情况，是否对称。测量海绵体动脉内径、PSV、EDV、RI。注药后分别在5min、10min、15min、20min、30min定时重复测量上述海绵体动脉参数。

【阴茎勃起诱导方法】

勃起功能障碍的超声检查需要在阴茎勃起后检查，诱导阴茎勃起可以通过药物注射法和口服药物法。

(一)海绵体药物注射法

1.海绵体注射操作

佩戴无菌手套，用酒精棉球擦拭消毒阴茎局部皮肤2次。注射器抽取注射液，建议将药物配成1～2ml液态，拉直并固定阴茎，用1ml注射器针头于右侧阴茎中部近根部穿刺进针，确保针头进入海绵体后

（避免穿透海绵体或进入尿道海绵体），缓慢推注药物直至打完。拔出针头并用酒精棉球压迫局部止血。

2. 药物类型及配比

向阴茎注射的血管活性药物通常有三种，如前列腺素 E1、罂粟碱及酚妥拉明。单剂用量前列腺素 E1 为 5～40 μg，罂粟碱在 10～30 mg。三联混合制剂罂粟碱 30 mg/ml + 酚妥拉明 1.0 mg/ml + 前列腺素 E1 10 μg/ml。两联混合制剂罂粟碱 30 mg/ml + 酚妥拉明 0.5 mg/ml，或酚妥拉明 0.1 mg/ml + 前列腺素 E1 10 μg/ml。混合制剂的单次用量为 0.1～2 ml，从小剂量开始，逐渐加大调节至最佳剂量，常用剂量在 0.25～1 ml。

3. 注意事项

不适宜人群包括对血管活性物质（前列腺素 E1）过敏，患有镰刀状细胞贫血、多发性骨髓瘤、白血病而易诱发异常勃起的患者，阴茎海绵体纤维化、阴茎假体的患者，重度心血管疾病、严重心律失常、低血压、高龄体弱的人，应禁用或慎用。并发症有：阴茎持续勃起、阴茎疼痛、阴茎局部不良反应和全身不良反应等

（二）口服药物替代海绵体注射法

对于部分年轻患者或其他勃起功能检测基本正常的患者，也可以采用口服 PDE5i 或 PDE5i 加上小剂量血管活性药物海绵体注射，来替代上述常规剂量阴茎海绵体血管活性药物注射。一般在超声检测前 1～2 小时先口服 100 mg 西地那非或 20 mg 他达拉非，超声先检查阴茎疲软状态下的阴茎血流参数和阴茎海绵体结构，再配合试听刺激或阴茎局部用手刺激，来诱发阴茎勃起。口服 PDE5i 药物诱发勃起与环境和患者情绪等因素有关，其优点是不良反应小，很少出现阴茎异常勃起状态；但缺点是诱导阴茎勃起成功率偏低，存在假阴性可能。

【超声诊断】

动脉性 ED：由于动脉的阻塞性病变，阴茎根部水平测量 PSV<25 cm/s，可诊断为动脉性 ED，具有 100% 的敏感性和 95% 特异性。PSV>30 cm/s 代表海绵体存在充足的血供，而海绵体动脉流速在 25～30 cm/s 没有很好的诊断特异性，有学者认为多数发生于海绵体动脉开始出现轻度硬化的患者。动脉性 ED 的其他征象有海绵体动脉出现斑块或钙化灶（图 6-2-1），多发生于糖尿病或慢性肾病的患者。由于海绵体动脉血流降低，螺旋动脉血流信号减少甚至消失，动脉远端因为流速低，彩色信号无法显示。海绵体动脉内径在药物诱导后增宽程度小于 75%，往往发生于动脉性 ED，预示着海绵体动脉管壁硬化。药物诱导后海绵体往往增大不明显，如果双侧不对称增大表示存在单侧的动脉阻塞或硬化。海绵体动脉的阻塞或狭窄可以在彩色多普勒下较为清晰地显示，前者阻塞部位血流信号消失，而后者狭窄部位血流加速，出现湍流。

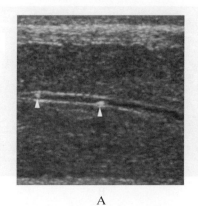 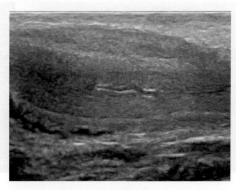

A　　　　　　　　　　　　　　　B

图 6-2-1　海绵体动脉异常

A. 海绵体动脉内可见强回声斑块（白色箭头）；B. 海绵体动脉走行扭曲

（引用自 Bertolotto，2008）

静脉性 ED:静脉性 ED 主要观察 EDV,在勃起的各个阶段 EDV 均出现较高的流速。静脉性 ED 的诊断标准存在各种版本,有研究认为 PSV 正常,EDV 大于 5 cm/s,阴茎背静脉持续性血流大于 3 cm/s,可以作为诊断静脉性 ED 的标准。RI 的正常值在勃起状态下一般大于 0.9,但是单纯以 RI 值诊断静脉性 ED 特异性较差。如果患者存在动脉供血不足,不能单纯根据 RI 和 EDV 的异常来诊断静脉性 ED。静脉性 ED 动脉内径可明显增宽,纵切面上可显示距离更长,螺旋动脉彩色血路可以到达白膜处。背深静脉的血流速度一般小于 3 cm/s,如大于 10 cm/s 则表明静脉的闭塞机制出现问题。

混合性 ED:表现为 PSV 减低,EDV 增高,RI 减低。

Suresh 在总结了多项研究后将阴茎血管性 ED 分为正常(nonvascular)、部分动脉性(partial arterial)、动脉性(arterial)、部分静脉性(partial venous)、静脉性(venous)、临界混合性(borderline mixed)、混合型(mixed)7 种。

正常:PSV>30 cm/s,EDV<3 cm/s,并且 RI>0.8。

部分动脉性:PSV 在 25~30 cm/s,EDV<3 cm/s。

动脉性:PSV<25 cm/s,EDV<3 cm/s。

部分静脉性:PSV>30 cm/s,EDV 在 3~6 cm/s,RI 在 0.6~0.8。

静脉性:PSV>30 cm/s,EDV>6 cm/s,RI<0.6。

临界混合性:PSV 在 25~30 cm/s,EDV 在 3~6 cm/s,RI 在 0.6~0.8。

混合性:PSV<25 cm/s,EDV>6 cm/s,RI<0.6。

病例一 正常志愿者

【临床资料】 27 岁,健康志愿者,自诉勃起正常,触诊双侧睾丸、附睾未见异常。

【实验室检查】 FSH、LH、PRL 等均在正常范围,IIEF-5 评分 25 分。

【声像图表现】 采用高频超声可清晰显示左、右阴茎海绵体动脉的管径,多普勒测量右侧海绵体动脉 PSV 10 cm/s,EDV 0 cm/s,RI 1.0;左侧海绵体动脉流速 PSV 11 cm/s,EDV 0 cm/s,RI 1.0(图 6-2-2)。经阴茎海绵体内注射适量血管活性药物(罂粟碱 10~30 mg 加前列腺素 25 mg),充分勃起后右侧阴茎深动脉 PSV 41.2 cm/s,EDV 6.8 cm/s,RI 1.27;左侧阴茎深动脉 PSV 50.5 cm/s,EDV-6.7 cm/s,RI 1.33(图 6-2-3)。

【超声诊断】 双侧阴茎海绵体动脉未见异常。

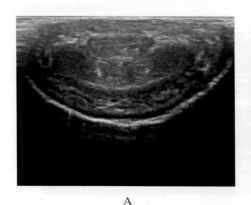
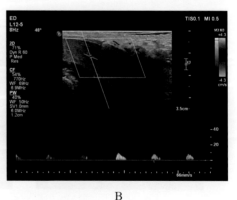

图 6-2-2 疲软状态下海绵体动脉

A. 疲软下阴茎横切面;B. 疲软下海绵体动脉流速曲线

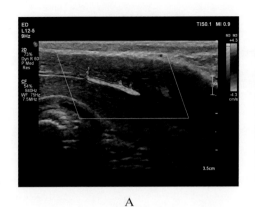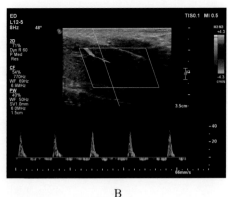

A　　　　　　　　　　　　　　　　B

图 6-2-3　勃起后海绵体动脉彩色血流（A）和流速曲线（B）

【诊断分析】

● 采用双功能超声检查对阴茎深动脉的管径、PSV、EDV、RI 等指标的检测，能客观反映阴茎勃起时动脉和静脉的血流动力学变化，是阴茎动脉功能判断的"金标准"，可作为动脉造影和海绵体造影前筛选检查。

● 在血流动力学的各项指标中，PSV 是判断海绵体动脉功能的主要参数。如果 PSV＞30 cm/s，RI≥1.0，可除外血管性和其他器质性 ED。

● 若动脉供血不足，血流速度降低，可导致 PSV 的下降；而静脉关闭功能是通过 EDV 及 RI 来间接评估的。静脉关闭机制受损或静脉漏时海绵体内压下降时，可导致 EDV 的上升和 RI 的下降。

病例二　动脉性 ED

【临床资料】　52 岁，自诉勃起功能减退 3 年。触诊双侧睾丸、附睾未见异常。

【专科检查】　FSH、LH、PRL 等均在正常范围，IIEF-5 评分 11 分，勃起功能检测头端和根部阴茎硬度降低，持续时间缩短。

【声像图表现】　右侧海绵体动脉内径 0.5 mm，PSV 8 cm/s，EDV 0 cm/s，RI 1.0；左侧海绵体动脉内径 0.5 mm，PSV 8 cm/s，EDV 0 cm/s，RI 1.0。经阴茎海绵体内注射血管活性药物，10 分钟后检测，右侧阴茎深动脉内径 0.7 mm，PSV 14.2 cm/s，EDV −2.1 cm/s，RI 1.14；左侧阴茎深动脉内径 0.8 mm，PSV 19.1 cm/s，EDV −2.3 cm/s，RI 1.12（图 6-2-4）。

【超声诊断】　双侧海绵体动脉流速减低。

【临床诊断】　动脉性 ED。

【诊断分析】

● 利用彩色多普勒显示阴茎深动脉血流并帮助定位，调节声束与血流方向的夹角小于 60°，获取多普勒流速曲线及相关血流动力学参数。

● 结合经阴茎海绵体内注射血管活性药物的超声检查，若左右海绵体动脉 PSV＜25 cm/s，或两侧相加 PSV≤50 cm/s，可诊断为动脉性 ED。

● 若一侧阴茎深动脉 PSV 呈反向血流，提示该侧阴茎深动脉的近段有阻塞，多见于外伤后、阴茎体部纤维化、动脉粥样硬化等。如果左、右侧阴茎深动脉 PSV 测值相差大于 10 cm/s，则提示速度较低一侧可能有动脉性疾病，可考虑 X 线动脉造影。

● 异常勃起时海绵体动脉血流可以消失，使阴茎海绵体发生严重淤血、缺血、血栓形成和坏死，最终导致纤维化和永久性 ED。

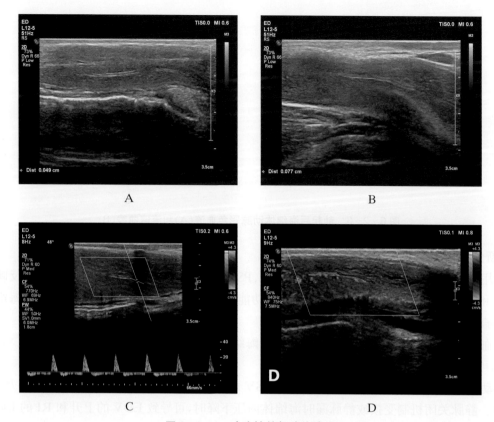

图6-2-4 动脉性勃起功能障碍

A.疲软下海绵体动脉内径0.5 mm;B.勃起后海绵体动脉内径0.7 mm;C.勃起后海绵体动脉流速曲线;D.勃起后海绵体动脉彩色血流信号

病例三 静脉性ED

【临床资料】 男,45岁,自诉阴茎勃起功能减退2年余,勃起维持时间短。触诊双侧睾丸、附睾未见明显异常。

【专科检查】 FSH、LH、PRL等均在正常范围。IIEF-5评分13分。勃起功能检测勃起时间缩短,硬度略减低。

【声像图表现】 右侧海绵体动脉内径0.5 mm, PSV 14 cm/s, EDV 0 cm/s, RI 1.0;左侧海绵体动脉内径0.5 mm, PSV 12 cm/s, EDV 0 cm/s, RI 1.0。经阴茎海绵体内注射血管活性药物,阴茎充分勃起时右侧阴茎深动脉PSV 33 cm/s, EDV 7 cm/s, RI 0.78(图6-2-5A);左侧阴茎深动脉PSV 30 cm/s, EDV 6 cm/s, RI 0.79(图6-2-5B)。阴茎背深静脉有持续血流,最大流速约14.9 cm/s(图6-2-5E)。

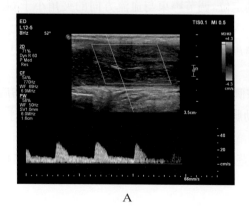

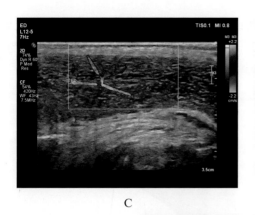
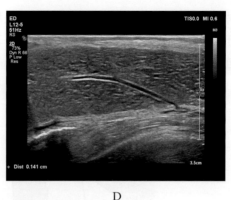

C　　　　　　　　　　　　　　　　　D

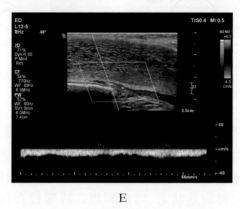

E

图 6-2-5　静脉性勃起功能障碍

A.勃起后右侧海绵体动脉流速曲线;B.勃起后左侧海绵体动脉流速曲线;C.海绵体动脉及螺旋动脉彩色血流信号;D.勃起后海绵体动脉内径 1.4 mm;E.阴茎背深静脉流速曲线

【超声诊断】　海绵体动脉阻力指数减低。

【临床诊断】　静脉性 ED。

【诊断分析】

● 注药后两侧阴茎深动脉始终呈单一的相对低阻的流速曲线,PSV>25 cm/s,EDV≥6 cm/s,RI<0.8,阴茎背深静脉内持续血流,考虑为静脉性 ED。

● 主要由海绵体静脉系统在阴茎勃起时不能完全闭合导致静脉漏所致。随着年龄的增加静脉漏的发生也随之增多,并可能是老年人原发性 ED 的主要原因。如果 PSV 在 30~50 cm/s、舒张期正向血流消失或出现舒张期中的反向血流(RI≥1.0),可以完全除外静脉性 ED。

第三节　阴茎硬结症超声诊断

【概述】　阴茎硬结症(PD):是一种获得性的阴茎畸形,以白膜纤维化为特征,可伴有疼痛、畸形、勃起功能障碍和/或焦虑。本病是 1743 年由 Peyronie 首先报道,故又称为 Peyronie 病。阴茎海绵体白膜的纤维化病变,使阴茎背侧或外侧出现单个或数个斑块或硬结,可以引起患者疼痛、阴茎畸形及勃起功能障碍。有研究认为病变原因是折叠外伤导致白膜隔膜嵌插性损伤,内渗的血液激活了纤维蛋白原,造成显微蛋白沉积和凝聚。

【临床表现】　阴茎硬结可以分为急性期和慢性期,急性期有非勃起态的阴茎疼痛,痛性勃起,白膜可及结节或者斑块,阴茎弯曲。慢性期表现为斑块硬化、钙化,阴茎变形稳定,绝大部分在 12 个月内疼痛消失。体格检查可以在阴茎触及边界清楚的斑块或硬结,由于斑块的纤维化或钙化缺乏延展性,在勃起时由于延展不够导致阴茎向患侧弯曲(图6-3-1)。斑块常位于阴茎背侧表面,直接与嵌插的纵隔纤维相连。

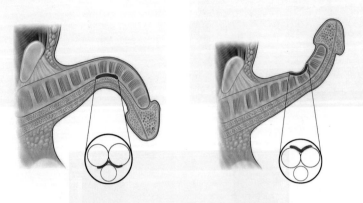

图6-3-1 阴茎硬结症引起阴茎弯曲

(引用自Prando,2009)

【临床诊断】 阴茎硬结患者的发病形式及发病时间,是否伴有疼痛,先前有无接受阴茎手术、经尿道仪器检测或治疗、外伤、药物治疗或药物滥用,以及纤维瘤性病变。所有患者需要评估勃起功能情况,包括问卷量表[IIEF-5、勃起硬度评分(EHS)、阴道内射精潜伏期(IELT)]和海绵体动脉超声测量。体检硬结大小、硬度、勃起时阴茎状态、弯曲程度。特殊检查包括性功能检测[视听性刺激(audiovisual sexual stimulation,AVSS)/夜间阴茎勃起(nocturnal penile tumescence,NPT)检测、多普勒超声]、心理量表、磁共振等。

【超声表现】 阴茎硬结是海绵体白膜上的病变,白膜在声像图中表现为环绕海绵体的高回声带。硬结的超声诊断需要观察硬结的位置、大小、回声性质、有无钙化。硬结位置多位于阴茎背侧白膜,也可发生于外侧、腹侧及分隔处。超声需要分别在横切和纵切下测量硬结的长、宽和厚度。硬结的回声多数是偏高回声,少数为等回声或低回声。等回声或稍低回声的硬结在声像图中不易显示,往往触诊可及超声无法发现的硬结就是此类(图6-3-2)。可以通过药物诱导阴茎勃起,正常白膜由于海绵体膨胀延展而变薄,硬结由于纤维化失去弹性,与周围对比增强,可以提高检出率。硬结有无钙化是临床医生需要了解的一个重要信息,可以判定疾病的进程,确定治疗方案。超声对阴茎硬结钙化的检出率接近100%,是最佳的影像学检查方法。而没有钙化的硬结MRI的检出率要高于超声。有学者将硬结分为钙化性硬结、白膜局部增厚和海绵体分隔纤维化几种(图6-3-3)。

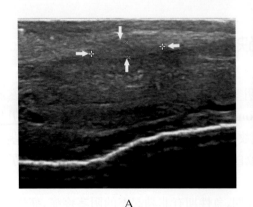
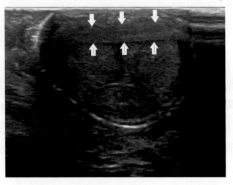

A   B

图6-3-2 海绵体背侧白膜硬结症纵切面图(A)和横切面图(B)

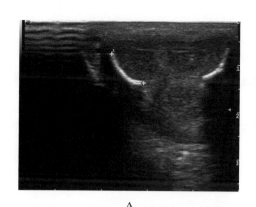
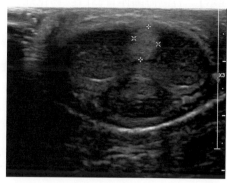

A
B

图 6-3-3　钙化型硬结症(A)和海绵体中隔硬结症(B)

病例一　右侧阴茎硬结症

【临床资料】　男,45岁,触及阴茎硬结2月,无疼痛。

【专科查体】　阴茎背侧可触及直径约2cm结节,质硬,不可移动。

【声像图表现】　经阴茎背侧扫查,右侧海绵体背侧白膜见强回声斑块,左右径15 mm,上下径5 mm,厚2 mm。强回声斑块内部及周围未见明显血流信号(图6-3-4,**动态图6-3-1、动态图6-3-2**)。

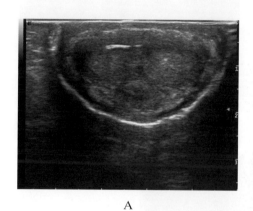
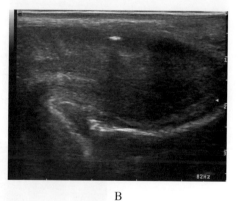

A
B

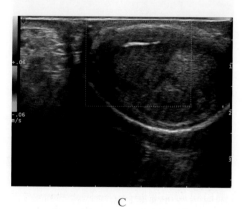

C

图 6-3-4　钙化性阴茎硬结症

A.横切面背侧白膜钙化性硬结;B.纵切面背侧钙化;C.钙化性硬结的彩色多普勒

【超声提示】 右侧海绵体背侧白膜钙化灶。

【临床诊断】 右侧阴茎硬结症。

【诊断分析】

● 临床检查触诊为阴茎背侧硬结,经超声扫查该硬结为一强回声斑块,位于海绵体白膜处。海绵体内未见其他异常回声,因此该病例为阴茎硬结症。

● 海绵体钙化性硬结往往会多发,因此需要全面扫查整个阴茎白膜。超声对白膜钙化检出率接近100%,是最佳的诊断方法。

病例二 阴茎硬结症

【临床资料】 男,51岁,自述阴茎勃起后弯曲数月,勃起时有疼痛。

【专科查体】 阴茎背部触及质硬结节,约2 cm,边界清晰。勃起后,阴茎向背侧弯曲约40°。

【声像图表现】 阴茎海绵体背侧白膜可见局部增厚,最厚处约2.7 mm,左右径15 mm,上下径19 mm,波及左右两侧海绵体白膜。增厚回声不均匀偏低,边界欠清。增厚处血流信号不明显(图6-3-5)。

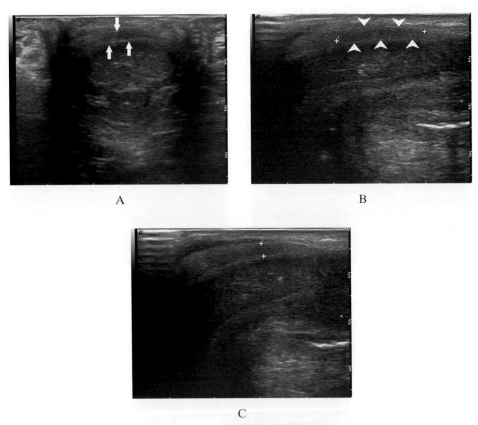

图6-3-5 阴茎背侧白膜局部增厚

A.横切面白色箭头所指;B.纵切面白色箭头所指;C.厚度2.7 mm

【超声提示】 阴茎海绵体背侧白膜局部增厚。

【临床诊断】 阴茎硬结症。

【诊断分析】

● 海绵体白膜局部增厚是由于白膜的纤维化斑块形成,可以在白膜处观察到局部的增厚,回声多数为等回声。

● 超声诊断海绵体白膜纤维斑块有一定的漏诊率,尤其当纤维斑块与正常白膜回声相近时,往往会造成超声漏诊。检查中应当在探头的缓慢扫查过程中注意白膜的厚度,在斑块处会有局部隆起。同时,可以根据硬结的部位或阴茎弯曲的方向判断硬结的位置重点扫查。阴茎勃起后可以使硬结显示更清晰,结合 MRI 也有助于硬结的检出。

病例三　阴茎硬结症

【临床资料】　男,46 岁,阴茎触及硬结 2 月,无疼痛感。

【专科查体】　阴茎中部触及质韧结节,约 1 cm。无触痛,勃起后阴茎无明显弯曲。

【声像图表现】　双侧海绵体中部分隔处见高回声结节,左右径 6.3 mm,上下径 9.3 mm,前后经 4.8 mm,边界清,形态规则(图 6-3-6)。结节内无明显血流信号。

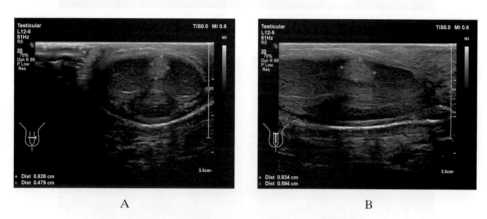

图 6-3-6　海绵体分隔硬结横切面(A)和纵切面(B)

【超声提示】　双侧海绵体中部分隔高回声结节。

【临床诊断】　阴茎硬结症。

【诊断分析】

● 海绵体分隔处的硬结由于其两侧的低回声海绵体对比,较容易在超声声像图上显示。往往为高回声结节,可以多发,在分隔上侵犯不同范围。

● 海绵体分隔处的硬结有时触诊不易察觉,但是阴茎硬结是造成 ED 的一个原因。在因其他原因检查阴茎时可被发现,有助于疾病的诊断。

第四节　超声弹性成像在阴茎疾病中的应用

【概述】　弹性成像(elastography)是近年发展起来的一项新成像技术,目的是通过测量组织弹性即硬度(elasticity)的不同,实现组织定征研究,在临床应用上具有实用价值和广阔前景。最新的剪切波弹性成像技术(SWE),是通过剪切波的速度变化得到组织的杨氏模量,是代表组织弹性的国际公认的指标。

【弹性成像在勃起功能障碍中的应用】　阴茎的弹性测量一般选取阴茎中部,探头从阴茎腹侧面作横切或纵切测量取样。阴茎的海绵体弹性随着年龄的增长而增长,与年龄具有显著相关性。高脂血症可以引起阴茎海绵体 SWE 值增高。Turkay 等发现疲软状态下的 ED 患者的海绵体杨氏模量要大于正常对照组,并取得最佳诊断值为 17.1 kPa,大于 17.1 kPa 诊断 ED 具有较高的特异性和阳性预测值

(图6-4-1)。但也有文献认为疲软状态下SWE并不能诊断ED,SWE的最佳优势在于诊断静脉性ED,静脉性ED患者药物诱导勃起后10 min,SWE会迅速上升,而正常人及动脉性ED不会。

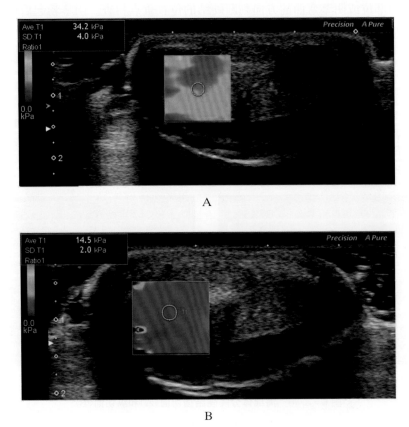

图6-4-1 SWE评估勃起功能障碍

A.正常志愿者海绵体杨氏模量34.2 kpa;B.勃起功能障碍患者杨氏模量14.5 kpa

(引用自 Turkay et al,2017)

【弹性成像在阴茎硬结中的应用】 阴茎硬结含有大量的纤维,在弹性成像中可以表现为杨氏模量增加,文献报道SWE可以发现常规灰阶超声无法发现的无钙化硬结,并且能够对硬结的硬度提供一个量化指标(图6-4-2)。

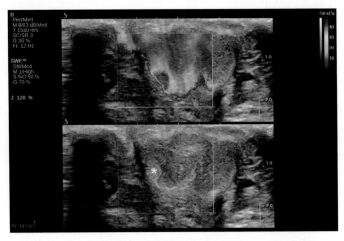

图6-4-2 阴茎硬结症的剪切波弹性成像(* :硬结位置)

病例一 阴茎硬结症

【临床资料】 男,51岁,阴茎中部触及硬结4月。

【专科查体】 阴茎中部可触及硬质结节,大小约2cm,患者无触痛。

【声像图表现】 双侧海绵体分隔处见高回声结节,左右径6.4mm,前后径8.5mm,上下径17mm,边界清晰(**动态图6-4-1**)。弹性成像图中,正常海绵体及白膜呈绿色,而结节处呈红色,代表该处质地较正常坚硬(图6-4-3)。

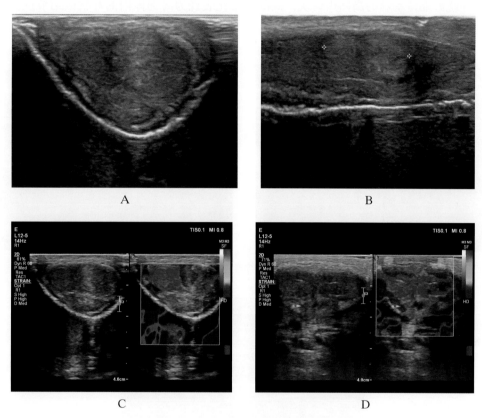

图6-4-3 阴茎硬结症的弹性成像

A.横切面分隔处硬结;B.纵切面显示硬结;C.弹性成像显示硬结为红色,硬度高;D.正常分隔处弹性与海绵体相似

【超声提示】 海绵体分隔处硬质结节。

【临床诊断】 阴茎硬结症。

【诊断依据】 阴茎硬结含有大量纤维蛋白,因此其硬度高于正常白膜。在弹性成像中,表现为结节处硬度增高,呈红色。部分灰阶超声难以发现的硬结可以通过弹性成像增加检出率,是阴茎硬结的有效辅助诊断方法。

第五节 其他阴茎疾病超声诊断

一、海绵体纤维化的超声诊断

【概述】 海绵体纤维化会导致阴茎勃起功能障碍,阴茎海绵体的最主要成分是海绵体平滑肌细胞,占阴茎组织成分的40%～50%,平滑肌细胞减少,纤维组织增生最终导致海绵体纤维化。年龄、缺氧、海绵体损伤、缺血性阴茎异常勃起等均可导致该病发生。

【临床表现】 海绵体纤维化可以分为弥漫型纤维化和局限型纤维化,勃起功能障碍是其主要表现。局限型纤维化部分患者可以在阴茎上触及硬结。超声、磁共振和阴茎海绵体动态测压及造影是临床检查和诊断的主要方法。

【超声诊断】 海绵体纤维化的超声表现与发病原因有一定关系。年龄、吸烟、糖尿病等引起的弥漫型纤维化往往没有特征性超声表现,或仅仅表现为海绵体回声增高。而异常勃起、感染、系统性硬化病往往形成环绕海绵体动脉的高回声斑块。局部纤维化表现为海绵体内的片状或结节性高回声区,偶尔伴有钙化灶(图6-5-1)。

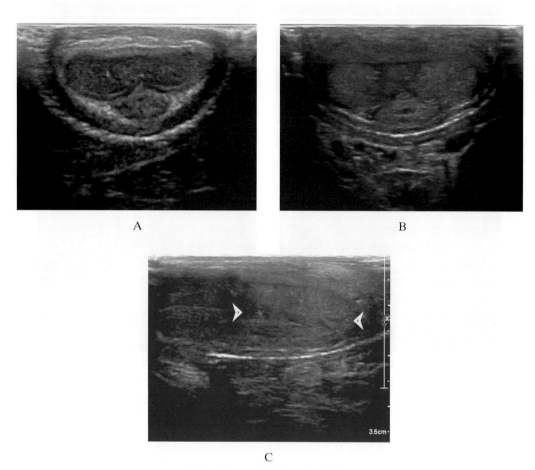

图6-5-1 海绵体远端纤维化
A.正常海绵体回声;B.纤维化海绵体回声增高;C.纵切面白箭头之间纤维化

病例一 阴茎海绵体纤维化.

【临床资料】 男,55岁,自述阴茎中部触及硬结。

【专科查体】 阴茎近中部触及硬质结节,约2cm,阴茎勃起时无明显弯曲。

【声像图表现】 阴茎中部双侧海绵体片状回声增高,以近分隔处显著,上下径范围约5mm,内部回声尚不均匀,边界欠清(图6-5-2,**动态图6-5-1**)。阴茎白膜及浅表组织未见明显异常回声。

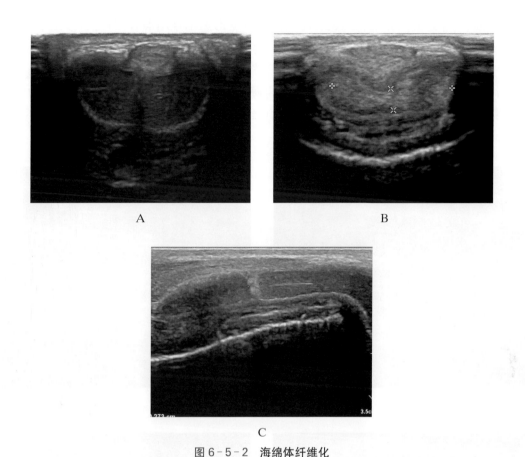

图 6-5-2　海绵体纤维化

A.正常部位海绵体横切面;B.横切面海绵体纤维化;C.纵切面显示纤维化

【超声提示】　双侧海绵体中部片状高回声区。

【临床诊断】　阴茎海绵体纤维化。

【诊断分析】

● 海绵体局部的纤维化超声容易辨认,纤维化部位与周围正常海绵体组织对比明显,可以在对阴茎的全程扫查中发现。

● 部分海绵体纤维化可以在阴茎上触及硬结,临床医生有可能误认为是阴茎硬结症。因此对于触及阴茎硬结的患者,除了观察白膜的病变,同样也要观察海绵体的变化。也有学者认为海绵体纤维化斑块也属于阴茎硬结症的一种类型。

二 阴茎异常勃起

【概述】　阴茎异常勃起是指在无性刺激的情况下,病理性长时间勃起,一般以持续 4 小时以上作为诊断标准。阴茎异常勃起可以分为高流量型(非缺血性)异常勃起和低流量型(缺血性)2 种。高流量型异常勃起多数发生于阴茎或会阴部的外伤后,由阴茎海绵体动脉破损而动脉血持续过度灌注海绵体,超出静脉流出量引起;缺血性异常勃起往往由血液疾病、肿瘤、药物因素引起,如镰刀状红细胞增多症、白血病、抗抑郁药物等。缺血性异常勃起的病理改变为阴茎静脉流出受阻,海绵体内压力异常增高,导致动脉缺血,容易引起海绵体坏死纤维化,需要紧急处理。

【临床表现】　非缺血性异常勃起患者往往有阴茎部位的外伤史,之后阴茎持续勃起,一般不完全坚硬或疼痛,阴茎海绵体血气分析并不出现缺氧及酸中毒。缺血性异常勃起患者阴茎坚硬触痛,典型表现是疼痛,海绵体血气分析显示缺氧、高碳酸血症及酸中毒。

【超声诊断】 非缺血性异常勃起患者海绵体内可见形态不规则混合回声区,多发生于海绵体根部,周围海绵窦明显扩张。彩色血流显示无回声区搏动性血流信号,甚至可见搏动性血流来源于海绵体动脉,多普勒显示为高速血流信号(图6-5-3)。缺血性异常勃起患者起初海绵体回声可无异常,随病情进展,海绵体回声增高,结构消失,形成纤维化。海绵体动脉的峰值血流速度随着海绵体内的压力增高而下降,最终血流信号消失,意味着海绵体内压力已经大于动脉收缩压,将会对海绵体造成不可逆损害。

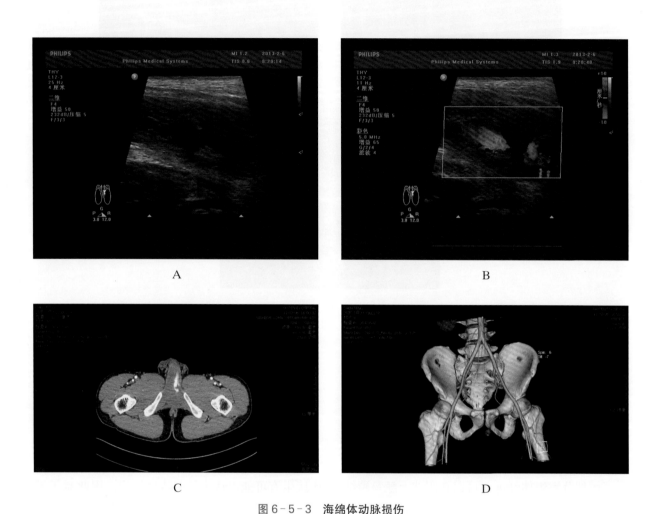

图6-5-3 海绵体动脉损伤

A.纵切面内可见混合回声团块;B.彩色多普勒显示搏动性血流信号;C.CT增强动脉期;D.CT三维重建

病例一 右侧海绵体动脉损伤

【临床资料】 男,25岁,在浴室摔倒后阴茎持续勃起1天伴疼痛。

【专科查体】 患者阴茎呈Ⅲ度勃起,无明显弯曲。阴茎有轻度触痛。阴茎表面无明显瘀斑及开放性伤口。

【声像图表现】 右侧海绵体中部见混合回声团块,大小22 mm×18 mm×18 mm,边界清,形态规则。双侧海绵体白膜连续性好。CDFI可见团块内无回声区呈搏动性彩色血流信号,血流来源于左侧海绵体动脉(图6-5-4,动态图6-5-2)。

【超声提示】 右侧海绵体混合回声团块伴搏动性血流信号(考虑海绵体动脉损伤)

【临床诊断】 右侧海绵体动脉损伤

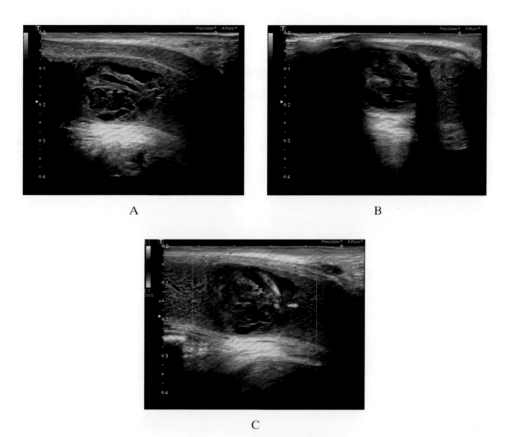

图 6-5-4　海绵体动脉损伤

A.海绵体内混合回声团块纵切面;B.海绵体混合回声团块横切面;C.团块内可见搏动性血流信号

【诊断分析】　海绵体动脉损伤后,动脉血流在海绵体内形成假性动脉瘤,彩色多普勒下可见内部有搏动性血流信号,该图像特异性较高,容易鉴别。

病例二　阴茎缺血性异常勃起

【临床资料】　男,28 岁,白血病患者,阴茎持续性勃起 3 天,伴疼痛。

【专科查体】　患者阴茎呈Ⅳ度勃起,无明显弯曲。阴茎疼痛剧烈,阴茎表面无明显瘀斑及开放性伤口。

【声像图表现】　双侧海绵体回声增高,分布不均匀。双侧海绵体动脉内透声差,未测及血流信号。

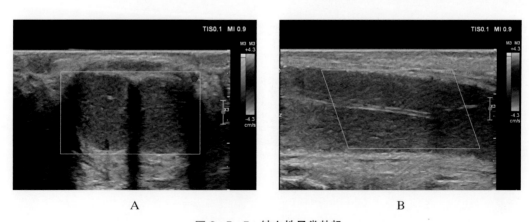

图 6-5-5　缺血性异常勃起

A.横切面海绵体回声增高;B.纵切面海绵体动脉内未见血流信号

【超声提示】　双侧海绵体动脉未测及血流信号。

【临床诊断】　阴茎缺血性异常勃起。

【诊断依据】　由于白血病异常细胞聚集于海绵窦,造成阴茎血液流出受阻,海绵体内压力增大,形成缺血性异常勃起。

（张时君,卢慕峻,夏建国）

扫描二维码查看
本章动态图

第七章　精索静脉曲张超声表现

第一节　精索静脉曲张病因学及病理生理学

精索静脉曲张(varicocele，VC)是指精索内蔓状静脉丛的异常扩张伸长和迂曲,可导致疼痛不适及进行性睾丸功能减退,是男科临床常见疾病之一,也是导致男性不育的常见病因。

一　病因学

睾丸及附睾静脉血管汇集成蔓状静脉丛,经三条径路通道回流至体循环。

● 大部分蔓状静脉丛血管在腹股沟管内汇成精索内静脉,沿腹膜后上行。左侧精索内静脉呈直角汇入左肾静脉,右侧呈锐角汇入下腔静脉,汇入点多在右肾静脉下 5 cm 处,直接汇入右肾静脉者为5%~10%。

● 从提睾肌静脉至腹壁下静脉,再汇入髂外静脉。

● 从输精管静脉汇入髂内静脉。

根据不同病因,可分为原发性和继发性精索静脉曲张。

原发性精索静脉曲张,左侧更为多见,其发生可能与下列因素有关。

● 人体直立姿势,使精索内静脉回流血液必须克服重力自下向上回流。

● 精索内静脉瓣有防止血液反流的作用,当静脉瓣缺损或功能不良时可导致血液反流。

● 精索静脉壁及其邻近结缔组织薄弱或提睾肌发育不全,削弱了静脉周围的依托作用。

左侧精索静脉曲张较右侧更为常见的原因可能为:

● 左侧精索内静脉呈直角汇入左肾静脉,行程长,且静脉压力较大。

● 左肾静脉于主动脉与肠系膜上动脉之间受压,可能影响左侧精索内静脉回流,形成所谓近端钳夹现象(proximal nutcracker phenomenon),也称为"胡桃夹"现象。

● 左侧精索内静脉位于乙状结肠后面,易受肠道压迫影响其通畅。

● 左侧精索内静脉的瓣膜缺损或关闭不全多于右侧。

继发性精索静脉曲张,多见于左肾静脉或腔静脉瘤栓阻塞、肾肿瘤、盆腔肿瘤、腹膜后肿瘤、巨大肾积水或肾囊肿、异位血管压迫等。

二　病理生理学

(一)精索静脉曲张的病理组织改变

精索内静脉的病理组织学发现,血管内皮细胞变性,内膜增生,中膜和瓣膜平滑肌增生肥厚,瓣膜严重机化,上述病变导致血液淤滞,从而影响了睾丸和附睾的血运。

(二)精索静脉曲张导致男性不育的原因

精索静脉曲张影响男性生育的机制与精子质量异常、睾丸体积缩小、睾丸灌注减少及睾丸功能障碍等方面有关。但引起不育的确切机制至今尚未完全阐明,归纳起来大致有以下几种原因。

1. 睾丸局部温度升高

适当的睾丸温度对维持正常的生精具有重要的意义,大量研究表明,阴囊温度仅升高 1~1.58℃ 就能诱导生殖细胞凋亡,使睾丸体积缩小,进而导致精子生成减少、精子畸形率增加。研究发现,精索静脉曲张患侧的阴囊温度约比正常人阴囊的温度高 1.5℃。

2. 睾丸组织缺氧

研究发现精索静脉曲张患者睾丸组织中低氧诱导因子(HIF)-1α 表达明显增高。在精索静脉内的血液及精索静脉血管内皮中,HIF-1α 的表达量相比其他静脉血液明显增加。精索静脉曲张手术能阻断并改善缺氧环境。但当精索静脉曲张程度较重,或患病时间较长时导致睾丸组织严重缺氧,睾丸细胞线粒体产生大量自由基,同时 HIF-1α 表达明显上升,HIF-1α 仅激活凋亡通路,诱导细胞凋亡,从而导致生精功能不可逆损伤。

3. 氧化应激

过多的活性氧(reactive oxygen species,ROS)引起脂质氧化酶失活,破坏线粒体膜及细胞膜的稳定性,引起细胞 DNA 损伤,导致细胞凋亡。研究表明,在精索静脉曲张不育男性的精浆中发现,ROS 的表达量与正常男性相比显著升高。过量的 ROS 与精子 DNA 碎片率增加有关,这可能与精索静脉曲张导致弱精子症及低受孕率相关。

4. 肾上腺及肾脏代谢产物反流入睾丸

精索静脉曲张时,左肾静脉的血液沿左侧精索内静脉反流入睾丸,血液中可能含有肾、肾上腺代谢产物(如 5-TH、前列腺素、类固醇激素、肾上腺素)。研究报道,精索静脉曲张患者的精索静脉血液中,这些代谢物相比正常人显著升高,且升高的幅度与精索静脉曲张的临床分级呈正相关。儿茶酚胺类激素可引起睾丸微血管过度收缩、睾丸血供减少以及睾丸组织细胞缺氧。

5. 睾丸内分泌障碍

精索静脉曲张对睾丸雄激素分泌的影响一直存在争议。有研究报道,精索静脉曲张患者外周血和睾丸组织内的睾酮水平明显下降,其他性激素则无明显变化。也有研究持不同意见。

6. 免疫异常

任何破坏血睾屏障的因素都会导致睾丸的自身免疫,诱导抗精子抗体形成。如单侧睾丸附睾炎、睾丸扭转、精索静脉曲张、睾丸肿瘤或创伤、睾丸活检等,都可能会导致抗精子抗体的生成。研究发现,精索静脉曲张不育患者的精液中抗精子抗体浓度显著高于正常人群,且精索静脉结扎术后,抗精子抗体会逐渐减少,精子活力较术前显著提高。这提示精索静脉曲张可能对睾丸血睾屏障造成可逆性损害,从而导致抗精子抗体生成,但具体机制仍不详。

7. 损害附睾功能

研究发现,精索静脉曲张还会影响附睾功能,例如精浆中性 α 糖苷酶的分泌,从而影响精液质量。

综上所述,精索静脉曲张影响男性生育的机制是一个错综复杂的病理生理过程,很可能是多种因素共同作用的结果。

第二节　精索静脉超声诊断及分级

【精索静脉的解剖】

阴囊的血液回流主要通过 3 组深静脉和阴囊浅表静脉完成。3 组深静脉分别是精索内静脉丛、输精管静脉和提睾肌静脉(图 7-2-1)。精索内静脉引流睾丸、附睾的血液,呈血管丛,相互吻合。靠近睾丸处血管 10～12 支,沿着精索上升,血管数量减小(图 7-2-2)。输精管静脉输入前列腺和膀胱静脉丛,大部分为 1 支,少数 2 支,偶发 3 支,内径 0.4～0.7mm 或是静脉丛,因此正常情况下超声不可见。提睾肌静脉起源于睾丸下方,注入腹壁下深静脉,内径在 0.4～2.6mm,大多数在 1～4 支。

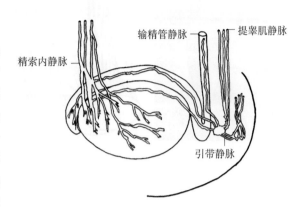

图 7-2-1　阴囊的静脉回流

(引用自 Mirilas et al, 2012)

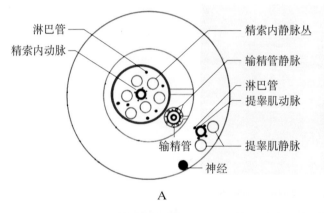

A

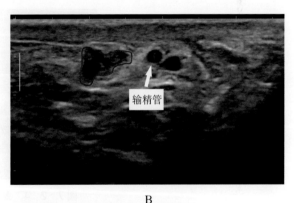

B

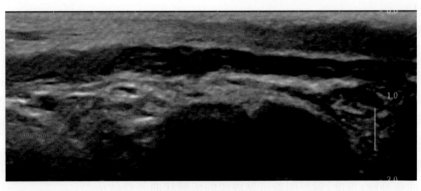

C

图 7-2-2　精索解剖

A.精索横截面示意图(引用自 Mirilas et al, 2012);B.精索横切面示精索内静脉丛和输精管;C.纵切面示精索内静脉丛

3 组深静脉之间在睾丸中上方水平存在大量的交通支吻合(图 7-2-3)。正常情况下交通支无法在声像图上显示,精索静脉曲张后,交通支可以显著扩张,在附睾及精索周围形成迂曲扩张血管。

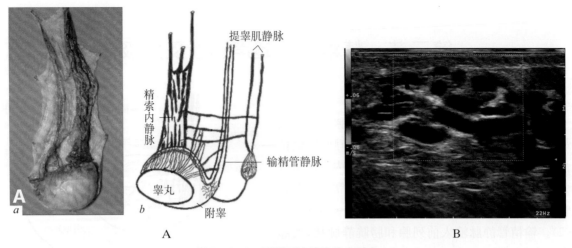

图7-2-3 阴囊回流静脉的交通支

A.3组回流静脉之间的交通支(引用自 Artyukhin，2007)；B.声像图上显示扩张的交通支

3组深静脉在睾丸下方交汇形成"静脉结"(venous junction)，在精索静脉曲张患者可以在睾丸下方形成大量的迂曲血管团(图7-2-4)。

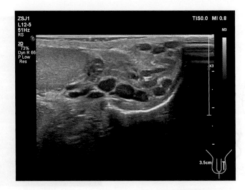

图7-2-4 睾丸下方的曲张静脉丛

【临床表现】

病变轻者无任何不适，重者发生阴囊肿胀，可向下腹部或腹股沟放射，站立较久、行走过多或重体力劳动时加重，平卧休息后症状减轻。

【临床诊断】

精索静脉曲张的诊断过去主要靠临床症状和触诊。但是，由于临床诊断易受检查者个人经验、阴囊皮肤温度差异等因素干扰，影响了其诊断的客观性和准确性，尤其对触诊阴性的亚临床型精索静脉曲张的诊断常易漏诊。

精索静脉曲张阴囊触诊分3度：Ⅰ度，触诊不明显，屏气等增加腹压后可扪及曲张静脉；Ⅱ度，外观正常，触诊可及曲张静脉；Ⅲ度，观察阴囊可见成团的蚯蚓状曲张静脉丛。

彩色多普勒超声既能了解组织器官的解剖结构，包括精索、睾丸及附睾等，又能了解相应部位的血流状况，清楚显示静脉内有无血液反流、部位、程度及呼吸、Valsalva 试验的关系等，且方法简便、无创，已成为精索静脉曲张的首选检查手段。

【超声诊断】

精索静脉曲张的超声诊断主要根据精索静脉内径的测量和 Valsalva 试验反流时间。

阴囊根部纵断扫查，可见精索、附睾头部附近出现迂曲的管状结构，或似多数小囊聚集成的蜂窝状结构;管壁薄而清晰;管腔内呈无回声或见烟雾状活动的低回声;管径增宽(图7-2-5)。然而内径的测量也受到各种因素的影响,测量部位、立卧位、呼吸状态等均可以影响测量的结果(图7-2-6)。不少学者的研究均提示站立位测量更能体现患者的病情,也与临床触诊较为符合。睾丸下方的静脉血管团往往扩张比较明显,甚至其内径会大于睾丸上方,部分临床医生可以根据其内径判断是否需要结扎睾丸下方静脉。

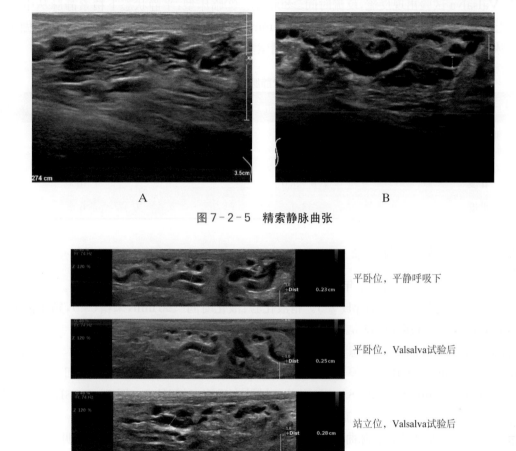

A   B

图7-2-5　精索静脉曲张

平卧位,平静呼吸下

平卧位,Valsalva试验后

站立位,Valsalva试验后

图7-2-6　不同状态下的精索静脉内径变化

Valsalva 试验:嘱患者深吸气后做屏气动作,增大腹压,可见精索静脉管径增宽,管腔内血流加速,彩色多普勒下可见彩色信号增加,记录血流信号增加持续的时间,就是 Valsalva 试验的反流时间(图7-2-7,**动态图7-2-1**)。Valsalva 试验的测量除了要固定仪器 scale 和彩色增益外,Valsalva 动

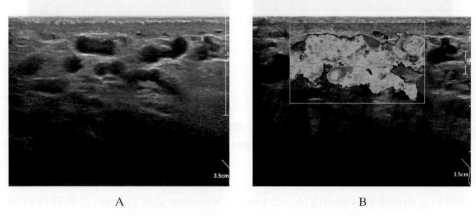

A   B

图7-2-7　精索静脉曲张 Valsalva 试验反流

作的规范程度是引起测量偏差的主要因素。Valsalva试验需要快速地增大腹压并且要憋气至反流计时结束。不少研究发现反流可以明显影响精液质量,甚至其意义高于精索静脉的内径。

【精索静脉曲张的超声分级】

国内普遍认同的超声诊断标准如表7-2-1所示:①亚临床型:精索静脉内径≥1.8 mm,平静呼吸时无反流,Valsalva试验出现反流,反流时间≥800 ms。②临床型:平静状态下精索静脉丛中至少检测到3支以上的精索静脉,其中1支血管内径大于2 mm,或增加腹压时静脉内径明显增加,或做Valsalva试验后静脉血液有明显反流。目前,国内外有关精索静脉曲张的超声诊断仍无统一标准。

表7-2-1 精索静脉曲张的超声分级

VC超声分级	精索静脉内径(mm)	Valsalva试验反流时间(s)
亚临床型	1.8~2.0	1~2
Ⅰ度	2.1~2.7	2~4
Ⅱ度	2.8~3.0	4~6
Ⅲ度	≥3.1	≥6

病例一 Ⅰ度精索静脉曲张

【临床资料】 男,25岁,婚后2年未育。站立位屏气后左侧阴囊可扪及曲张血管。

【实验室检查】 精量4.5 ml,pH 7.5。精液化验:液化时间<30 min,果糖(+),精子活力(a+b)29.12%,a级13.43%,b级15.69%。FSH、LH、PRL等均在正常范围。

【声像图表现】 双侧睾丸形态大小正常,回声分布均匀,彩色血流分布正常。右侧附睾头厚9.1 mm,尾厚5.2 mm;左侧附睾头厚9.8 mm,尾厚5.0 mm;双附睾大小形态正常,回声分布均匀。左侧精索静脉内径2.3 mm(图7-2-8A),Valsalva试验有反流,时间约3 s(图7-2-8B)。右侧精索静脉内径1.2 mm,Valsalva试验无反流。

【超声诊断】 ①左侧精索静脉曲张Ⅰ度;②双侧睾丸、附睾、右侧精索静脉未见明显异常。

【临床诊断】 左精索静脉曲张(Ⅰ度)。

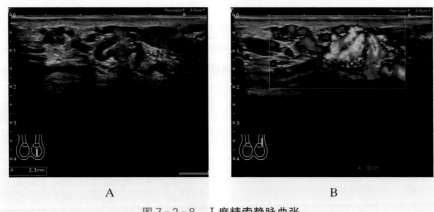

图7-2-8 Ⅰ度精索静脉曲张

A.左侧精索静脉迂曲扩张,内径2.3 mm;B.CDFI:左侧精索静脉Valsalva试验有反流,时间3 s

【诊断分析】

● 平静呼吸时左侧精索静脉最大内径≥2.1 mm。Valsalva试验有反流,反流持续时间>2 s,符合临床型精索静脉曲张Ⅰ度。

- 对于无反流的 VC,除检查精索静脉外,还应进一步检查其有无静脉压迫。
- 在判断有无反流时,应注意在同一支扩张的静脉可出现节段性的红蓝彩色血流信号,这可能是静脉走行迂曲所致,当做深呼吸或 Valsalva 试验出现原来的蓝色变红或红色变蓝时,说明反流的存在。

病例二 Ⅱ度精索静脉曲张

【临床资料】 男,30 岁,婚后 3 年未育。自诉久站后双侧腹股沟区酸胀不适。站立位双侧阴囊可扪及曲张血管,平卧位时曲张静脉缓慢消失。

【实验室检查】 精量 4.2 ml,抗精子抗体(-),pH 7.5,液化时间<30 min,精子活力(a + b)16.31%,a 级 5.6%,b 级 10.71%。

【声像图表现】 双侧睾丸形态大小正常,回声分布均匀,彩色血流分布正常。右侧附睾头厚9.6 mm,尾厚 4.4 mm;左侧附睾头厚 9.7 mm,尾厚 4.5 mm;双附睾大小形态正常,回声分布均匀。左侧精索静脉内径 2.9 mm(图 7-2-9 A)。Valsalva 试验有反流,时间约 6 s(图 7-2-9B)。右侧精索静脉内径 1.5 mm。Valsalva 试验无反流。

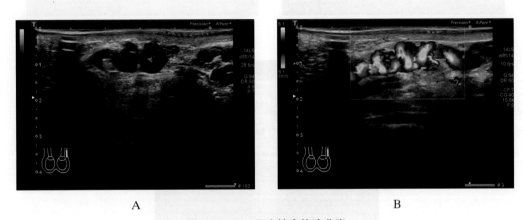

A   B

图 7-2-9 Ⅱ度精索静脉曲张

A.右侧精索静脉迂曲扩张,内径 2.9 mm;B.CDFI:右侧精索静脉 Valsalva 试验有反流,反流时间约 6 s

【超声诊断】 ①左侧精索静脉曲张(Ⅱ度);②双侧睾丸、附睾未见明显异常。

【临床诊断】 左侧精索静脉曲张。

【诊断分析】

- 平静呼吸时左侧精索静脉最大内径≥2.8 mm。Valsalva 试验有反流,且反流持续时间>4 s,根据反流程度分级,符合精索静脉曲张Ⅱ度。
- 对精索静脉曲张的超声检查,要注意以下几个方面:①使用高频线阵探头,血流量程及壁滤波调低(测低速血流),取样门宽为 1~2 mm,声束与血流夹角<60°;②耐心训练患者掌握正确的 Valsalva 动作,并能保持 2 s 以上;③测量精索静脉内径应在患者站立位平静呼吸,二维图像和彩色血流清晰的条件下,关闭彩色血流显像,在二维图像上直接测量。④超声检查应对双侧阴囊自内环到附睾尾作全面扫查,以免漏检。

病例三 Ⅲ度精索静脉曲张

【临床资料】 男,28 岁,婚后 5 年未育。自诉站立后左侧腹股沟酸胀感。左侧阴囊可及静脉丛迂曲成团,呈蚯蚓状。

【实验室检查】 精量4.6 ml,pH 7.6。精液化验:液化时间30 min,果糖(+),精子活力(a+b) 19.69%,a级9.56%,b级10.13%。

【声像图表现】 双侧睾丸形态大小正常,回声分布均匀,彩色血流分布正常。右侧附睾头厚 9.7 mm,尾厚5.5 mm;左侧附睾头厚10.8 mm,尾厚3.1 mm;双附睾大小形态正常,回声分布均匀。左 侧精索静脉内径3.7 mm(图7-2-10A、B),Valsalva试验有反流,时间大于6 s(图7-2-10C)。右侧 精索静脉未见明显扩张。

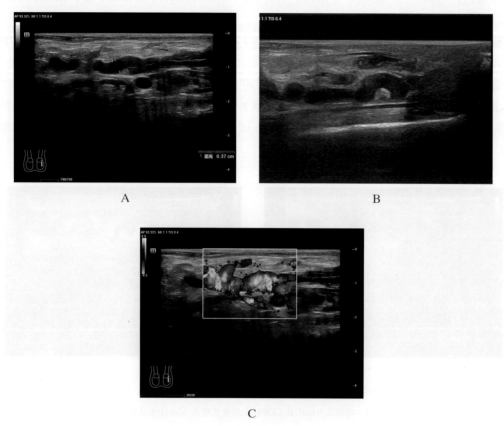

图7-2-10 Ⅲ度精索静脉曲张

A.左侧精索静脉迂曲扩张,内径最宽约3.7 mm;B.左侧精索静脉迂曲扩张,其内血流缓慢,自发显影;C.CDFI:左侧精索静脉Valsalva 试验有反流,时间大于6 s

【超声诊断】 ①左侧精索静脉曲张Ⅲ度;②双侧睾丸、附睾、右侧精索静脉未见明显异常。

【临床诊断】 左精索静脉曲张(Ⅲ度)。

【诊断分析】

● Ⅲ度精索静脉曲张:平静呼吸反流阳性,深吸气末及Valsalva试验时反流明显增加,蔓状静脉丛 明显扩张,血管内径3~5 mm。此外,VC可使睾丸缩小,其程度与静脉反流量有关,随着反流程度的加 重,睾丸体积呈缩小趋势。

● 彩色多普勒超声检查能了解精索、睾丸及附睾的解剖结构及血流状况,并能清晰显示静脉内有 无血液反流,反流部位、程度及与Valsalva试验的关系等,可为临床提供精索静脉形态及血流动力学改 变的重要诊断信息。

● 彩色多普勒超声检查还可用于精索静脉曲张结扎后的疗效评估,超声检测可有3种表现:①蔓 状静脉丛无扩张,也无反流,表明侧支已建成;②静脉丛曲张而无反流,表示侧支尚待慢慢自然建立;

③静脉丛扩张、迂曲,且有反流,说明有静脉漏扎。

第三节　超声在精索静脉曲张外科治疗中的作用

【概述】

超声在精索静脉曲张中不仅用于疾病的诊断,其对外科精曲手术的术前及术后的评估同样具有非常重要的作用。

精索静脉曲张的手术方式有多种,其中显微镜下精索静脉结扎术由于手术创伤小,术后恢复快,并发症少等特点使其成为近年来较为流行的手术方式。尤其是低位小切口的显微开放手术相比腹腔镜手术具有麻醉简单安全、创伤更小、疗效更佳、复发率更低的优势。但是,低位精索静脉结扎术要求尽可能地保护动脉,以减少术后的并发症。目前,对术中精索内睾丸动脉的保护主要依靠显微镜下观察搏动予以分离,但是,由于手术中的牵拉等因素往往造成动脉痉挛,影响动脉的识别。目前,随着高频超声的发展及彩色血流成像敏感度的提高,使得术前确定精索内睾丸动脉及精索静脉的数量成为可能。术前测量精索内睾丸动脉的数量有助于术中对动脉的探查分离,减少遗漏。

术中高频超声不仅可以更清晰地显示动脉数量,而且使得动脉位置也可以直观地在二维图像上显示出来,有助于手术医生对动脉的保护。

术后的评估方法同样是重要的一环,术后的超声检查方法侧重点不同于术前的超声检查,盲目以内径为主要诊断指标容易造成患者误解,引起医疗纠纷。

【超声检查】

术前的精索动脉评估是在腹股沟外环下方寻找精索内睾丸动脉,超声探头横切精索,在图像上可以辨认精索鞘膜,打开彩色血流框,精索内睾丸动脉在彩色血流框中呈搏动状态,计数动脉数量(图7-3-1)。精索动脉在精索内可以出现分叉、分支或汇合,因此此动脉数量在精索的不同平面可能不一致,测量部位尽量选取医生手术的平面。数量判定中需要注意排除输精管动脉。输精管动脉和输精管伴行,两者紧贴,可以辨认(图7-3-2)。

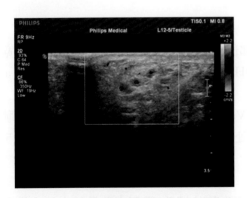

图7-3-1　横切面示精索鞘膜内3支动脉

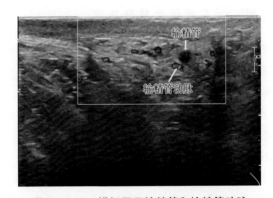

图7-3-2　横切显示输精管和输精管动脉

术中动脉数量的评估需要通过超高频探头(18M以上),精索提出腹股沟后操作。虽然对动脉数量的辨认更加清晰,但是由于手术的牵拉导致动脉痉挛,影响图像的显示(图7-3-3)。另外由于无菌操作等要求也影响其广泛应用。

术后的超声检查主要用于评估手术疗效,诊断是否复发。由于精索静脉结扎术后睾丸的血液回流在结扎处受阻,因此仍然可见部分精索静脉内径超过正常值。然而完整的结扎后做 Valsalva 动作静脉

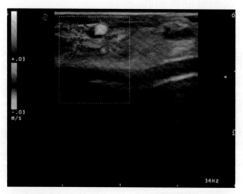

图 7-3-3 18M 探头术中观察精索内动脉

内不会出现反流(图 7-3-4)。因此精曲术后的超声检查不应单纯以内径作为诊断指标,而是以反流作为主要的诊断标准,术后存在反流是手术结扎不完全或术后复发的征象。

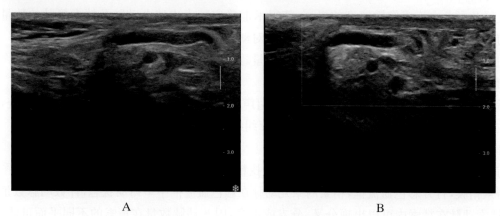

A
B

图 7-3-4 精索静脉曲张术后

A. 术后精索静脉内径仍然超过正常值;B. Valsalva 试验后扩张静脉内无反流

病例一 左侧精索静脉曲张

【临床资料】 男,29 岁,婚后 2 年未育。左侧阴囊部位有酸胀感,站立位可触及精索血管增宽。

【实验室检查】 精量 3.5 ml,抗精子抗体(-),pH 7.4,液化时间<30 min,精子活力(a+b)16.7%,a 级 5.5%,b 级 11.21%。

【声像图表现】 左侧腹股沟处静脉内径 2.6 mm,Valsalva 试验有反流,时间 5 s。探头于耻骨联合下缘一指处横切,精索鞘膜内可见搏动性血流信号 3 处(图 7-3-5)。左侧精索静脉内径 1.5 mm,Valsalva 试验未见反流。

【超声提示】 左侧精索静脉曲张,精索内动脉 3 支。

【手术发现】 手术中显微镜下分离鞘膜内组织,观察血管的搏动,采用多普勒超声探头辨别精索内睾丸动脉,通过动脉的搏动频谱声音来确定动脉共 3 支。

【诊断分析】 精索动脉的数量在测定中受一定因素的影响。需要仔细辨别精索鞘膜,测定精索内鞘膜里的动脉数量,输精管动脉也需要排除。

术前精索内睾丸动脉及静脉的测量位置应与手术切口位置一致,因为精索血管包括动脉在不同的层面可形成不同数量的分支,与手术切口位置一致的测量才能对临床手术具有定位价值。

分离睾丸动脉,动作要温柔,防止操作过程中激惹到睾丸动脉,引起睾丸动脉收缩,不利于寻找睾

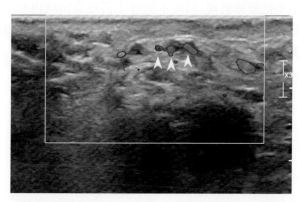

图 7 - 3 - 5　精索横切面显示动脉(白色箭头:精索内动脉;红色箭头:输精管动脉)

丸动脉。

病例二　左侧精索静脉曲张术后

【临床资料】　男,33 岁,左侧精索静脉曲张术后 3 月随访。

【实验室检查】

手术前精液分析:精量 3.5 ml,抗精子抗体(-),pH 7.5,精液浓度 150 万/ml,精子活力(a + b)7.5%,a 级 2%,b 级 5.5%,c 级 73%,d 级 19.5%。

术后 3 个月精液分析:精量 4.0 ml,抗精子抗体(-),pH 7.5,精液浓度 1700 万/ml,精子活力(a + b)57.2%,a 级 31%,b 级 26.2%,c 级 34%,d 级 8.8%。

【声像图表现】

术前超声:左侧精索静脉内径 3.1 mm,Valsalva 试验有反流,时间大于 6 s。

术后 3 个月超声:左侧精索静脉内径 2.1 mm,Valsalva 试验后无反流(图 7 - 3 - 6)。

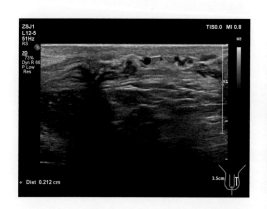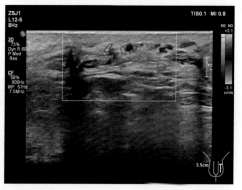

图 7 - 3 - 6　术后 3 月,精索静脉内径 2.1 mm,Valsalva 试验无反流

【超声提示】　左侧精索静脉曲张术后。

【临床结论】　左侧精索静脉曲张术后,精液质量恢复。

【诊断分析】

● 患者手术后超声检查,精索静脉内径 2.1 mm,仍然超过精索静脉曲张的诊断标准,然而静脉 Valsalva 试验无反流,我们可以认为手术是成功的,并且精液质量有了明显提高,也证明手术取得了预期效果。

●由于精索静脉结扎术不把静脉剥离,因此术后可能仍然会出现内径超过正常值,但是没有反流也阻止了对睾丸的生精损害。仁济医院统计过 110 例精索静脉曲张术后的患者,有 1/3 患者存在内径增宽,没有反流的现象,但是其精液质量明显增高,与内径正常无反流组没有差异。

(姜立新,卢慕峻,张时君)

第八章 无精子症超声评估

扫描二维码查看
本章动态图

无精子症是指射出的精液内完全没有精子。无精子症的诊断必须至少有 3 次精液标本,相隔两周以上,精液离心前后或其沉淀物均未发现精子。无精子症是男性不育的重要原因之一,占男性不育的 5%～20%。无精子症病因复杂,临床上根据输精管道是否梗阻可将其分为梗阻性无精子症(obstructive azoospermia,OA)和非梗阻性无精子症(non-obstructive azoospermia,NOA)。梗阻性无精子症(约占无精子症 40%)睾丸生精功能大多正常,病变存在于输出管道,其与非梗阻性无精子症的鉴别诊断及病因学诊断是进一步治疗的关键。大部分非梗阻性无精子症(约占无精子症 60%)患者睾丸生精功能低下或完全无生精功能,其睾丸的生精细胞因为发育阻滞而停留在精子发生的某一发育阶段或因缺乏生精细胞的唯支持细胞综合征,在睾丸内能找到成熟精子的可能性很小,在临床上应用药物和外科手术治疗效果很差。因此,明确无精子症的病因以及正确评估无精子症患者的睾丸生精功能状况,将有助于指导无精子症患者选择适当的治疗方法来解决其不育的难题。随着超声成像技术的发展,经阴囊及经直肠高频超声可以清晰显示睾丸及输精管道的结构改变,在无精子症病因学分类诊断上具有重要的临床应用价值。

第一节 梗阻性无精子症

梗阻性无精子症是指由于双侧输精管道梗阻导致精液中无精子,睾丸生精功能大多正常,睾丸体积和 FSH 一般也正常。病变存在于精子输出管道,按梗阻部位分为附睾梗阻、输精管梗阻、射精管梗阻及睾丸内梗阻。按病因分为先天性和后天获得性。随着诊断水平的提高,梗阻性无精子症和非梗阻性无精子症目前能够鉴别,而且部分梗阻性无精子症可通过外科手术治疗。即使治疗失败,附睾或睾丸穿刺取精结合 ICSI 技术可使其获得生育力。为了便于读者理解,本节把一类相对独立的疾病——先天性双侧输精管缺如单独列为一小节描述,其余按梗阻部位分为睾丸内梗阻、获得性附睾梗阻、输精管梗阻和射精管梗阻进行描述。

一 先天性双侧输精管缺如

【概述】 先天性双侧输精管缺如(CBAVD)占男性不育的 1%～2%,占无精症的 15%～20%,是梗阻性无精子症重要病因之一。近几年越来越多的研究证实,CBAVD 与囊性纤维化(CF)基因突变有关,被公认为是 CF 病的一种临床亚型,是由囊性纤维化跨膜转运调节因子(CFTR)基因的突变产生。CF 病在白种人的发病率高,约占 1/2500,而在东方人发病率极低,约占 1/100000。中国人 CBAVD 的发病率与国外报道基本一致。各种染色体基因突变可导致胚胎早期中肾管发育异常,而输精管、附睾和精囊均源于中肾管,因此表现为输精管道发育异常。

【临床表现】　大多数患者因不育就诊,少数在体检时偶然发现。可合并肾缺如、精囊缺如或发育不良、隐睾及腹股沟疝等。

【临床诊断】　常规依靠查体触诊,并结合精液分析、激素及精浆生化检查。查体触诊:附睾头部膨大,多数附睾体、尾部缺失,少数膨大,绝大多数输精管阴囊部不能被扪及,极少数可以扪及。精液分析:绝大部分精液量≤1.0 ml,pH<7.0,果糖定性阴性。性激素FSH、LH绝大部分正常。

【声像图特征】

1. 附睾

附睾头的声像图表现分为正常、单纯输出管扩张、回声杂乱伴输出管扩张;附睾体声像图表现分为正常、缺失、附睾管扩张及截断征;附睾尾声像图表现分为正常、缺失、附睾管扩张及条索样改变。附睾管扩张表现定义为附睾部位多发管状或囊状结构,按照扩张程度分为:①细网状扩张:附睾管扩张最宽处内径≥0.3 mm,<1 mm。②管状扩张:最宽处内径≥1 mm且<2 mm,呈迂曲管状扩张。③多囊管状扩张:附睾管扩张内径≥2 mm,形成多个囊管状结构。附睾截断征定义为附睾体突然中断,呈盲端改变,无法追及附睾尾部结构(**动态图8-1-1至动态图8-1-4**)。

2. 输精管阴囊段

声像图表现分为正常、缺失、截断征及纤细。输精管阴囊段截断征指输精管阴囊段部分缺如,断端呈盲端改变。阴囊段输精管纤细是指其外径≤1.3 mm(**动态图8-1-5和动态图8-1-6**)。

3. 输精管盆部末段

输精管盆部末段是指输精管壶腹部及超声可显示的20~30 mm盆部输精管部分,声像图表现分为缺如、存在、发育不良、截断征。截断征是指输精管盆部末段的部分缺如(**动态图8-1-7**)。

4. 精囊

声像图表现分为正常、缺失、扩张、萎缩、发育不良以及精囊区囊状畸形结构。精囊横径>15 mm定义为扩张,<5 mm定义为萎缩(或发育不良)。在精囊区出现膨大扭曲的囊性结构,失去精囊的正常形态及皱襞回声或为一盲管状无回声结构,定义为精囊部位囊状畸形结构(**动态图8-1-8至动态图8-1-11**)。

病 例 一　CBAVD

【临床资料】　男,27岁,婚后2年未避孕未育。

【临床检查触诊】　双侧睾丸体积14 ml,右侧附睾头体部可触及,质韧,尾部未触及,左侧附睾头膨大较软,体尾部未触及。双侧输精管阴囊部未触及。

【实验室检查】　精液量0.6 ml,pH 6.4,未见精子,果糖(-),脱落细胞检查未见生精细胞。FSH、LH、PRL等均在正常范围。

【声像图表现】　右侧睾丸大小40 mm×26 mm×17 mm,体积13.7 ml;左侧睾丸大小39 mm×27 mm×20 mm,体积14.2 ml;双侧睾丸形态大小正常,回声分布均匀,彩色血流分布正常。右侧附睾头厚10.5 mm,头部回声尚均匀,体部呈细网状改变,呈截断征,体部显示长度15 mm,尾部未扫及(图8-1-1A)。左侧附睾头回声不均伴多囊管状扩张(图8-1-1B),体尾部未扫及。双侧输精管阴囊段未扫及。TRUS:前列腺左右径44 mm×前后径25 mm×上下径32 mm,包膜完整,内部回声尚均匀。左侧精囊未扫及。右侧精囊大小19 mm×4 mm,外形偏小,呈低回声,皱褶结构及无回声消失(图8-1-1C)。双侧输精管盆部末段未扫及。

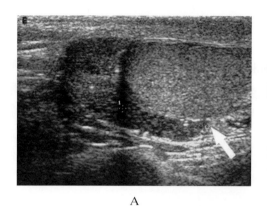
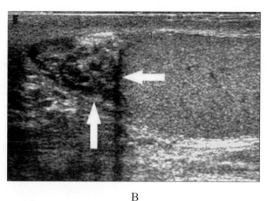

A　　　　　　　　　　　　　　　　　B

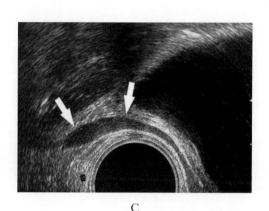

C

图 8-1-1　先天性双侧输精管缺如

A.附睾体中部截断征伴细网状扩张;B.附睾头回声不均伴多囊管状扩张;C.右侧精囊外形偏小,皱褶结构及无回声消失

【超声提示】　①右侧附睾体部截断征伴细网状扩张,尾部未扫及;②左侧附睾头回声不均伴多囊管状扩张,体尾部未扫及;③右侧精囊发育不良,结构异常;④左侧精囊未扫及;⑤双侧输精管阴囊段及盆部末段未扫及;⑥双侧睾丸,前列腺未见明显异常。

【附睾穿刺】　左侧 PESA:可见精子 4～6 条/HP,以 b、c 级为主。

【临床诊断】　CBAVD。

【诊断分析】

● 该病例临床查体未触及双侧输精管阴囊部,超声示双侧附睾尾部、双侧输精管、左侧精囊未扫及且右侧精囊发育不良、结合精液分析及精浆生化检查结果,诊断为 CBAVD。

● 目前研究证实 CBAVD 与囊性纤维化基因突变有关。CF 的致病基因位于 7 号染色体长臂 3 区 1 带(7q31)上,基因全长 250bp,共 27 个外显子和 26 个内含子,cDNA 全长约 6 129 bp,编码产物为 CFTR。CFTR 是 1 条由 1 480 个氨基酸组成的多肽链,具有氯离子通道功能,与上皮细胞的正常功能有关。基因突变可使其功能失活,导致具有外分泌功能的上皮组织出现结构缺陷或功能障碍。患者一般表现为双侧输精管缺如,常合并附睾发育异常、精囊缺如。

● 精囊分泌液是精液的主要组成部分,此液体呈碱性,决定精液的黏稠度,且精液中的果糖是由精囊分泌。如果精囊缺如或纤维化,精液检查表现为:精液量少(≤1.0 ml),果糖阴性,pH 值低(<7)。

病例二　CBAVD

【临床资料】　男,24 岁,婚后 1 年未避孕未育。

【临床检查触诊】　右侧睾丸体积 16 ml,左侧睾丸体积 18 ml,右侧附睾头膨大稍软,体尾部未触及,左侧附睾头体尾部可及,尾部膨大,较软。右侧输精管阴囊部未触及。左侧输精管阴囊部可及,粗细不均。

【实验室检查】 精液量 2.1 ml，pH 7.4,离心后未见精子,果糖(＋),脱落细胞检查未见生精细胞。FSH、LH、PRL 等均在正常范围。

【声像图表现】 右侧睾丸体积 15.5 ml，左侧睾丸体积 17.2 ml,双侧睾丸形态大小正常,回声分布均匀,彩色血流分布正常。右侧附睾头回声不均伴多囊管状扩张,体尾部未扫及。左侧附睾头厚 9.5 mm,尾部厚 7.8 mm,体尾部呈囊管状扩张(图 8-1-2A)。右侧输精管阴囊段未扫及,左侧输精管阴囊段显示长度约 89 mm,呈截断征,外径粗细不等,1.5～8.2 mm(图 8-1-2B)。TRUS:前列腺左右径 41 mm×前后径 27 mm×上下径 30 mm,包膜完整,内部回声尚均匀。右侧精囊未扫及。左侧精囊区见一膨大囊性结构,大小 58 mm×19 mm,皱褶结构消失(图 8-1-2C)。双侧输精管盆部末段未扫及。

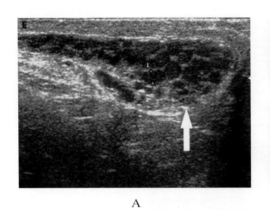

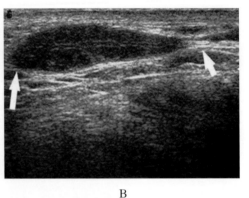

A   B

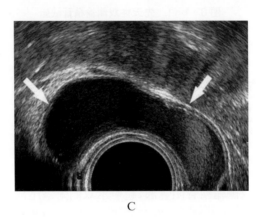

C

图 8-1-2 先天性双侧输精管缺如

A.左侧附睾体、尾部囊管状扩张;B.左侧阴囊段输精管截断征(左侧箭头),外径粗细不等。近附睾端明显变细(右侧箭头);C.左侧精囊部位畸形结构,为膨大囊性结构

【超声提示】 ①右侧附睾头回声不均伴多囊管状扩张,体尾部未扫及;②左侧附睾体尾部呈囊管状扩张;③左侧精囊区囊状畸形结构;④右侧精囊未扫及;⑤左侧输精管阴囊段呈截断征,外径粗细不等;⑥右侧输精管阴囊段及双侧输精管盆部末段未扫及;⑦双侧睾丸、前列腺未见明显异常。

【附睾穿刺】 右侧 PESA:可见精子 3～5 条/HP,以 b、c 级为主。

【临床诊断】 CBAVD。

【诊断分析】

● 本病多为双侧输精管完全缺如,部分缺如者较少见。作者在临床中发现,通过高频探头仔细扫查,正常人输精管均能显示。

● 该病例临床查体可触及单侧输精管阴囊部,超声显示左侧腹股沟管部截断,左侧精囊区为一囊状畸形结构,右侧输精管及精囊未扫及。声像图提示:即使临床可触及输精管的患者,也不能完全排除CBAVD的可能。

● 该患者精囊区存在的囊性畸形结构可能为发育不良的精囊,也有一定的分泌功能,这就解释了为什么该患者果糖试验为阳性结果,亦提示专业医务人员并非所有的CBAVD患者果糖都为阴性。

病例三　CBAVD

【临床资料】　男,27岁,婚后2年未避孕未育。

【临床检查触诊】　右侧睾丸体积16ml,左侧睾丸体积15ml,右侧附睾头膨大稍软,体尾部未触及,左侧附睾头体尾部均可触及,稍膨大,较软。右侧输精管阴囊段偏细。左侧输精管阴囊段未触及。

【实验室检查】　精液量1.1ml,pH 6.7,离心后未见精子,果糖(+),脱落细胞检查未见生精细胞。FSH、LH、PRL等均在正常范围。

【声像图表现】　右侧睾丸体积15.8ml,左侧睾丸体积14.2ml,双侧睾丸形态大小正常,回声分布均匀,彩色血流分布正常。右侧附睾头8.9mm,尾部厚5.7mm,输出管及附睾管呈不规则细网状扩张,内径0.2~0.4mm(图8-1-3A)。左侧附睾头厚11.6mm,回声杂乱,伴输出管不规则管状扩张,体尾部未扫及。右侧输精管阴囊段可扫及,外径纤细,约1.1mm,部分管腔可见(图8-1-3B)。左侧输精管阴囊段未扫及。TRUS:前列腺左右径43mm×前后径28mm×上下径31mm,包膜完整,内部回声尚均匀。左侧精囊区见囊性结构,大小约38mm×14mm,壁厚2mm,皱褶结构消失(图8-1-3C)。右侧精囊未扫及。双侧输精管盆部末段未扫及。

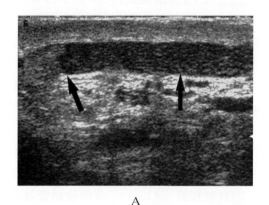
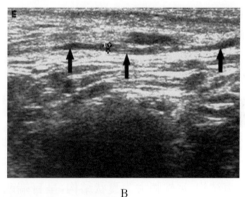

A

B

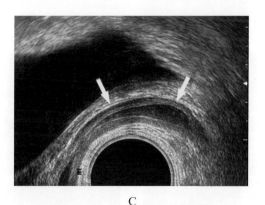

C

图8-1-3　先天性双侧输精管缺如

A.右侧附睾呈不规则细网状扩张;B.右侧阴囊段输精管纤细,外径约1.1mm,部分管腔可见(中间箭头处);C.左侧精囊部位畸形结构,为壁厚囊性结构,内壁光滑

【超声提示】 ①右侧附睾不规则细网状扩张;②左侧附睾头回声杂乱,输出管不规则管状扩张,体尾部未扫及;③左侧精囊区畸形结构;④右侧精囊未扫及;⑤右侧输精管阴囊段可见,外径纤细;⑥左侧输精管阴囊段及双侧输精管盆部末段未扫及;⑦双侧睾丸,前列腺未见明显异常。

【附睾穿刺】 左侧 PESA:可见精子 3~6 条/HP,以 b、c 级为主。

【临床诊断】 CBAVD。

【诊断分析】

● 该病例右侧输精管道除输精管盆部末段未扫及外,余均可见,而左侧输精管道几乎都未扫及,为典型的 CBAVD 超声表现,推断可能是双侧中肾管发育时受基因突变影响的程度不同所致。

● CBAVD 附睾细网状扩张,由于先天发育异常所致,故扩张不均匀、管壁毛糙,管壁呈低回声不增强。而附睾炎性梗阻引起的附睾管细网状扩张则扩张均匀,一般管径宽约 0.3 mm,管壁光滑,管壁回声可呈不均匀增强。

病例四 CBAVD

【临床资料】 男,28 岁,结婚 4 年未育。查体:双侧睾丸约 10 ml,双侧附睾头饱满,右侧附睾尾未触及,双侧输精管阴囊部未触及。

【实验室检查】 精液分析:精液量 0.5 ml,pH 6.7,果糖(-),离心未见精子。性激素 FSH、LH、PRL、T 均在正常范围内。

【声像图表现】 右侧睾丸体积 9.4 ml,左侧睾丸体积 8.9 ml,双侧睾丸体积偏小,回声分布均匀,彩色血流分布正常。右侧附睾头厚 15.6 mm,呈多囊管状扩张,管径最宽处约 3.6 mm,体部逐渐变细,回声增强,厚 1.2~2.6 mm,显示长度 16.8 mm,尾部未扫及。左侧附睾头厚 14.7 mm,附睾头体部呈不规则细网状扩张,管壁回声不清,内径最宽处约 0.6 mm,尾厚 2.2 mm,尾部可见多发斑点状强回声漂浮,较大,约 1.4 mm。双侧输精管阴囊段未扫及。TRUS:前列腺左右径 35 mm×前后径 25 mm×上下径 28 mm,包膜完整,内部回声均匀。右侧精囊未扫及。左侧精囊区见一管状无回声结构,宽约 2.1 mm,远端膨大为囊状结构,宽约 5.8 mm,呈盲端改变。双侧输精管盆部末段未扫及(图 8-1-4)。

【超声提示】 ①双侧睾丸体积偏小;②右侧附睾头多囊管状扩张,体部逐渐变细,回声偏高,尾部未扫及;③左侧附睾头体部不规则细网状扩张,管壁回声不清,尾部斑点状强回声漂浮;④左侧精囊区管状无回声结构,远端膨大为囊状结构,呈盲端改变;⑤双侧精囊未扫及;⑥双侧输精管盆部末段未扫及。

【附睾穿刺】 右侧经皮附睾精子抽吸术(PESA):见精子 6~7 条/HP,有 2~3 条活动精子/HP。

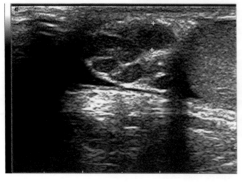

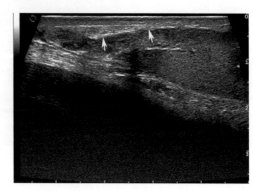

| A | B |

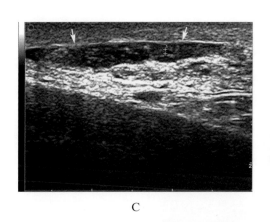
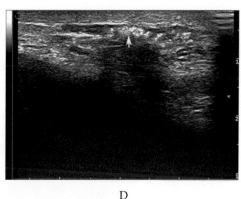

C　　　　　　　　　　　　　　　　　D

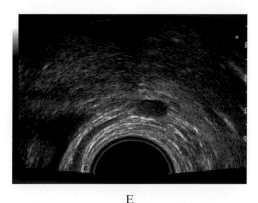

E

图8-1-4　先天性双侧输精管缺如

A.右侧附睾头部呈多囊管状扩张;B.右侧附睾体逐渐变细,回声增强;C.左侧附睾头体部呈规则细网状改变,管壁回声不清;D.左侧附睾尾部见多发斑点状强回声漂浮;E.左侧精囊区管状无回声结构,远端膨大为囊状结构,呈盲端改变

【临床诊断】　CBAVD。

【诊断分析】

● 结合该患者病史、实验室检查及超声表现诊断为CBAVD。该患者右侧附睾体表现出很典型的条索样改变,左侧附睾呈不规则细网状扩张、管壁回声不增强,均提示附睾存在先天性异常。

● 该患者睾丸体积偏小,睾丸生精功能不良及双侧输精管缺如均可为引起无精子症的原因,临床为了明确诊断,行诊断性PESA,结果发现了精子,因而确定该患者的无精子症是由双侧输精管缺如引起。

病例五　CBAVD

【临床资料】　男,28岁,结婚3年未育。查体:双侧睾丸约14ml,左侧附睾尾部及输精管阴囊部未触及。

【实验室检查】　精液分析:离心未见精子。性激素FSH、LH、PRL、T均在正常范围内。

【声像图表现】　右侧睾丸体积15.3ml,左侧睾丸体积16.4ml,双侧睾丸形态正常,体积正常,回声分布均匀,彩色血流分布正常。右侧附睾头厚10.6mm,体厚5.3mm,尾厚7.6mm,右侧附睾呈细网状改变(图8-1-5A)。左侧附睾头厚10.6mm,体厚4.4mm,左侧附睾回声减低,尾部未扫及(图8-1-5B)。右侧附睾及左侧附睾体部见多发强回声,最大约1.7mm。右侧输精管阴囊段内径约1.4mm,内部透声差见多发点状等回声,加压可发生浮动(图8-1-5C)。左侧输精管阴囊段未扫及。TRUS:前列腺大小形态正常,包膜完整,内部回声均匀。双侧精囊及输精管盆部末段未扫及。

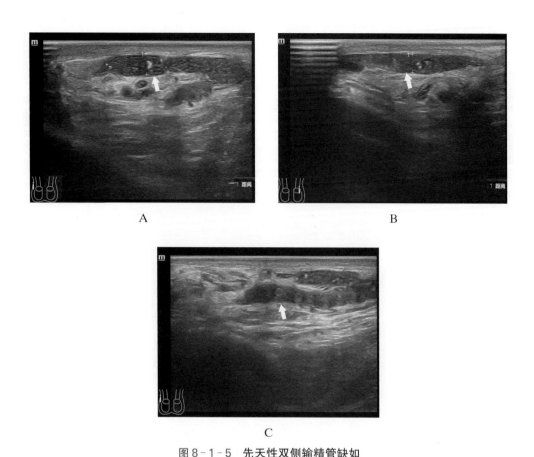

图 8-1-5 先天性双侧输精管缺如

A.右侧附睾呈细网状改变伴钙化(箭头所指为附睾);B.左侧附睾回声减低伴钙化,尾部未扫及(箭头所指为附睾);C.右侧输精管阴囊段扩张伴黏稠液体(箭头所指为输精管)

【超声提示】 ①右侧附睾细网状改变伴钙化;②左侧附睾回声减低伴钙化,尾部未扫及;③右侧输精管阴囊段扩张伴黏稠液体;④左侧输精管阴囊段未扫及;⑤双侧精囊未扫及;⑥双侧输精管盆部末段未扫及。

【临床诊断】 CBAVD。

【诊断分析】

● 结合该患者病史、实验室检查及超声表现诊断为 CBAVD。该患者右侧附睾表现出细网状改变伴钙化,左侧附睾管壁回声不增强,表现为回声减低伴钙化,尾部缺如,均提示附睾存在先天性异常。

● 该患者右侧输精管阴囊段扩张伴黏稠液体,左侧输精管阴囊段缺如,双侧精囊及输精管盆部末段缺如,因而可诊断 CBAVD。

二　睾丸内梗阻

【概述】 睾丸内梗阻概念由国外学者提出,文献报道睾丸内梗阻引起的无精子症约占梗阻性无精子症的 15%,后天性因素多于先天性因素(先天性发育不良,如睾丸附睾离断、睾丸网和输出小管发育不良等),后天性因素如炎症性和外伤性梗阻,常伴附睾和输精管的梗阻。睾丸内梗阻时睾丸生精功能正常,而附睾管内无精子,因此睾丸穿刺或活检可检出精子,但附睾穿刺无精子。睾丸内梗阻患者输精管道无法疏通,用其睾丸活检时取出的睾丸组织进行生育力保存或取精后实施 ICSI 生育后代。

【临床表现与诊断】 患者多因不育就诊。查体可无特殊发现,精液分析结果可显示为精液量、pH

值、果糖均正常,仅表现为无精。性激素通常在正常范围内。遗传学分析染色体核型正常。

【声像图特征】 睾丸网增宽呈细网状扩张。双侧睾丸、附睾管、输精管、精囊、射精管及前列腺均可无异常表现。

病例一 睾丸内梗阻

【临床资料】 男,32 岁,婚后 3 年未避孕未育。

【临床检查触诊】 双侧睾丸体积均 14 ml,质韧,左侧附睾头膨大,触之有囊状感,右侧附睾未及异常,双侧输精管阴囊部均可触及。

【实验室检查】 精液量 2.2 ml,pH 7.4,离心后未见精子,果糖(+),脱落细胞检查未见生精细胞。FSH、LH、PRL 等均在正常范围。Y 染色体 AZF 未见缺失。

【声像图表现】 右侧体积 13.3 ml,左侧体积 13.1 ml,双侧睾丸网不规则细网状扩张,内径最宽处约 0.4 mm。右侧附睾头厚 5.5 mm,尾厚 3.2 mm,右侧附睾形态大小正常,回声分布均匀。左侧附睾头厚 9.5 mm,头部见囊状无回声区,部分融合,形态不规则,最大约 7.5 mm×5.7 mm,尾厚 3.2 mm(图 8-1-6)。双侧精索静脉,前列腺、精囊未见异常,双侧输精管可扫及。

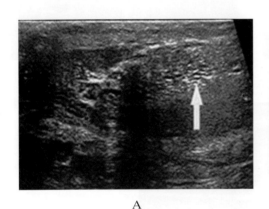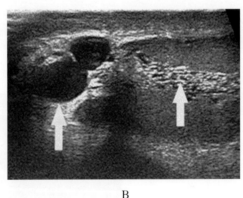

图 8-1-6 睾丸内梗阻
A.右侧睾丸网扩张;B.左侧睾丸网扩张(右箭头),附睾头囊肿形成(左箭头)

【超声提示】 ①双侧睾丸网扩张;②左侧附睾头囊肿;③右侧附睾,双侧输精管、精索静脉、精囊、前列腺未见明显异常。

【穿刺】 双侧 PESA:未见精子。双侧 TESA:均可见精子 0~2 条/HP,以 c 级为主。

【临床诊断】 梗阻性无精子症,睾丸内梗阻。

【诊断分析】

● 本例超声检查主要表现为睾丸网的异常,其他部分均未见异常。除精液检查结果发现无精子外,临床触诊和实验室检查其他结果均正常。该患者双侧 PESA 均未发现精子,而双侧 TESA 均发现精子,结合超声表现,认为该患者为睾丸内梗阻引起的无精子症可能性大。

● 睾丸内梗阻主要表现为睾丸网的扩张。但是,值得注意的是少部分正常的老年男性也可出现此征象,可能与睾丸网组织结构老年性退变有关。

病例二 睾丸内梗阻

【临床资料】 男,32 岁,婚后两年未避孕未育。

【临床检查触诊】 双侧睾丸体积正常,质韧,附睾未及异常,双侧输精管阴囊部均可触及。

【实验室检查】 精液量 1.5 ml,pH 7.4,离心后未见精子,果糖(+),脱落细胞检查未见生精细胞。FSH、LH、PRL 等均在正常范围。Y 染色体 AZF 未见缺失。

【声像图表现】

右侧睾丸大小 40 mm×29 mm×18 mm,体积 14.8,左侧睾丸大小 45 mm×30 mm×19 mm,体积 18.2 ml,双侧睾丸形态正常,回声分布均匀,彩色血流分布正常。双侧睾丸纵隔网扩张,右侧宽度 7.3 mm,左侧宽度 7.6 mm(图 8-1-7A、图 8-1-7B)。右侧附睾头厚 8.5 mm,尾厚 4.4 mm;左侧附睾头厚 9 mm,尾厚 4.6 mm;右侧附睾头呈高回声,内见多发点状强回声,大小约 1 mm。右侧附睾头见无回声区,范围 9 mm×8 mm,内透声好(**动态图 8-1-12**)。左侧附睾头输出小管区呈高回声,内见多发点状强回声,大小约 1 mm(图 8-1-7C)。双侧附睾体尾部大小形态正常,回声均匀。

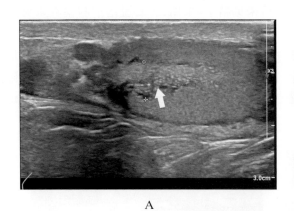
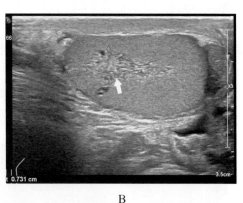

A
B

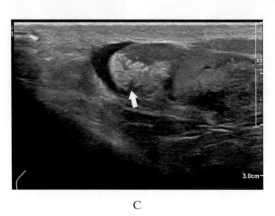

C

图 8-1-7 睾丸内梗阻

A.右侧睾丸网扩张;B.左侧睾丸网扩张;C.左侧睾丸输出小管区回声增高伴钙化点

TRUS:前列腺大小形态正常。前列腺包膜完整,内部回声均匀,内外腺分界清。CDFI 显示血流信号正常。前列腺内见数枚点状强回声,多位于内外腺交界处。双侧射精管未见扩张。双侧输精管盆腔段可见。右侧精囊大小约 32 mm×9 mm,左侧精囊大小约 39 mm×10 mm,双侧精囊大小形态正常,内部回声均匀。

【超声提示】 ①双侧睾丸网扩张;②双侧附睾头睾丸输出小管区回声增高伴钙化点,右侧附睾头囊肿;③精索静脉、前列腺、精囊未见明显异常;④双侧输精管可扫及;⑤TRUS:前列腺钙化点;⑥射精管、精囊、输精管未见明显异常。

【术中所见】 患者行精道探查术及睾丸显微取精术。术中右侧阴囊切开,见睾丸大小、血供正常,右侧附睾头饱满,附睾体尾部正常,右侧附睾见散在黄色管径很细的附睾管,附睾液镜检未见精子;右侧睾丸小切口见生精小管正常,镜检见精子,2~3 条/4~5 高倍视野(HPF),畸形率 98%,取适量睾丸组织冻存。

【临床诊断】　梗阻性无精子症（睾丸内梗阻）。

【诊断分析】　本例超声检查主要表现为睾丸网及睾丸输出小管的异常，其他部分均未见异常。除精液检查结果发现无精子外，临床触诊和实验室检查其他结果均正常。该患者术中附睾内未发现精子，睾丸内发现精子，结合超声表现，认为该患者为睾丸内梗阻引起的无精子症可能性大。

三　获得性附睾梗阻

【概述】　获得性附睾梗阻主要来自急、慢性附睾炎，主要致病菌为淋病双球菌、衣原体和结核杆菌等。其他如外伤、部分外科手术也可导致附睾损伤引起梗阻。

【临床表现】　大多数患者因不育就诊，少数在附睾炎后精液分析时发现。常规诊断依靠查体触诊，并结合精液分析、性激素及精浆生化检查。查体触诊：附睾规则或不规则增粗、变硬，部分附睾尾部可触及结节。精液分析：一般情况下精液量＞2.0 ml，pH 值＞7.0，果糖（＋）。性激素 FSH、LH、PRL、T 一般均正常。多数可有附睾炎病史或淋球菌感染史。

【声像图特征】　附睾炎性病变：附睾管均匀扩张，呈细网状改变，内径约 0.3 mm，附睾管管壁可呈均匀低回声，亦可呈回声不均匀增高。部分附睾内可见境界清晰的结节状偏高回声区，呈圆形或椭圆形，内部附睾管回声明显增强，常位于附睾尾部，附睾头体部偶见。大部分偏高回声区扩张的附睾管内常见细小点状回声，有时呈斑片状强回声，形似钙化灶，在加压、移位或静置观察时，点状或斑状强回声可发生浮动（**动态图 8 - 1 - 13 至动态图 8 - 1 - 15**）。

病例一　附睾炎性梗阻

【临床资料】　男，26 岁，婚后 4 年未避孕未育，6 年前有附睾炎病史。

【临床检查触诊】　右侧睾丸体积 16 ml，左侧睾丸体积 14 ml，质韧，双侧附睾变粗，质硬，双侧输精管阴囊部可触及。

【实验室检查】　精液量 2.4 ml，pH 7.4，离心后未见精子，果糖（＋），脱落细胞检查未见生精细胞。FSH、LH、PRL 等均在正常范围。Y 染色体 AZF 未见缺失。

【声像图表现】　右侧睾丸体积 14.9 ml，左侧睾丸体积 13.3 ml，双侧睾丸大小形态正常，回声均匀，彩色血流信号分布正常。右侧附睾头厚 11 mm，尾厚 6 mm；右侧附睾细网状改变，内径约 0.3 mm，附睾管管壁回声不增强（图 8 - 1 - 8A）。左侧附睾头厚 10 mm，尾厚 5 mm；左侧附睾细网状改变，内径约 0.3 mm，附睾管管壁回声增强（图 8 - 1 - 8B）。右侧输精管阴囊段回声正常，左侧输精管阴囊段内壁回声增强（图 8 - 1 - 8C）。精索静脉、精囊、前列腺、未见异常。

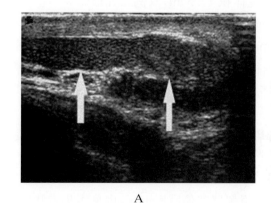
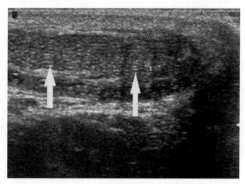

A　　　　　　　　　　　　　　　　　B

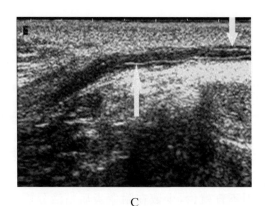

C

图8-1-8 附睾炎性梗阻性无精子症声像图

A.右侧附睾细网状改变,附睾管管壁回声不增强;B.左侧附睾细网状改变,附睾管管壁回声增强;C.左侧输精管阴囊段内壁回声不规则增强

【附睾穿刺】 双侧PESA:均可见精子1~4条/HP,b、c级为主。

【临床诊断】 梗阻性无精子症(附睾炎性梗阻)。

【超声提示】 ①右侧附睾细网状改变;②左侧附睾细网状改变,伴附睾管管壁回声增强;③左侧输精管阴囊段内壁回声不规则增强;④睾丸、精索静脉、前列腺、精囊未见明显异常。

【诊断分析】

● 附睾炎引起的附睾管扩张多呈细网状均匀扩张,内径约0.3 mm,扩张程度较轻,部分管壁回声增强,多累及附睾体尾部。而CBAVD附睾管多呈囊管样不均匀扩张,管壁毛糙,回声不增强,多累及附睾头。

● 部分附睾炎可伴输精管的炎性改变,表现为输精管管壁增厚、钙化,输精管内见稠厚液体。

病例二 附睾炎性梗阻伴结节形成

【临床资料】 男,24岁,婚后2年未避孕未育,4年前有尿道流脓,附睾肿痛史。

【临床检查触诊】 右侧睾丸体积18 ml,左侧睾丸体积18 ml,质韧,双侧附睾变粗,质硬,双侧输精管阴囊部可触及。

【实验室检查】 精液量3.0 ml,pH 7.4,离心后未见精子,果糖(+),脱落细胞检查未见生精细胞。FSH、LH、PRL等均在正常范围。Y染色体AZF未见缺失。

【声像图表现】 右侧睾丸体积17.9 ml,左侧睾丸体积17.3 ml,双侧睾丸形态大小正常,回声均匀,彩色血流信号分布正常。右侧附睾头厚13 mm,附睾头部可见结节状偏高回声区,范围6×5 mm,内见密集点状回声漂浮(图8-1-9A),附睾尾厚6 mm,见一偏高回声区,范围7×6 mm,内见密集点状回声漂浮(图8-1-9B),右侧附睾呈细网状改变,内径约0.3 mm。左侧附睾头厚11 mm,尾厚6 mm;左侧附睾细网状改变,内径约0.3 mm,附睾体中下部及尾部附睾管管壁回声增强(图8-1-9C)。精索静脉、前列腺、精囊未见明显异常。

【附睾穿刺】 右侧PESA:可见精子1~2条/HP,c级为主,可见少量吞噬精子的巨噬细胞。左侧PESA:可见精子,1~3条/HP,b、c级为主。

【临床诊断】 梗阻性无精子症(附睾炎性梗阻)。

【超声提示】 ①右侧附睾细网状改变,附睾头及附睾尾部偏高回声区,内见密集点状回声漂浮;②左侧附睾细网状改变,附睾体中下部及尾部附睾管管壁回声明显增强;③睾丸、精索静脉、前列腺、精囊未见明显异常。

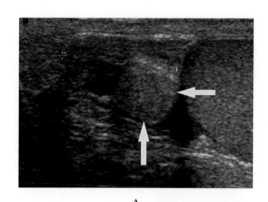
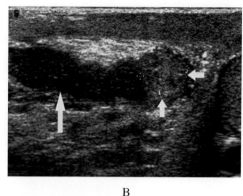
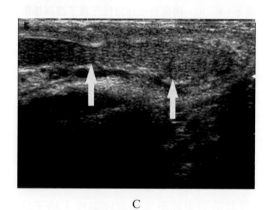

图 8-1-9　附睾炎性梗阻性无精子症声像图

A.右侧附睾头偏高回声区,内见密集点状回声漂浮;B.右侧附睾细网状改变(长箭头),附睾尾偏高回声区,内见密集点状回声漂浮(短箭头);C.左侧附睾细网状改变,附睾体中下部及尾部附睾管管壁回声增强

【诊断分析】

● 结节状偏高回声区扩张的附睾管内,常见的点状或斑状回声漂浮,是由死亡的精子或脱落的上皮细胞聚积而成的,钙盐的沉着使其回声明显增强,不应误以为附睾钙化。

● 结节状偏高回声区在附睾炎性病变里较常见,可出现在附睾内的任何位置,尾部多见。

● 细网状扩张的附睾管部分管壁回声增强,可能的原因为该部分炎症持续时间较长,纤维组织增生。

病例三　附睾炎性梗阻

【临床资料】　男,31 岁,婚后 6 年未避孕未育,否认阴囊肿痛史。

【临床检查触诊】　右侧睾丸体积 16 ml,左侧睾丸体积 18 ml,质韧,右侧附睾中上部变粗,质硬,中下部触诊如常,左侧附睾变粗,质硬,双侧输精管阴囊部可触及。

【实验室检查】　精液量 3.3 ml,pH 7.4,离心后未见精子,果糖(+),脱落细胞检查未见生精细胞。FSH、LH、PRL 等均在正常范围。Y 染色体 AZF 未见缺失。

【声像图表现】　右侧睾丸体积 15.9 ml,左侧睾丸体积 17.3 ml,双侧睾丸形态大小正常,回声均匀,彩色血流信号分布正常。右侧附睾头厚 10 mm,尾厚 4 mm;右侧附睾头及体中上部细网状改变,内径约 0.3 mm,附睾管管壁回声增强(图 8-1-10A)。附睾体中下部及尾部回声均匀,附睾管不扩张(图 8-1-10B)。左侧附睾头厚 12 mm,尾厚 6 mm;左侧附睾呈细网状改变,内径约 0.3 mm。精索静脉、前列腺、精囊未见明显异常。

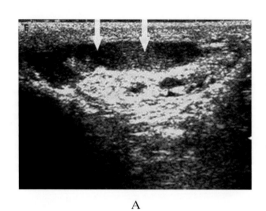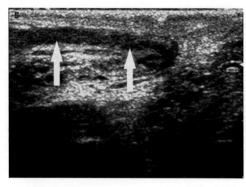

A   B

图 8-1-10 　附睾炎性梗阻性无精子症声像图

A.右侧附睾头及体中上部细网状改变,附睾管管壁回声不均匀增强;B.右侧附睾体中下部及尾部回声均匀,附睾管不扩张

【超声提示】 ①右侧附睾体中上部细网状改变,附睾管管壁回声不均匀增强;②左侧附睾细网状改变;③前列腺、睾丸、精索静脉、精囊未见明显异常。

【附睾穿刺】 双侧 PESA:可见精子 0~3 条/HP,以 b、c 级为主。

【临床诊断】 梗阻性无精子症(附睾炎性梗阻)。

【诊断分析】

● 该患者既往无附睾炎症状,然而其附睾的超声表现出炎性改变,作者在临床工作中经常遇到此类病例,推测可能为隐匿性感染导致附睾炎症阻塞引起梗阻性无精子症,临床应引起重视,并非所有附睾炎均表现出明显症状。

● 本院部分病例附睾-输精管吻合术中证实,附睾细网状扩张改变一般由输精管睾丸部与附睾尾连接处炎症堵塞所致,可能由于该部分输精管较细,走形迂曲,且站立位时此部分位置最低。

● 获得性附睾梗阻临床触诊可明显发现附睾变粗、变硬,用高频探头经阴囊扫查可见附睾细微结构的改变,如附睾管扩张、附睾内结节状偏高回声区,可为临床诊断提供明确的影像学信息。

四 输精管梗阻

【概述】 除了 CBAVD 导致输精管梗阻,最常见的获得性原因是因节育而行输精管结扎术,2%~6%的患者要求输精管复通吻合术,输精管吻合术中发现 5%~10%的患者因附睾管破裂导致附睾梗阻,常需行附睾输精管吻合术。输精管梗阻也可发生于疝气修补术后。

【临床表现】 患者有明确的输精管结扎手术史,需再生育而就诊。

【诊断】 患者有明确的输精管结扎手术史。查体触诊:输精管阴囊部可触及膨大的结扎部位,输精管睾丸部增粗,附睾增大增粗。精液分析:精液量>2.0 ml,pH 值>7.0,果糖定性阳性。性激素 FSH、LH、PRL、T 正常。

【声像图特征】 结扎处输精管可呈低回声结节,境界欠清晰,有的结节较大(>1 cm),边缘不规则,考虑为肉芽肿形成;有的结扎处呈明显的截断征,截断处断端回声增强;部分结扎近端的输精管扩张,内径超过 1.5 mm。双侧附睾膨大,附睾管管腔均匀扩张。

病例一 　双侧输精管结扎复通术后

【临床资料】 男,42 岁,15 年前行双侧输精管结扎术。9 年前右侧输精管复通术失败,3 年前行双侧输精管复通术,术后精液分析可见少量精子,半年后发现无精。

【临床检查触诊】　右侧睾丸体积 18 ml,左侧睾丸体积 16 ml,质韧,双侧附睾饱满,双侧输精管阴囊部可触及结节。

【实验室检查】　精液量 2.4 ml,pH 8.0,离心后未见精子,果糖(＋),脱落细胞检查未见生精细胞。FSH、LH、PRL 等均在正常范围。

【声像图表现】　右侧睾丸体积 18 ml,左侧睾丸体积 15.5 ml,双侧睾丸形态正常,回声分布均匀,彩色血流分布正常。右侧附睾头厚 8.5 mm,尾厚 4.6 mm;左侧附睾头厚 7.8 mm,尾厚 4.9 mm;双附睾细网状改变,内径约 0.3 mm(图 8-1-11A)。右侧输精管阴囊段可见局部膨大,管壁增厚,回声增高,膨大处管腔连续性差,中部管腔内壁回声稍增强(图 8-1-11B)。左侧输精管阴囊段可见局部管壁回声缺失,管腔连续,膨大处中部管腔内壁回声增强(图 8-1-11C)。

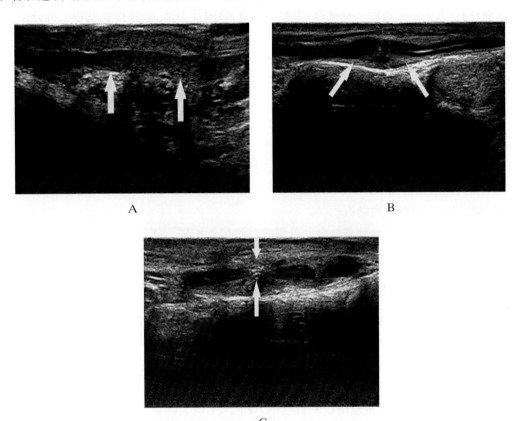

图 8-1-11　输精管结扎术复通术后改变

A.输精管结扎术复通后,附睾呈细网状改变;B.输精管结扎复通术后,复通处管壁增厚,管腔内壁回声稍增强;C.输精管结扎术复通后,结扎处可见管壁回声缺失,管腔内壁回声增强

【超声提示】　①双侧输精管阴囊段局部膨大,膨大处中部管腔内壁回声增强;②双侧附睾细网状改变;③双侧睾丸未见明显异常。

【临床诊断】　双侧输精管结扎复通术后,梗阻性无精子症。

【诊断分析】

● 结扎的输精管一般位于输精管阴囊部,结扎处呈明显的截断征,截断处断端回声增强,有的结扎处输精管局部膨大、管壁回声增高、管腔闭塞。而本例在复通术后,可见管腔回声连续。

● 结扎处近端由于淤滞可见输精管和附睾管的扩张。

● 输精管结扎处的超声检查为临床医生提供了截断处的特征及近端输精管及附睾的情况,为患者下一步临床治疗方案的选择提供重要的影像学资料。

五　射精管梗阻

【概述】　射精管梗阻（ejaculatory duct obstruction，EDO）在梗阻性无精子症中占1%～3%，主要原因有囊肿性和炎症性两种。苗勒管囊肿为前列腺先天性疾病，由于射精管被囊肿压迫而向侧面移位，导致精子无法排出，引起无精子症。射精管囊肿多因后天性输精管道梗阻继发射精管扩张而形成，为泌尿生殖系统感染后引起，当射精管完全阻塞时，导致无精子症。偶可见整条射精管因炎症闭塞未形成囊肿。射精管的先天性囊肿、闭锁或狭窄也是射精管梗阻的少见原因。射精管梗阻常伴精液量少、果糖缺乏、pH呈酸性和精囊扩张，是少数几种可通过手术纠正的梗阻性无精子症的病因之一。

【临床表现】　大多数患者因不育就诊，少数因血精、会阴部不适、射精疼痛就诊。部分患者可追问出其泌尿生殖道感染史。

【临床诊断】　依靠精液分析、激素及精浆生化检查及影像学检查。精液分析：精液量<1.0 ml，pH<7.0，果糖（－）。性激素FSH、LH、PRL、T均正常。

【声像图特征】

（1）苗勒管囊肿声像图特征：囊肿位于前列腺上部，尿道后侧近中线处，边界整齐，形态规则，囊内透声好，较为典型的形态为上圆下尖，呈倒置水滴形。

（2）射精管囊肿声像图特征：前列腺纵切面出现沿射精管走行的无回声结构，上圆下尖，呈倒水滴状；横断面上常为圆形或椭圆形，单发时稍偏前列腺中线一侧。

（3）射精管囊肿囊内可伴发结石。

（4）苗勒管囊肿与射精管囊肿多数合并单侧或双侧精囊扩张。部分可表现为单侧或双侧输精管、附睾管的扩张。

病例一　苗勒管囊肿外压性射精管梗阻

【临床资料】　男，25岁，婚后3年未避孕未育。无明确泌尿道感染史。

【临床检查触诊】　右侧睾丸体积18 ml，左侧睾丸体积16 ml，质韧，双侧附睾尾部饱满，质软，双侧输精管阴囊部可触及。

【实验室检查】　精液量0.5 ml，pH 6.5，离心后未见精子，果糖（－），脱落细胞检查未见生精细胞。FSH、LH、PRL等均在正常范围。Y染色体AZF未见缺失。

【声像图表现】　右侧睾丸体积17.9 ml，左侧睾丸体积15.3 ml，双侧睾丸形态大小正常，回声均匀，彩色血流信号分布正常。右侧附睾头厚6.9 mm，尾厚5.8 mm；左侧附睾头厚7.3 mm，尾厚5.5 mm；双附睾体尾部形态饱满，附睾管稍扩张，回声分布均匀。双侧输精管阴囊段内径增宽，约1.3 mm，内见稠厚液体回声漂浮。TRUS：前列腺左右径43 mm×前后径29 mm×上下径32 mm。包膜完整，内部回声均匀。前列腺内腺中线处尿道与射精管之间可见无回声区，大小17.2 mm×5.8 mm，呈水滴形，囊壁呈稍高回声，尖端指向尿道，与精囊不相通（图8－1－12A）。射精管未见扩张（图8－1－12B）。右侧精囊大小约39 mm×17 mm，左侧精囊大小约37 mm×16 mm，双侧精囊形态饱满，呈多囊样扩张，内见稠厚液体漂浮（图8－1－12C）。

【超声提示】　①前列腺内中线囊肿（考虑苗勒管囊肿）；②双侧精囊增大；③双侧输精管阴囊段内径增宽；④双附睾体尾部形态饱满；⑤双侧睾丸未见明显异常。

【附睾穿刺】　双侧PESA：可见精子1～3条/HP，b、c级为主。

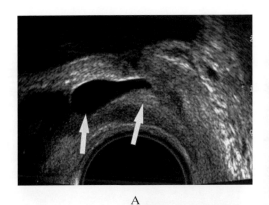
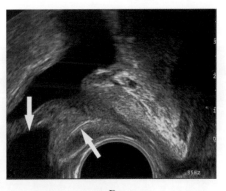

A

B

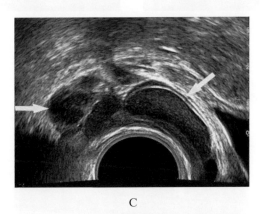

C

图 8-1-12　苗勒管囊肿外压性射精管梗阻

A. 苗勒氏管囊肿(左箭头),位于射精管前方(右箭头);B. 射精管(右箭头)未见扩张,位于苗勒氏管囊肿后方,左箭头为扩张精囊;C. 精囊扩张,内见稠厚液体漂浮

【临床诊断】　梗阻性无精子症,苗勒管囊肿。

【诊断分析】

● 囊肿位于前列腺上部,尿道后侧近中线处,边界整齐,形态规则,囊内透声好,为典型的上圆下尖形,呈倒置水滴形。

● 探头选用高频率,放大图像后仔细观察,在囊肿后方可见射精管回声。

病例二　射精管单纯囊肿

【临床资料】　男,28 岁,婚后 2 年未避孕未育。无明确泌尿道感染病史,2 年来自觉会阴部不适,精液量逐渐减少。

【临床检查触诊】　右侧睾丸体积 18 ml,左侧睾丸体积 20 ml,质韧,双侧附睾尾部饱满,质软,双侧输精管阴囊部可触及。

【实验室检查】　精液量 0.6 ml,pH 6.1,离心后未见精子,果糖(-),脱落细胞检查未见生精细胞。FSH、LH、PRL 等均在正常范围。Y 染色体 AZF 未见缺失。

【声像图表现】　TRUS:前列腺左右径 43 mm×前后径 29 mm×上下径 32 mm,包膜完整,内部回声均匀。射精管扩张,大小 14.5×7.8 mm,呈水滴形,囊内透声好(图 8-1-13A)。右侧精囊大小约 42 mm×18 mm,左侧精囊大小约 39 mm×17 mm,双侧精囊形态饱满扩张,内见稠厚液体浮动。右侧睾丸体积 16.9 ml,左侧睾丸体积 19.1 ml,双侧睾丸形态大小正常,回声均匀,彩色血流信号分布正常。双侧输精管阴囊段内径增宽,约 1.1 mm,内见稠厚液体回声浮动(图 8-1-13B)。右侧附睾头厚 8.9 mm,尾厚 5.6 mm;左侧附睾头厚 8.3 mm,尾厚 6.0 mm;双附睾体尾部形态饱满,附睾管呈细网状扩张,回声分布均匀(图 8 - 1 - 13C)。

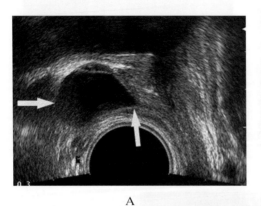
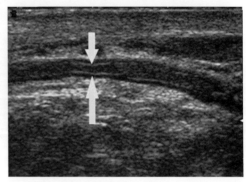

A   B

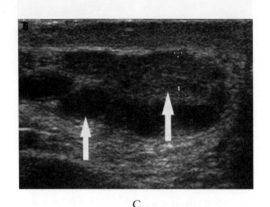

C

图 8 - 1 - 13   射精管单纯囊肿

A.射精管囊肿,呈泪滴形;B.左侧输精管阴囊段增宽,内径 1.1 mm;C.左侧输精管睾丸部扩张(左箭头),附睾体尾部附睾管呈细网状扩张(右箭头)

【超声提示】 ①射精管囊肿;②双侧精囊增大;③双侧输精管阴囊段内径增宽;④双附睾体尾部细网状扩张;⑤双侧睾丸未见明显异常。

【附睾穿刺】 双侧 PESA:可见精子 0~3 条/HP,b、c 级为主。

【临床诊断】 梗阻性无精子症,射精管梗阻。

【诊断分析】 苗勒管囊肿与射精管囊肿多数合并单侧或双侧精囊扩张。当发现前列腺中线部位囊肿合并精囊扩张时,首先考虑这两种疾病。

病例三   射精管炎性囊肿

【临床资料】 男,28 岁,婚后 5 年未避孕未育。6 年前有泌尿道感染病史,6 年来射精和射精后前列腺区域疼痛、向阴囊放射,自觉精液量逐渐减少。

【临床检查触诊】 右侧睾丸体积 16 ml,左侧睾丸体积 16 ml,质韧,双侧附睾未及异常,双侧输精管阴囊部可触及。

【实验室检查】 精液量 0.8 ml,pH 6.4,离心后未见精子,果糖(-),脱落细胞检查未见生精细胞。FSH、LH、PRL 等均在正常范围。Y 染色体 AZF 未见缺失。

【声像图表现】 TRUS:前列腺左右径 44 mm×前后径 28 mm×上下径 30 mm。包膜完整,内部回声均匀。射精管呈水滴形扩张,大小 23.5×11.8 mm,囊内可见稠厚液体漂浮,内见 3~4 枚强回声斑,最大 7.8 mm×3.6 mm,伴声影(图 8 - 1 - 14A、图 8 - 1 - 14B)。右侧精囊大小约 37 mm×12 mm,左侧精囊大小约 34 mm×13 mm，双侧精囊形态正常，内回声均匀(图 8-1-14C)。右侧睾丸体积 14.9 ml，左侧睾丸体积 15.1 ml，双侧睾丸形态大小正常，回声均匀，彩色血流信号分布正常。右侧附睾头厚 7.6 mm，尾厚 3.9 mm；左侧附睾头厚 7.5 mm，尾厚 4.3 mm；双侧附睾大小正常，回声分布均匀。双侧输精管阴囊段内径未见增宽。

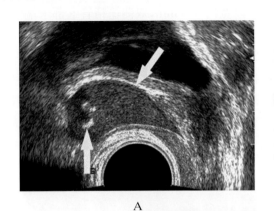
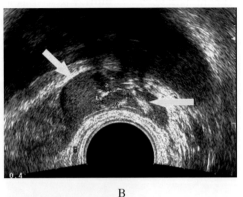
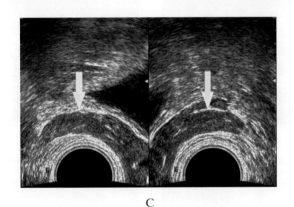

图 8-1-14　射精管炎性囊肿

A.射精管囊肿纵切，内见强回声斑块(左箭头)，囊内透声较差；B.射精管囊肿横切，内见多发强回声斑块(右箭头)；C.双侧精囊未见扩张

【超声提示】　①射精管囊肿伴钙化(考虑炎性改变)；②睾丸、附睾、前列腺、精囊未见明显异常。

【穿刺】　双侧 PESA：可见精子 1~3 条/HP，b、c 级为主。

【临床诊断】　梗阻性无精子症，射精管梗阻。

【诊断分析】

● 引起射精管梗阻的囊肿多为后天获得性，是泌尿生殖系统感染后继发输精管道梗阻导致射精管扩张而形成。先天性原因如囊肿、闭锁或狭窄导致的射精管梗阻少见。

● 射精管囊肿与苗勒管囊肿引起的无精子症主要表现为精液量少、pH 为酸性、果糖定性为阴性，这与绝大多数 CBAVD 引起的无精子症精液分析结果相似，都是精液中缺乏精囊分泌液的缘故。CBAVD 是精囊缺如引起，射精管囊肿与苗勒管囊肿是精囊液排出受阻引起。这种结果临床无法判定，只能依靠经直肠超声检查来确定，所以超声检查在两种疾病鉴别诊断中起重要作用。

病例四　射精管钙化伴输精管道梗阻

【临床资料】　男，30 岁，婚后 6 年未避孕未育。触诊：双侧睾丸体积约 14 ml，附睾触及无异常，双侧精索静脉未见曲张。左侧输精管增粗，右侧输精管未见明显异常。直肠指检双侧精囊饱满。

【实验室检查】　精液量 0.8 ml，pH 6.4，离心后未见精子，果糖(-)。FSH、LH、PRL、T 等均在正常范围。

【声像图表现】 TRUS:前列腺左右径 42 mm×前后径 30 mm×上下径 32 mm,包膜完整,内部回声尚均匀。前列腺纵断面可见条带样强回声,沿射精管排列,指向精阜(图 8-1-15A)。双侧精囊呈囊状增大,右侧大小 44.0 mm×14.3 mm,左侧大小 47.2 mm×15.7 mm,内皱褶消失(图 8-1-15B、C)。右侧输精管盆部末段宽约 3.1 mm,左侧输精管盆部末段宽约 3.5 mm,双侧输精管盆部末端管壁均见散在点状强回声,大小约 1.0 mm。右侧睾丸 41 mm×22 mm×20 mm,体积 12.8 ml;左侧睾丸 41 mm×25 mm×19 mm,体积 13.8 ml;双侧睾丸形态大小正常,回声分布均匀,彩色血流分布正常。右侧附睾头厚 16 mm,尾厚 5.6 mm,附睾头部呈囊管状扩张,内径约 0.5~1.4 mm,头部另见数枚强回声斑块,大小约 1.2 mm。左侧附睾头厚 13 mm,尾厚 4 mm,附睾头呈囊管状扩张,内径约 0.5~2 mm。双侧输精管阴囊段增宽;左侧外径约 3.2 mm,内径 0.7 mm;右侧外径约 2.8 mm,内径 0.7 mm;内见点状高回声浮动(图 8-1-15D、E)。

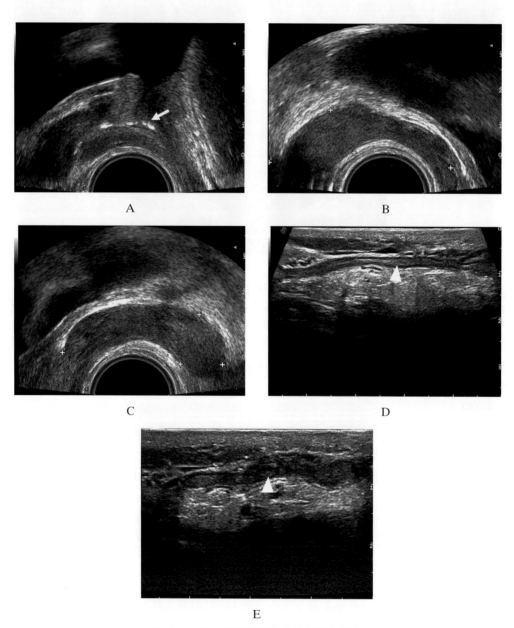

图 8-1-15 **射精管钙化伴输精管道梗阻**

A.射精管管壁条带状排布的强回声钙化灶;B.右侧精囊囊状增大;C.左侧精囊囊状增大;D.右侧阴囊段输精管增宽,内见漂浮点状高回声;E.左侧阴囊段输精管增宽,内见漂浮点状高回声

【超声提示】　①射精管多发钙化；②双侧精囊囊状增大；③双侧阴囊段输精管增宽，盆部末段输精管多发钙化点；④双侧附睾头囊管状扩张，右侧附睾头多发钙化灶；⑤睾丸、前列腺未见明显异常。

【临床诊断】　梗阻性无精子症，射精管钙化伴输精管道扩张。

【诊断分析】

● 本病多为泌尿生殖系统感染后造成的炎症性改变，以血精、无精或弱精为主要表现。射精管钙化可以直接导致梗阻性无精子症的发生。

● 该患者射精管梗阻后引起近段输精管道的继发性改变。因此，超声在检查射精管病变时还要注意对输精通路进行全面扫查。从而发现相应的附睾以及近段输精管的情况。

第二节　非梗阻性无精子症

【概述】　非梗阻性无精子症又称原发性生精功能衰竭，是指多种病因所致的睾丸生精小管精子发生障碍，临床上常称非梗阻性无精子症。原发性睾丸衰竭的原因有：先天性异常（克氏症、隐睾等）、感染、理化、环境因素、全身性疾病、损伤、手术、血管因素、免疫及特发性。

以组织学为根据，非梗阻性无精子症的发病率约占无精子症的60%。组织学显示，其睾丸的生精细胞因为发育阻滞而停留在精子发生的某一发育阶段或缺乏生精细胞（如唯支持细胞综合征）。

一般认为，非梗阻性无精子症患者血FSH水平与睾丸体积呈负相关。单精子卵胞浆内注射（intracytoplasmic sperm injection，ICSI）技术出现前，血FSH升高是严重生精功能衰竭的标志，不需进一步做其他诊断方法的评估。而现在认为ICSI能用于治疗一些非梗阻性无精子症病例，但其中的20%患者可能与染色体异常或Yq染色体遗传转化相关。

【临床表现】　大多数患者因不育就诊，极少数未婚者在睾丸炎查精液分析后发现。

【临床诊断】　详细而准确的男科学检查有助于无精子症的精准诊断，包括：询问病史、体格检查，精液检测，内分泌激素以及影像学检查。查体触诊：睾丸体积大多数减小，质地较软；小部分体积正常，质地正常。附睾输精管存在，多数输精管触诊较正常细。精液分析：精液量>2.0 ml，pH>7.0，果糖定性阳性。性激素检测FSH、LH大多不同程度增高，T偏低。对于体积正常，性激素正常的患者，需睾丸穿刺或切开活检，病理诊断确诊。

【声像图特征】　非梗阻性无精症患者的睾丸及生殖管道一般均存在，由于病因众多，原因复杂，声像图差别较大。笔者对65例病理证实的非梗阻性无精子症患者的睾丸声像图进行了回顾性分析，将睾丸超声声像图分为2型：

1. 睾丸体积正常型

睾丸体积>12 ml，回声及血流信号分布正常。附睾、精囊、前列腺大小形态无异常。声像图上，此类患者与正常人无明显区别。这种患者病理类型一般为各种生精阻滞。

2. 睾丸体积减小型

此种非梗阻性无精子症患者睾丸体积较小（<12 ml），多数病例<10 ml。按血流是否正常进一步分为2种亚型。

（1）血流正常型：此型占非梗阻性无精子症患者的大多数，睾丸回声与附睾相近，无增强。CDFI：睾丸血流分布正常，无明显减少。此型患者一般追问不到明确的病史。

（2）血流减少型：占非梗阻性无精子症患者少部分，睾丸回声较附睾回声明显增强，可均匀或不均匀增强。CDFI：血流较正常减少。此型患者一般有明确的睾丸炎或睾丸扭转病史（**动态图8-1-16至动态图8-1-19**）。

在睾丸体积减小型中,绝大多数患者的精囊及前列腺大小形态正常;有极少部分患者精囊及前列腺体积明显减小,形态基本正常。此种病例一般见于染色体异常患者中,如部分克氏综合征患者(**动态图8－1－20至动态图8－1－21**)。

非梗阻性无精子症患者的输精管可扫及,但阴囊段输精管外径一般较正常偏细,在 1.0～1.7 mm (正常值:1.8～2.4 mm)。

本节分以下 4 部分进行介绍:

(1)克氏综合征。

(2)Y 染色体微缺失。

(3)睾丸炎后非梗阻性无精子症。

(4)特发性非梗阻性无精子症。

一 克氏综合征

【概述】 克氏综合征又称 XXY 综合征、先天性睾丸发育不全综合征,即患者的性染色体中多出一条或数条 X 染色体,其发病率约为 1/500,其中 80%～90% 的患者为 47,XXY 非嵌合型,另外的少见类型是 46,XX 的男性(性反转)及染色体移位异常(45,X/46,XY 嵌合型,混合性发育异常),是男性不育中最常见的遗传性疾病。在不育男性中占 3%,在无精子症患者中约占 13%。

【临床表现】 出生时表现正常,隐睾发生率高。青春期出现睾丸功能紊乱。该类患者睾丸体积明显小,阴毛及胡须稀少,呈类阉割体型,FSH、LH 水平明显偏高,睾酮降低,其精液中往往没有精子。

【诊断】 染色体核型分析是诊断的金标准。

【声像图特征】 睾丸体积明显小,表现为小睾丸,体积多小于 3 ml。睾丸回声可均匀或不均匀,血流分布可正常或减少。附睾发育正常。输精管外径偏细,前列腺、精囊常偏小。

病例一 克氏综合征

【临床资料】 男,24 岁,婚后 2 年未避孕未育。查体:双侧睾丸体积约 1.5 ml,质硬,双侧附睾触诊未及异常,双侧输精管阴囊部可触及。

【实验室检查】 精液量 1.6 ml,pH 7.4,离心后未见精子,果糖(＋),脱落细胞检查未见生精细胞。FSH、LH 值大于正常值约 2 倍。Y 染色体 AZF 未见缺失。染色体核型分析:47,XXY。

【声像图表现】 右侧睾丸大小 19 mm×13 mm×8 mm,体积 1.4 ml;左侧睾丸大小 17 mm×13 mm×9 mm,体积 1.3 ml;双侧睾丸体积偏小,回声分布均匀,彩色血流显示不明显(图 8－2－1A)。右侧附睾头厚 6.3 mm,尾厚 3.5 mm;左侧附睾头厚 6.0 mm,尾厚 2.9 mm;双附睾大小形态正常,回声分布均匀。双侧输精管阴囊段均可见,外径约 1.0 mm。双侧精索静脉内径未见增宽,Valsalva 试验无反流。TRUS:前列腺左右径 32 mm×前后径 20 mm×上下径 30 mm,外形偏小,包膜完整,内部回声欠均匀。内见多枚斑点状强回声,最大约 2.3 mm(图 8－2－1B)。右侧精囊大小约 30 mm×4 mm,左侧精囊大小约 29 mm×4.3 mm,双侧精囊偏小,内部回声均匀(图 8－2－1C)。双侧输精管盆部末段可扫及。

【超声提示】 ①双侧睾丸体积小,血流信号不明显;②双侧输精管阴囊段外径偏细;③前列腺体积偏小伴钙化灶;④双侧精囊体积小;⑤双侧附睾、精索静脉未见明显异常。

【临床诊断】 非梗阻性无精子症,克氏综合征。

【诊断分析】

● 克氏综合征是最常见的性染色体异常,成人克氏综合征患者有较硬的小睾丸,其内生精细胞全部缺乏。

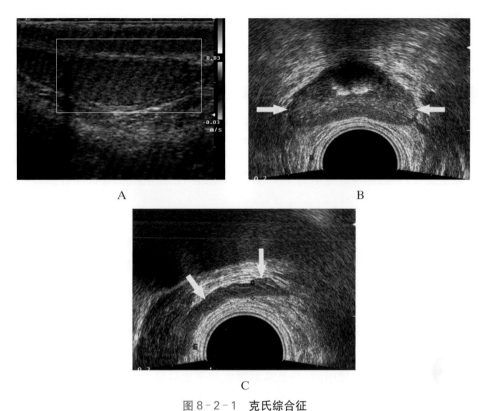

图 8-2-1 克氏综合征

A.睾丸体积小;B.前列腺外形偏小;C.精囊外形小,内部结构正常

● 主要临床表现为:乳房女性化,两侧睾丸小而硬,阴毛及胡须稀少,呈类阉割体型,尿内促性腺激素高。确诊依赖染色体核型分析,典型的核型为 47,XXY。

● 超声声像图表现为双侧小睾丸,体积多在 2 ml 左右,患者的前列腺及精囊体积常偏小。

病例二 克氏综合征

【临床资料】 男,26 岁,婚后 3 年未避孕未育。查体:双侧睾丸体积约 1.0 ml,质硬,双侧附睾触诊未及异常,双侧输精管阴囊部可触及。

【实验室检查】 精液量 1.2 ml,pH 7.4,离心后未见精子,果糖(+),脱落细胞检查未见生精细胞。Y 染色体 AZF 未见缺失。染色体核型分析:47,XXY。

【声像图表现】 右侧睾丸体积 1.06 ml,左侧睾丸体积 1.12 ml,双侧睾丸体积小(图 8-2-2A),回声分布欠均匀,彩色血流分布正常(图 8-2-2B)。双附睾大小形态正常,回声分布均匀。双侧输精管

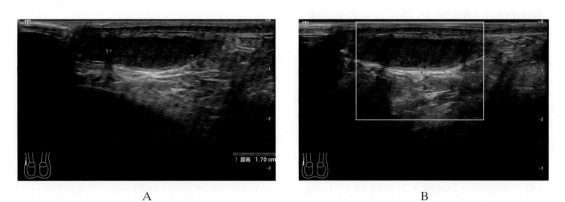

图 8-2-2 克氏综合征

A.右侧睾丸体积小;B.右侧睾丸血流分布正常

阴囊段均可见。双侧精索静脉内径未见增宽,Valsalva试验无反流。TRUS:前列腺左右径40 mm×前后径22 mm×上下径30 mm,包膜完整,内部回声欠均匀。内见多枚斑点状强回声。双侧精囊偏小,大小约26 mm×5 mm,内部回声均匀。双侧输精管盆部末段可扫及。

【超声提示】 ①双侧睾丸体积小;②双侧精囊小;③双侧附睾、精索静脉未见明显异常;④双侧输精管未见异常。

【临床诊断】 非梗阻性无精子症,克氏综合征。

【诊断分析】 该患者精液表现为无精子症,触诊及超声检查中均发现睾丸体积明显减小,体积只有1 ml,输精管道正常,染色体检查核型为47,XXY,非梗阻性无精子症、克氏综合征诊断明确。

二 Y染色体缺失

【概述】 人类Y染色体在男性生育中起不可缺少的作用,因为其含有许多与精子发生和男性发育相关的关键基因。因此,任何影响Y染色体基因表达的基因变异或表观修饰均可导致男性不育。Y染色体微缺失,即Y染色体长臂的无精子因子区域出现缺失,从而造成睾丸生精功能异常甚至导致无精子症,是睾丸性无精子症的第二大遗传因素。根据缺失的区域不同,可以将Y染色体微缺失分为AZFa、AZFb、AZFc三个区域,不同的Y染色体微缺失类型导致不同程度的生精障碍。目前的研究显示,AZFa区的微缺失最严重,可能导致唯支持细胞综合征,无法通过显微取精术获取精子。AZFb区的微缺失可能导致睾丸内的生精阻滞,其显微取精成功率也极低。对于AZFa区和AZFb区存在微缺失的患者,目前推荐采用供精人工授精生育子代。AZFc区缺失最常见,临床表现和组织学表型多样,可从无精子症到正常精液参数,AZFc区缺失的无精子症患者可有超过50%概率在睾丸中发现精子。对Y染色体微缺失进行检测,可为男性不育患者找出病因,为临床诊疗提供依据。Y染色体微缺失筛查适应证为:①非梗阻性无精子症患者取精术前;②严重少精子症患者(精子浓度小于$5 \times 10^6/ml$)药物治疗前;③严重少精子症患者手术前,如精索静脉曲张或实施ICSI生育子代前;④有Y染色体微缺失家族遗传背景的患者。

【临床表现】 男性无精子症和严重少精子症,有研究证实Y染色体微缺失与复发性自然流产具有一定相关性。

【临床诊断】 现有的检测技术有多重定性PCR法、荧光原位杂交、基因芯片及单核苷酸变异分析等。这些不同的检测技术的应用,均能成功地进行Y染色体微缺失的检测。

【声像图特征】 超声图像无特征性表现,睾丸体积和回声多正常,部分患者睾丸体积偏小,输精管道通畅。

病例一 Y染色体AZFa缺失

【临床资料】 男,28岁,婚后3年未避孕未育。

【临床检查触诊】 睾丸体积尚正常,质韧,附睾未见异常,双侧输精管阴囊部可触及。

【实验室检查】 精液量3.4 ml,pH 7.5,离心后未见精子,果糖(+),脱落细胞检查未见生精细胞。FSH 21.6(1.3~11.8)mIU/ml,LH 10.5(1.8~8.4)mIU/ml,PRL 907(86~392)mIU/ml,均高于正常范围,睾酮水平正常。Y染色体AZFa缺失。

【声像图表现】 右侧睾丸大小37 mm×21 mm×20 mm,体积11.03 ml,左侧睾丸大35 mm×22 mm×20 mm,体积10.93 ml,双侧睾丸形态大小正常,回声分布均匀,彩色血流分布正常(图8-2-3A)。右侧附睾头厚7 mm,尾厚5 mm;左侧附睾头厚7 mm,尾厚5 mm;双侧附睾大小形态正常,回声分布均匀。平卧位:左侧精索静脉内径1.9 mm,Valsalva试验有反流,时间3 s。右侧精索静脉内径1.8 mm,Valsalva试验有反流,时间2 s。TRUS:前列腺大小40 mm×30 mm×20 mm,包膜完整,内外腺分界清,内外腺回声分布均匀,CDFI 显示血流信号正常(图 8-2-3B)。双侧射精管未见明显扩张。右侧精囊大小约 27 mm×9 mm,左侧精囊大小约 28 mm×9 mm。双侧精囊大小形态正常,内部回声均匀。双侧输精管盆腔段可见,未见扩张。

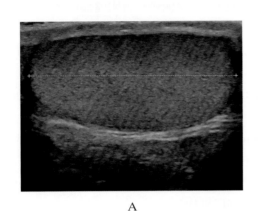
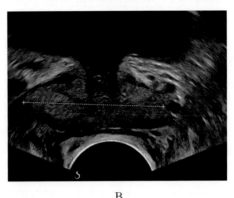

图 8-2-3 Y 染色体 AZFa 缺失
A.睾丸体积正常;B.经直肠超声示前列腺未见异常

【超声提示】 ①双侧精索静脉轻度曲张;②睾丸、附睾、前列腺、精囊、输精管未见明显异常。

【临床诊断】 非梗阻性无精子症(Y 染色体 AZFa 缺失)。

【诊断分析】 此病例患者表现为无精子症,促性腺激素及泌乳素均表现为高水平,提示生精功能可能受损,超声声像图上无特殊改变,Y 染色体检测为 AZFa 缺失。

【术中所见】 ①患者行睾丸显微取精术,切开右侧阴囊及各层结构,见右侧睾丸触感软,大小及血供正常,赤道平面切开睾丸,见曲细精管纤细(图 8-2-4),内径约 0.1 mm,镜检仅见支持细胞,无精子。②右侧睾丸组织送病理。

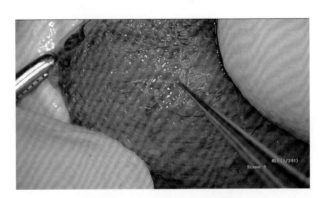

图 8-2-4 Y 染色体 AZFa 缺失,术中见睾丸内生精小管纤细

【术后病理】 "右睾丸活检"曲细精管内仅见支持细胞,未见生精细胞,请结合临床。

【诊断分析】 ICSI 是在体外受精与胚胎移植技术基础上发展起来的辅助生殖技术,通过单精子直接注入卵母细胞质内而实现受精,使男性不育患者有生育子代的可能。但国内外研究均表明,通过 ICSI 出生的男性子代是 Y 染色体微缺失的高危人群。不仅表现在 ICSI 男性子代会完全遗传亲代 Y 染色体微缺失,而且子代还会有缺失范围进一步扩大以及发生新的突变的可能。据统计通过 ICSI 将遗传缺陷传给下一代的染色体缺失率为 9.4%~33%。有遗传风险存在的情况下,在辅助生殖中应进行种植前遗传学诊断,尽量选择女婴,以切断遗传途径,减少后代遗传缺陷的发生概率。

病例二 Y 染色体 AZFb 缺失

【临床资料】 男,28 岁,婚后 1 年未避孕未育。

【临床检查触诊】 睾丸体积尚正常,质韧,附睾未见异常,双侧输精管阴囊部可触及。

【实验室检查】 精液量 1 ml,pH 7.2,离心后未见精子,果糖(+),脱落细胞检查未见生精细胞。FSH 7.13(1.3~11.8)mIU/ml,LH 5.55(1.8~8.4)mIU/ml,PRL 239(86~392)mIU/ml,均属于正常范围。Y 染色体检测为 AZFb 缺失。

【声像图表现】 右侧睾丸大小 38 mm×24 mm×17 mm,体积 11 ml,左侧睾丸大小 39 mm×26 mm×19 mm,体积 13.6 ml,双侧睾丸体积正常,回声分布均匀,彩色血流分布正常(图 8-2-5A)。右侧附睾头厚 6 mm,尾厚 4 mm;左侧附睾头厚 6 mm,尾厚 4 mm;双侧附睾大小形态正常,回声分布均匀。TRUS:前列腺大小 42 mm×32 mm×28 mm,包膜完整,内外腺分界清,内外腺回声分布均匀(图 8-2-5B)。双侧射精管未见扩张。双侧输精管盆腔段可见。右侧精囊大小约 32 mm×7 mm,左侧精囊大小约 32 mm×10 mm,双侧精囊大小形态正常,内部回声均匀。

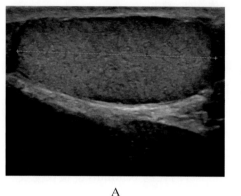
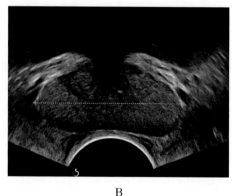

A   B

图 8-2-5 Y 染色体 AZFb 缺失

A.睾丸体积正常;B.经直肠超声示前列腺未见明显异常

【超声提示】 睾丸、附睾、精索静脉、前列腺、精囊、输精管未见明显异常。

【临床诊断】 非梗阻性无精子症(Y 染色体 AZFb 缺失)。

【诊断分析】 患者表现为无精子症,激素水平正常,超声检查主要是双侧睾丸体积正常,生精管道也未见明显异常,诊断主要依靠 Y 染色体检测结果,为 AZFb 缺失引起的非梗阻性无精子症。

【术中所见】 ①患者行睾丸显微取精术,切开右侧阴囊及各层结构,见右侧睾丸触感软,血供正常。赤道平面切开睾丸,见曲细精管纤细(图 8-2-6),内径约 0.2 mm,镜检仅见支持细胞,见较原始生精细胞,无精子。②右侧睾丸组织送病理。

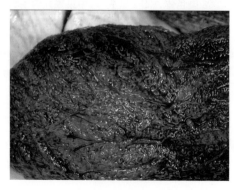

图 8-2-6 Y 染色体 AZFb 缺失术中所见睾丸生精小管粗细尚均匀,管腔不饱满

【术后病理】 "右睾丸"示部分曲细精管内见支持细胞增生及少量生精细胞,未见精子细胞及精子,可符合生精细胞发育不全(阻滞),请结合临床。

病例三 Y 染色体 AZFc 缺失

【临床资料】 男,27 岁,婚后两年未避孕未育。

【临床检查触诊】 睾丸体积尚正常,质韧,附睾未见异常,双侧输精管阴囊部可触及。

【实验室检查】 精液量 2.4 ml,pH 7.4,离心后未见精子,果糖(+),脱落细胞检查未见生精细胞。FSH、LH、PRL 等均在正常范围。Y 染色体 AZFc 缺失。

【声像图表现】 右侧睾丸大小 36 mm×24 mm×16 mm,体积 9.8 ml;左侧睾丸大小 35 mm×23 mm×17 mm,体积 9.7 ml。右侧睾丸纵隔网宽 1.7 mm,左侧睾丸纵隔网宽 1.6 mm。双侧睾丸体积偏小,回声分布均匀,彩色血流分布正常。右侧附睾头厚 6.4 mm,体厚 3.2 mm,尾厚 3.6 mm;左侧附睾头厚 5.2 mm,体厚 3.5 mm,尾厚 3.2 mm;双侧附睾大小形态正常,回声分布均匀。双侧输精管阴囊段未见明显扩张。TRUS:前列腺左右径 35 mm×上下径 28 mm×前后径 33 mm。前列腺包膜完整,内部回声均匀,内外腺分界清。CDFI 显示血流信号正常。双侧射精管未见扩张。双侧输精管盆腔段可见。右侧精囊大小约 30 mm×8 mm,左侧精囊大小约 32 mm×12 mm,双侧精囊大小形态正常,内部回声均匀。

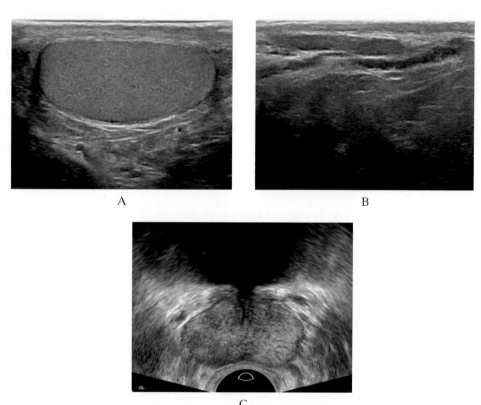

图 8-2-7 Y 染色体 AZFc 缺失

A.睾丸体积偏小;B.附睾、输精管未见明显异常;C.经直肠超声示前列腺未见明显异常

【超声提示】 ①双侧睾丸体积偏小;②附睾、精索静脉、输精管、前列腺、精囊未见明显异常。

【临床诊断】 非梗阻性无精子症(Y 染色体 AZFc 缺失)。

【术中所见】 患者择期行睾丸显微取精术,术中右侧睾丸生精小管粗细尚均匀,见局部饱满区域,镜检见支持细胞、生精细胞及精子,精子浓度 0~1 条/3~4HPF,畸形率高,主要为头、体、尾部畸形。

取适量睾丸组织冻存。

【诊断分析】 本例超声检查除睾丸体积偏小,无特征性表现,诊断主要依赖 Y 染色体 AZF 缺失分子检测。临床表现为无精子症,但在睾丸显微取精手术可获取精子,可进一步结合辅助生殖技术获得子代。

三 睾丸炎后非梗阻性无精子症

【概述】 生殖道及睾丸的感染,破坏了睾丸生精的内环境,炎症反应可破坏睾丸生精细胞,并可引起睾丸萎缩,如腮腺炎性睾丸炎、附睾睾丸炎后的睾丸萎缩等。30%的睾丸炎来源于腮腺炎病毒感染,其中 10%~30%是双侧发病,病毒感染后导致睾丸变小或萎缩,从而导致无精子症。

【临床表现】 急性期患侧阴囊红肿、疼痛。有的患者伴有发热、血尿、疲乏等。睾丸附睾触诊不清,压痛明显。血常规检查白细胞升高。慢性期睾丸炎睾丸体积变小,也可萎缩,睾丸质硬而表面光滑,有轻触痛。

【临床诊断】 依靠临床表现、影像学检查、精液分析、激素及精浆生化检查。

【声像图特征】 急性睾丸炎患者睾丸体积肿大,实质回声减低不均匀,睾丸内可呈斑片样回声,无明显边界。炎症累及附睾、精索时可出现相应的超声表现。常合并睾丸鞘膜腔积液。后期睾丸萎缩,体积可以缩小,实质回声强弱不均。急性肿大的睾丸内彩色多普勒血流信号增加,血管阻力指数减低,慢性萎缩的睾丸内彩色多普勒血流信号可以减少。

病例一 睾丸炎后非梗阻无精子症

【临床资料】 男,28 岁,婚后 2 年未避孕未育,幼时有腮腺炎并发睾丸炎病史,自诉"消炎"处理后好转,青春期自觉睾丸体积小。

【临床检查触诊】 睾丸体积小,附睾及双侧输精管阴囊部可触及。

【实验室检查】 精液量 2.2 ml,pH 7.5,离心后未见精子,果糖(+),脱落细胞检查未见生精细胞。FSH 25.4(1.3~11.8)mIU/ml,LH 14.7(1.8~8.4)mIU/ml,升高;T 2.28(2.6~7.4)ng/ml,降低。染色体核型及 Y 染色体正常。

【声像图表现】 右侧睾丸大小 26 mm×14 mm×11 mm,体积 2.7 ml;左侧睾丸大小 27 mm×18 mm×12 mm,体积 4 ml;双侧睾丸小,回声不均,彩色血流偏少(图 8-2-8)。右侧附睾头厚 6 mm,尾厚 4 mm;左侧附睾头厚 6 mm,尾厚 4 mm;左侧附睾头内见无回声区,大小约 4 mm×3 mm,边界清,形态规则。双侧附睾大小形态正常,回声分布均匀。双侧输精管阴囊部可见,未见扩张。平卧位:左侧精索静脉内径 2.3 mm,Valsalva 试验有反流 3 s。右侧精索静脉内径 1.5 mm,Valsalva 试验无反流。TRUS:前列腺大小 40 mm×35 mm×32 mm,包膜完整,内外腺分界清,内外腺回声分布均匀,CDFI 显示血流信号正常。双侧射精管未见明显扩张。右侧精囊大小约 42 mm×8 mm,左侧精囊大小约 36 mm×9 mm。双侧精囊大小形态正常,内部回声均匀。双侧输精管盆腔段可见,未见扩张。

【超声提示】 ①双侧睾丸小伴回声不均;②左侧附睾头囊肿;③左侧精索静脉曲张;④右侧附睾、右侧精索静脉,前列腺,双侧精囊、射精管、输精管阴囊段及盆部末段未见明显异常。

【临床诊断】 睾丸炎后非梗阻性无精子症。

【术中所见】

(1) 患者行睾丸显微取精术,切开左侧睾丸,见生精小管粗细不均,外径范围 0.05~0.2 mm,局灶性生精小管较粗的组织镜检见精子,0~1 条/3~4HP,畸形严重(图 8-2-9)。

(2) 取管腔粗的组织冻存,取纤细睾丸组织(不好)和少许粗的组织(好)送病理。

【术后病理】 "左睾丸组织(不好)"曲细精管玻璃样变,未见生精细胞及精子。"左睾丸组织(好)"

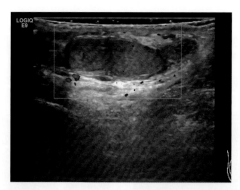

图 8 - 2 - 8　睾丸炎后非梗阻无精子症。睾丸体积小,回声不均,血流信号偏少

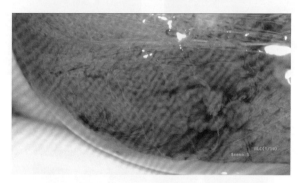

图 8 - 2 - 9　睾丸炎后非梗阻无精子症术中所见

术中见睾丸生精小管粗细不等,见局灶性管腔较饱满,不透明区域。

部分曲细精管玻璃样变,部分曲细精管内见生精细胞及精子。

【诊断分析】　该患者有腮腺炎并发睾丸炎病史,性激素睾酮降低,FSH 和 LH 负反馈性增高,睾丸触诊体积小,超声声像图见双侧睾丸体积分别为 2.7 和 4 ml,且回声不均,血供偏少,结合病史和实验室检查可诊断为睾丸炎后非梗阻性无精子症。

四　特发性非梗阻性无精子症

【概述】　大约有 50% 的非梗阻性无精子症患者无法找到明确的病因,临床上称之为特发性无精子症。此种情况下多存在尚待阐明的遗传因素、先天性突变等影响。

【临床表现】　大多数患者因不育就诊,精液化验无精子,性激素指标常正常,基因及染色体也正常,无明显睾丸炎、隐睾等病史。

【临床诊断】　临床不明原因的无精子症。

【声像图特征】　无特征性表现,睾丸体积正常或减小,附睾和输精管道均存在,无明显异常。

病例一　睾丸生精阻滞

【临床资料】　男,29 岁,婚后 3 年未避孕未育,否认腮腺炎及阴囊肿痛史。

【临床检查触诊】　双侧睾丸体积均 18 ml,质韧,双侧附睾触诊未及异常,双侧输精管阴囊部可触及。

【实验室检查】　精液量 3.0 ml,pH 7.4,离心后未见精子,果糖(+)。FSH、LH、PRL 等均在正常范围。染色体核型分析正常。Y 染色体 AZF 未见缺失。

【声像图表现】　右侧睾丸大小 40 mm×28 mm×23 mm,体积 18.3 ml,左侧睾丸大小 38 mm×27 mm×24 mm,体积 17.4 ml,双侧睾丸形态正常,回声分布均匀,彩色血流分布正常(图 8 - 2 - 10A)。

右侧附睾头厚7.8 mm,尾厚4.3 mm;左侧附睾头厚8.3 mm,尾厚4.5 mm;双附睾大小形态正常,回声分布均匀(图8-2-10B)。双侧输精管阴囊段均可见,外径1.6 mm(图8-2-10C)。双侧精索静脉内径正常,Valsalva试验无反流。TRUS:前列腺大小正常,包膜完整,回声均匀。双侧精囊大小形态正常,回声均匀。双侧输精管盆部末段可扫及。

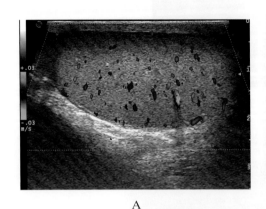

A

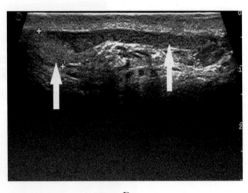

B

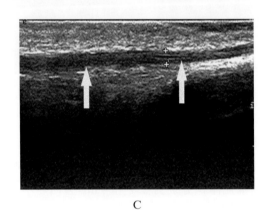

C

图8-2-10 睾丸生精阻滞

A.睾丸大小形态正常,彩色血流信号分布正常;B.附睾形态及回声正常(左侧箭头示附睾头,右侧示附睾体);C.输精管形态及回声正常

【超声提示】 睾丸、附睾、精索静脉、前列腺、精囊、输精管未见明显异常。

【附睾及睾丸穿刺】 双侧PESA:未见精子。双侧TESA:未见精子。

【睾丸活检病理诊断】 生精阻滞:生精过程阻滞于初级精母细胞阶段,腔内未见精子。

【临床诊断】 非梗阻性无精子症,睾丸生精阻滞。

【诊断分析】

● 睾丸组织的70%~80%由曲细精管构成,睾丸体积可以反映其生精功能情况。超声检查可通过准确测量睾丸的各径线值评估睾丸体积。睾丸体积计算公式为长×高×宽×0.71。

● 研究表明梗阻性无精子症患者的睾丸体积明显大于非梗阻性无精子症患者,两者鉴别诊断的睾丸体积分割值为12 ml。但梗阻性/非梗阻性无精子症睾丸体积在10~13 ml存在较大的重叠。本病例睾丸体积为18 ml,因此,单纯根据超声声像图表现进行鉴别诊断仍较困难。

● 输精管道有无梗阻声像图表现是区分梗阻性与非梗阻性无精症的另一项重要指标,对输精管应仔细检查。

病例二 睾丸严重生精障碍

【临床资料】 男,27岁,婚后2年未避孕未育,否认腮腺炎及阴囊肿痛史。

【临床检查触诊】 右侧睾丸体积约 9 ml,左侧睾丸体积约 6 ml,质软,双侧附睾触诊未及异常,双侧输精管阴囊部可触及。

【实验室检查】 精液量 2.2 ml,pH 7.4,离心后未见精子,果糖(+)。FSH、LH 值大于正常值约 2 倍。Y 染色体 AZF 未见缺失。染色体正常。

【声像图表现】 双侧睾丸体积减小。右侧睾丸大小 29 mm×23 mm×19 mm,体积 8.9 ml;左侧睾丸大小 24 mm×21 mm×18 mm,体积 6.4 ml;双侧睾丸回声分布均匀,彩色血流分布正常(图 8-2-11)。右侧附睾头厚 11 mm,尾厚 2.8 mm;左侧附睾头厚 10.6 mm,尾厚 3.9 mm;双侧附睾大小形态正常,回声分布均匀。双侧输精管阴囊段均可见,外径偏细,约 1.4 mm。双侧精索静脉内径未见增宽,Valsalva 试验无反流。TRUS:前列腺大小正常,包膜完整,回声均匀。双侧精囊大小形态正常,回声均匀。双侧输精管盆部末端可扫及。

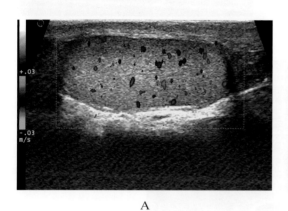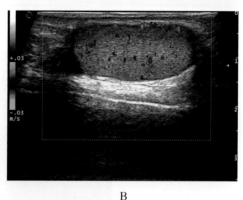

图 8-2-11 睾丸严重生精障碍
A.右侧睾丸体积小,血流信号正常;B.左侧睾丸体积小,血流信号正常

【超声提示】 ①双侧睾丸体积小,回声均匀,血流信号正常;②睾丸、附睾、精索静脉、前列腺、精囊、输精管未见明显异常。

【睾丸及附睾穿刺】 双侧 PESA:未见精子。双侧 TESA:未见精子。

【睾丸活检病理诊断】 严重生精障碍:生精上皮极薄,严重生精细胞缺乏,局灶性的纤维化及透明样变等,管腔内无精子。

【临床诊断】 非梗阻性无精子症,睾丸严重生精障碍。

【诊断分析】 据统计,睾丸体积≤10 ml 的无精子症患者中的 95.7%属非梗阻性,超声检查技术对于睾丸体积分布在此区间的非梗阻性无精子症患者诊断的准确性非常高,可为临床提供重要的诊断依据。

病例三 唯支持细胞综合征

【临床资料】 男,30 岁,婚后 2 年未避孕未育,无睾丸炎病史,无手术史。

【临床检查触诊】 双侧睾丸体积均小,约 5 ml,质软,双侧附睾触诊未及异常,双侧输精管阴囊部可触及。

【实验室检查】 精液量 4 ml,pH 7.5,离心后未见精子,果糖(+)。FSH 正常,值 3.24(1.3～11.8)mIU/ml;LH 升高约 4 倍,值 36.8(1.8～8.4)mIU/ml;抑制素 B(inhibin B)减少,值 46(94～327)pg/ml;Y 染色体 AZF 未见缺失,染色体正常。

【声像图表现】 右侧睾丸体积 4.3 ml(图 8-2-12A),左侧睾丸体积 4.3 ml,双侧睾丸减小,回声分布尚均匀,彩色血流分布尚正常(图 8-2-12B)。右侧附睾头厚 6.3 mm,尾厚 2.9 mm;左侧附睾头厚 5.6 mm,尾厚 3.3 mm;双附睾大小形态正常,回声分布均匀。双侧输精管阴囊段均可见,外径约

1.2 mm(图8-2-12C)。双侧精索静脉内径未见增宽,Valsalva 试验无反流。TRUS:前列腺大小正常,包膜完整,回声均匀。双侧精囊大小形态正常,回声均匀。双侧输精管盆部末端可扫及。

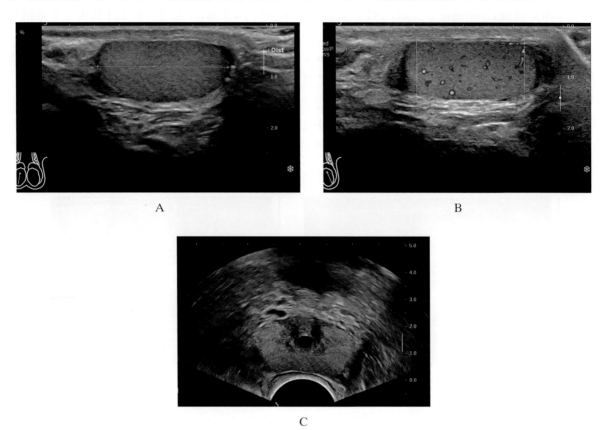

A   B

C

图 8-2-12 唯支持细胞综合征

A.右侧睾丸体积小,回声欠均匀;B.左侧睾丸体积小,回声尚均匀,内血流信号尚正常;C.前列腺形态正常,见射精管囊肿,约 8 mm×6 mm

【超声提示】 ①双侧睾丸体积偏小,回声欠均匀,内部血流信号减少;②附睾、精索静脉、前列腺、精囊、输精管未见明显异常。

【睾丸显微取精】 显微镜下见睾丸曲细精管排列疏松,粗细不均匀,管径纤细,内径为 0.05~0.10 mm,术中组织研磨后镜检可见支持细胞,偶见生精细胞,未见精子。

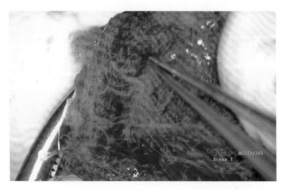

图 8-2-13 唯支持细胞综合征术中所见。睾丸曲细精管排列疏松,管径纤细

【睾丸活检病理诊断】 唯支持细胞综合征:曲细精管内只含有支持细胞,曲细精管内各级生精细胞消失,管腔内未见精子。

【临床诊断】　非梗阻性无精子症,唯支持细胞综合征。

【诊断分析】　唯支持细胞综合征是指曲细精管中仅含支持细胞,未见生殖细胞。此综合征并非一类特异性的疾病,而是由多种因素如感染、肿瘤、治疗相关或特发性疾病导致的病理性结果。唯支持细胞综合征发病率占男性不育的 2.7%~3.7%,约占无精子症的 17%。

本病例超声声像图主要表现为睾丸体积明显减小,但双侧输精管道发育正常。

（李红丽,许丽）

扫描二维码查看
本章动态图

第九章　超声在男性不育症诊疗中的应用

无精子症是男性不育的重要原因,其病因复杂,随着辅助检查技术的进步及遗传学研究的开展,对无精子症的病因有了进一步认识,尤其对于梗阻性无精子症而言,其诊断方法和治疗效果不断提高,某些输精管、精囊及射精管先天及后天疾病引起的不育是可以通过手术治疗解除梗阻而获得生育力的。而非梗阻性无精子症患者往往睾丸内存在局灶性生精区域,这些区域一般存在于睾丸内微血管丰富区,通过穿刺或显微取精术有可能取到正常精子,再经过 ICSI 进行治疗,患者可以获得自己的遗传学后代。经阴囊及直肠超声检查技术可以清晰显示近段及远段输精管道细微结构的改变,评估梗阻原因、确定梗阻部位,可有效指导外科治疗和辅助生殖取精部位的选择。在经直肠超声的引导下可清晰地直视外科手术过程,增加手术安全性,显著提高手术的成功率。本章旨在介绍超声在男性不育症诊疗中的临床应用。

第一节　超声在射精管梗阻治疗中的应用

射精管是输精管道最短、最细的一段,左右两侧在穿经前列腺的行程中逐渐接近,并开口在精阜的前列腺小囊两侧,开口处狭小,两侧的射精管如此接近且管腔狭小,意味着容易同时遭受局部微小病变影响,造成完全性双侧梗阻。

射精管梗阻是梗阻性无精子症患者中较为少见的病因,约占 5%,但却是可以进行手术治疗的不育病因。射精管梗阻性无精子症精液检查表现为"四低"(精液量低、精液 pH 值低、精浆果糖测值低、无精子),病因以先天性发育异常为主。

随着经直肠超声(TRUS)技术的发展,射精管梗阻的诊断手段从原来有创性的射精管切开造影术逐步被简便、无创、经济的 TRUS 所代替。TRUS 检查具有分辨率高的优点,可作为拟诊射精管梗阻患者影像学检查的首选方法,对于 TRUS 结果显示为精囊扩张、射精管扩张、射精管囊肿等改变时应考虑为射精管梗阻,但其诊断的特异性仍有待提高。

一、经直肠超声引导射精管囊肿穿刺抽液

射精管囊肿可有多种临床表现,包括出血、感染、恶变、钙化以及结石等。不治疗将会导致较严重的并发症,如:不育、血精症、射精量减少、射精痛、直肠区不适、尿潴留以及在精阜水平对射精管和尿道造成压迫而引起精囊充血等。

在超声问世之前,对射精管囊肿的报道较少,除在尸体解剖中发现外,很难对其作出正确诊断。自

B超问世之后对射精管囊肿的报道逐渐增多,尤其是腔内超声的问世,使射精管囊肿的检出率明显提高。

治疗时患者取左侧卧位,肛门部位消毒后,用直式长钳夹取氯己定盐水棉球,插入直肠内缓慢旋转消毒3次,铺无菌洞巾,将探头涂耦合剂,套消毒套后再涂少量消毒耦合剂,安装穿刺导向器,嘱患者大口呼吸,将探头缓慢插入直肠,显示射精管囊肿后,将穿刺针经穿刺导向器刺入直肠,沿穿刺导向线进针直达囊肿内,拔出针芯,抽取囊液并送检。

经直肠超声引导穿刺射精管囊肿抽吸囊液治疗操作方法简便,能实时监视进针方向,准确地引导穿刺针进入靶目标,避免了盲穿所造成的并发症,提高了穿刺成功率,有学者认为对射精管囊肿的治疗效果取决于症状的严重程度,单纯排空囊腔可达到临床治愈效果。只要肠道准备充分,不会引起感染及其他并发症。经直肠超声引导下穿刺抽吸治疗射精管囊肿,是一种微创介入治疗,不良反应小,并发症少,复发率低,能迅速解除患者的痛苦,免除了因手术造成的创伤和经济损失,有很高的临床使用价值。

二　经尿道射精管切开术

经尿道射精管切开术(transurethral resection of the ejaculatory duct,TURED)的适应证是射精管梗阻(ejaculatory duct obstruction,EDO)。射精管梗阻约占无精子症的5%,其发病原因分为先天性和获得性两种。先天性包括射精管闭锁和狭窄,苗勒管和中肾管囊肿,获得性包括射精管的外伤、感染或炎症。对于经TRUS及输精管精囊造影诊断明确的射精管梗阻患者,TURED是首选的治疗方法。1973年由Farley和Bames最早提出这种手术方法,并一直沿用至今。学者们认为手术的成功率和射精管梗阻的病因有关,先天性梗阻的手术效果好于获得性的。Netto等对14例射精管梗阻的患者行TURED后发现先天性梗阻的患者术后精液改善率为83%,妊娠率为66%,明显好于获得性梗阻患者的精液改善率37.5%和妊娠率12.5%。Popken等也持有相同的观点,并结合文献统计98例射精管梗阻患者术后精液改善率为38%～60%,妊娠率为22%～31%。

TURED具有手术方式简单、手术时间短、出血量少、术后恢复快、并发症少的特点,术后精液质量改善明显,并能成功生育,是目前治疗射精管梗阻的有效方法。随着TRUS的发展,射精管梗阻的诊断手段从原来有创性的输精管切开造影术逐步被无创性的TRUS所代替。TRUS引导下行TURED可准确定位前列腺、尿道、精阜的位置,实时观察手术过程,减少手术并发症、缩短手术时间,提高手术成功率。

(一)适应证

主要用于射精管梗阻所致无精子症且有生育要求的患者。

(二)禁忌证

(1)存在各种急慢性炎症,需要在炎症控制后进行手术。

(2)结核病未得到控制。

(3)存在输精管梗阻、附睾管梗阻未解除者。

(4)TRUS的禁忌,如有严重痔疮、肛瘘的患者无法耐受此检查。

(三)操作前准备

(1)常规实验室检查:血常规、人类免疫缺陷病毒(HIV)抗体、乙型肝炎病毒表面抗原(HBsAg)、抗梅毒抗体、凝血功能、肝肾功能。

(2)精液常规分析,包括精液量、精子数量和质量、pH值、果糖等参数。精液分析需要连续做2次以上。

(3)内分泌检测FSH、LH与T等。

(4) TRUS 及阴囊超声检查:

彩色多普勒超声诊断仪,配备 TRUS 探头,频率 3～9 MHz。

① 患者采用左侧卧位并屈膝,双手抱住膝盖。在探头的换能器表面涂敷少量耦合剂,然后套上橡胶套,用手指轻压橡胶套使换能器和橡胶套紧贴,中间不留气泡。再在橡胶套外涂耦合剂,将探头插入肛门即可检查。

② 射精管路径超声图像上可见泪滴样或椭圆形的无回声结构,一侧与同侧精囊相连,另一侧延伸至精阜。纵切面表现为囊肿尖端指向精阜的倒置水滴状,囊肿与后尿道之间存在前列腺组织,底部与精囊腺相连,横切面呈圆形。

③ 通过 TRUS 观察并测量射精管囊肿的大小位置,有无管壁钙化或结石;双侧精囊大小;双侧输精管盆段有无扩张。

④ 患者平卧位,采用高频超声探头频率(4～13 MHz)扫查双侧睾丸、附睾、输精管阴囊段。测量双侧睾丸体积,观察附睾结节、附睾管有无扩张,输精管有无扩张,排除其他原因引起的输精管道梗阻。

(四)操作方法

(1) 常规消毒,备皮,清洁外阴,铺无菌巾。

(2) 麻醉采用腰麻、硬膜外阻滞麻醉。

(3) 体位:射精管切开时采用截石位。

(4) 射精管切开:

① 明确梗阻部位后采用截石位,放置电切镜于尿道内观察,射精管在膀胱颈和精阜间的前列腺两侧叶中穿过,开口在精阜的侧面(图 9-1-1)。

② 使用彩色多普勒超声诊断仪,在探头表面涂敷少量耦合剂,然后套上橡胶套,用手指轻压橡胶套使换能器和橡胶套紧贴,中间不留气泡。再在橡胶套外涂耦合剂,将探头插入肛门。

③ TRUS 探头插入肛门后找到前列腺图像,自前列腺底部至尖部做连续横切面扫查,再将探头转 90°于纵切面自右向左或自左向右做连续扫查,定位于前列腺中部最大纵切面,同时显示射精管囊肿、尿道、精阜。

④ 在超声图像中寻找电切镜回声,确定电切镜与射精管囊肿的位置关系,引导手术医师切开囊肿部位(图 9-1-2)。

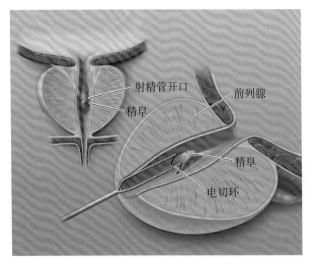

图 9-1-1　经尿道射精管切开术手术示意图

(引用自《坎贝尔-沃尔什泌尿外科学》第 10 版)

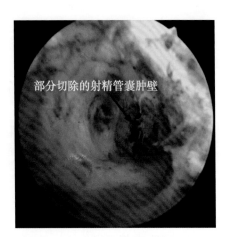

图 9-1-2　经尿道射精管切开术,术中将部分囊肿壁切除

⑤ 术后尿道内置两腔或三腔气囊导尿管,导尿管保持 24 小时,给予抗生素治疗。

(五)技术要点及注意事项

(1)前列腺较小的人离直肠比较近,操作要小心,尽量不要切得太深,以免引起尿道直肠瘘。

(2)使用电灼术时应避免闭塞新开放的射精管,以免引起再次狭窄。

(3)术中引导电切镜时体位为截石位,其方位关系与常规左侧卧位 TRUS 不同,因此,超声引导时应当注意截石位的方位关系。

(六)并发症的预防及处理

(1)尿液反流:术后尿液可反流到射精管、输精管和精囊内,不仅会降低精子活力,而且可导致精囊、附睾的急性或慢性炎症。

(2)逆行射精:膀胱颈切除或电凝过多,经尿道腔镜术后常发生逆行射精,可通过药物治疗,无效后碱化尿液,收集精子作体外受精(IVF)。如出现膀胱颈挛缩,需再次行膀胱颈切开。

(3)尿失禁和尿道直肠瘘:为手术时损伤远端尿道括约肌和切除过深损伤直肠所致,故术中应特别小心。

(4)术后再发狭窄:术中使用电灼术不当等原因导致。

(七)临床意义及评价

TURED 的适应证是射精管梗阻,对于 TRUS 诊断明确的射精管梗阻患者,TURED 是首选的治疗方法,包括对射精管炎症梗阻、精阜附近的中线囊肿或偏心性囊肿的切开术。

术后可能引起尿液反流、逆行射精、尿失禁和尿道直肠瘘等并发症,主要是由于术中的切开深度是难以控制的,如果电切过于偏向尿道近端,容易损伤膀胱颈部导致术后逆行射精;如果电切过于偏向尿道远端,容易损伤尿道外括约肌导致尿失禁的发生。术后组织的纤维化可能会形成瘢痕,也可引起射精管的再梗阻导致继发性无精子症。因为电切部位位于前列腺尖部,邻近尿道外括约肌和直肠,所以,术中显示电切的范围显得十分重要。

术中采用 TRUS 实时定位引导的方法,对切开的部位及深度可以进行实时监测。电切过程中可以观察到电切镜的位置与周围组织的关系,并且知道电切镜的方向、深度,减少不必要的损伤。当切开射精管囊肿时,可以观察到电切环进入囊肿,并伴随大量强回声气泡,可以直观地了解是否已经解除梗阻,起到了判断手术效果的作用。黄吉炜等的研究发现 TRUS 引导组手术时间、膀胱冲洗时间均显著低于美蓝组。TRUS 可以精确定位囊肿位置,避免盲目电切造成不必要的前列腺组织损伤,减少术中术后的出血及膀胱冲洗时间;同时可在手术中明确电切镜与直肠、前列腺尖部及膀胱内口的关系,避免上述解剖结构的损伤。

TRUS 引导下的 TURED 能有效解除射精管梗阻,术中定位准确、手术时间短,对前列腺组织损伤小,可避免损伤尿道外括约肌及直肠,术后恢复快。

病例一 射精管梗阻性无精子症行 TURED

【临床资料】 男,25 岁,婚后 3 年未育。触诊双侧睾丸体积 16 ml,双侧附睾饱满,双侧输精管阴囊段增粗。

【实验室检查】 精液量 0.6 ml,pH 6.5,未见精子,果糖(−),性激素正常范围。

【超声表现】 右侧睾丸大小 40 mm×28 mm×23 mm,体积 18.3 ml;左侧睾丸大小 38 mm×26 mm×21 mm,体积 14.7 ml;双侧睾丸形态大小正常,回声分布均匀,彩色血流分布正常。双侧附睾大小形态饱满,回声分布均匀。双侧输精管阴囊段内径增宽,约 1.3 mm,内见稠厚液体回声漂浮(图 9-1-3A)。TRUS:前列腺左右径 43 mm×前后径 25 mm×上下径 30 mm,包膜完整,内部回声尚均匀。右侧精囊大小约 39 mm×17 mm,左侧精囊大小约 37 mm×16 mm,双侧精囊形态饱满,呈多囊样扩张,内见稠厚液体回声漂浮(图9-1-3B)。射精管管壁呈线状强回声,长度约13 mm(图9-1-3C),射精管开口处可见条状钙化灶,大小约8.3 mm×1.2 mm,远端呈巨大囊样扩张(图9-1-3D,**动态图9-1-1**)。

【超声诊断】 ①双侧精囊外形饱满,呈多囊样扩张;②射精管多发钙化,呈线状排列,远端囊样扩张;③双侧输精管阴囊段内径增宽;④睾丸、附睾、前列腺未见明显异常。

【临床诊断】 射精管梗阻性无精子症。

【疗效】 TURED(图9-1-3E,**动态图9-1-2**)后梗阻解除,精液质量好转,检出精子。治疗后1个月复查超声发现输精管扩张消失(图9-1-3F),精囊大小正常(图9-1-3G),射精管未见扩张(图9-1-3H)。

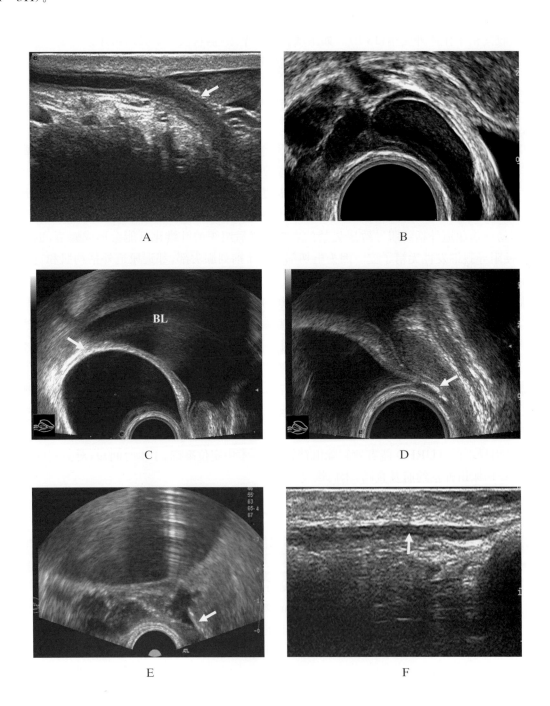

A

B

C

D

E

F

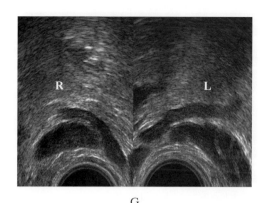 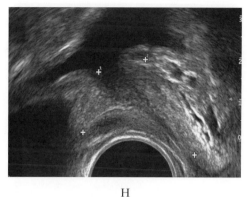

G   H

图 9-1-3 射精管梗阻性无精子症行经尿道射精管切开术

A.右侧输精管阴囊段增宽(治疗前);B.右侧精囊外形增大,呈多囊样扩张(治疗前);C.射精管囊样扩张(治疗前)(BL:膀胱);D.射精管开口处钙化灶(治疗前);E.TRUS 引导下行 TURED(箭头所指为电切镜回声);F.输精管阴囊段扩张消失(治疗后);G.精囊外形正常(R:右侧,L:左侧)(治疗后);H.射精管未见明显扩张(治疗后)

病例二 射精管梗阻性无精子症行 TURED

【临床资料】 男,27 岁,婚后 3 年未育。触诊双侧睾丸体积 12 ml,双侧附睾饱满,双侧输精管增粗。

【实验室检查】 精液量 0.7 ml,pH 6.6,未见精子,果糖(-),性激素正常范围。

【超声表现】 右侧睾丸大小 39 mm×25 mm×19 mm,体积 12.9 ml;左侧睾丸大小 38 mm×22.3 mm×19.6 mm,体积 11.6 ml;双侧睾丸形态大小正常,回声分布均匀,彩色血流分布正常。右侧附睾头厚 9.7 mm,体尾部呈细网状改变,内径 0.6 mm,内可见散在点状强回声,最大 0.5 mm,尾厚 8.0 mm;左侧附睾头厚 12.6 mm,内部回声不均匀,内可见多发无回声区,最大 3.0×2.9 mm,输出管扩张 0.5 mm,体尾部呈细网状改变,内可见散在点状强回声,大小 0.6 mm,尾厚 7.2 mm(图 9-1-4A)。双侧输精管阴囊段内径扩张,约 2.6 mm,内见稠厚液体回声漂浮(图 9-1-4B)。TRUS:前列腺 43 mm×32 mm×30 mm。包膜完整,内部回声均匀。射精管近精阜处见无回声区,外形呈泪滴,大小为 15 mm×5.5 mm,附壁可见多发点状强回声,大小 0.7 mm(图 9-1-4C,动态图 9-1-3)。右侧精囊大小约 61 mm×33 mm,左侧精囊大小约 37 mm×20 mm,双侧精囊呈囊样改变(图 9-1-4D)。双侧输精管盆部末段增宽,右侧 4.5 mm,左侧 3.9 mm。

【超声诊断】 ①双侧附睾体尾部细网状改变伴钙化灶;②双侧输精管阴囊段扩张;③射精管囊肿伴钙化灶;④双侧精囊形态饱满;⑤双侧输精管盆部末段扩张。

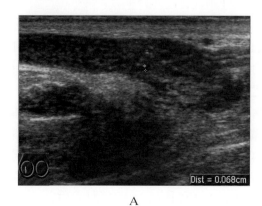 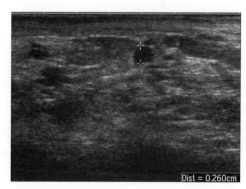

A   B

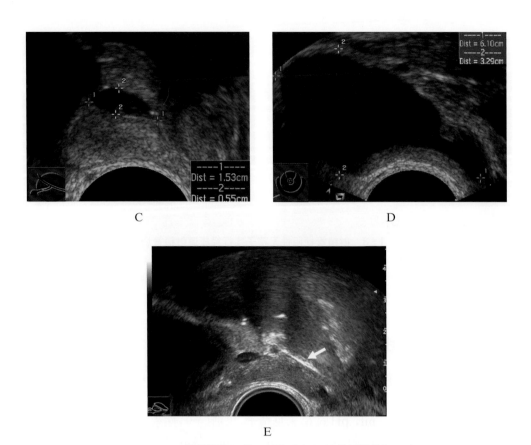

图 9-1-4　射精管梗阻性无精子症行经尿道射精管切开术

A.右侧附睾体尾部细网状改变(治疗前);B.右侧输精管阴囊段扩张(治疗前);C.射精管囊肿伴钙化;D.右侧精囊囊样扩张改变(治疗前);E.TRUS引导下经尿道射精管切开术(治疗中,箭头所指处为电切镜回声)

【临床诊断】　射精管梗阻性无精子症。

【诊断分析】　该患者精液检查结果表现为"四低"(精液量低、精液 pH 值低、精浆果糖值低、无精子),结合超声表现可明确诊断为射精管梗阻引起的无精子症。

【疗效】　TURED 术后(图 9-1-4E,**动态图 9-1-4**)于输精管内注入美蓝后,观察精阜处见美蓝流出,证明输精管道已通畅。

第二节　经直肠超声引导精囊炎穿刺注射药物治疗

精囊是分泌精浆的主要腺体,大约2/3的精浆是由精囊腺分泌的。精囊腺炎可导致精囊腺分泌功能下降,造成精浆 pH 值下降,精液量也减少;精囊炎也使果糖浓度下降,精子的营养受到影响。总之,精囊炎是造成临床上精子活动能力下降、死精子症的常见原因之一。另外,由于血精给患者带来沉重的思想负担,精神十分紧张,甚至对性生活射精产生恐惧感,导致性功能障碍也会影响生育。

精囊是一对高度盘曲的盲管状腺体,其管腔内黏膜皱襞的基部围成很多迂曲的憩室,当精囊出现炎症时,因其本身的结构特点而引流不畅。此外,精囊的血供来自膀胱下动脉的细小分支,血液循环较差,常规的治疗包括全身用药,局部治疗如前列腺精囊按摩、热水坐浴、理疗等以改善局部组织血液循环,促使炎症物质吸收和排出,但对于顽固性血精患者往往疗效不佳。全身用药在精囊局部的药物浓度极低,致使病菌不易被彻底消灭,病变难愈。因此,寻求疗效确切的方法是泌尿外科医师关心的问题。为解决这一难题,有学者采用 TRUS 引导下精囊穿刺注射抗生素的方法治疗精囊炎,取得了较好的疗效。

一 TRUS 引导下经会阴精囊穿刺

治疗时患者取截石位,使用 TRUS 探头行超声检查,观察前列腺和精囊形态及内部回声,排除肿瘤。在纵切面声像图上显示精囊并行体表定位,常规消毒会阴部,局部麻醉,穿刺点位于肛门两侧 $30°\sim45°$ 距肛门 $1.0\sim1.5$ cm 处。在超声引导下将套管针分别刺入两侧精囊。拔出针芯抽取精囊液送检,行常规检查和细菌培养＋药物敏感试验、细胞学等检查。以抗生素反复冲洗至精囊液澄清,留置穿刺针的套管并固定,通过导管作 24 小时抗生素药液持续滴注,对前列腺液或精囊液细菌培养阳性者,可根据药敏结果选用抗生素。疗程一般为 1 周左右。拔管前复查精囊腔内液,观察精囊腔内变化。

TRUS 引导下经会阴精囊穿刺法的优点是:①TRUS 检查清晰地显示精囊的图像,穿刺易命中目标,成功率高,可重复操作。②根据超声所见,结合直接从精囊腔内抽取液体检验和精囊造影可使精囊疾病诊断的准确性显著提高。

二 TRUS 引导下经直肠精囊穿刺

穿刺前 3 天口服抗生素,穿刺前 1 天用生理盐水 250 ml 加庆大霉素 32 万单位清洁灌肠。穿刺时患者取左侧卧位,肛门部消毒后,用直式长钳夹取氯己定盐水棉球,插入直肠内缓慢旋转消毒,重复消毒 3 次,铺无菌洞巾,将探头涂少量耦合剂,套消毒套,安装穿刺导向器,探头上再涂少量消毒耦合剂,将探头缓慢插入直肠,调整探头角度,显示精囊后,将精囊的最佳位置对准穿刺导向线,将穿刺针沿穿刺导向穿刺精囊,抽取精囊液涂片送检及细菌培养,进一步确定病原菌,指导诊断及治疗。然后用甲硝唑 250 ml 反复冲洗,也可予抗生素保留。

经直肠精囊穿刺与经会阴穿刺相比,其进针路径短、易命中目标、穿刺成功率高,经直肠精囊穿刺操作过程中无需通过前列腺,避免了损伤和污染前列腺。但是由于经过直肠,值得重视的就是感染问题,穿刺前应作充分的肠道准备,消毒彻底,穿刺前后给予抗生素作为预防性用药,同时选择细针穿刺。

TRUS 引导精囊穿刺术的注意事项:①穿刺点及进针方向应在超声医师配合下因人而异。②穿刺针进入精囊时有突破感,快速注入冲洗液后,射精管可在超声图像中显示,同时患者有尿意,这些都表明已穿刺到位,可固定穿刺针。③硬膜导管置入精囊内 2/3 后退针,拔针动作应一次完成,切忌穿刺针在体内随意改变方向,否则可导致穿刺针切割硬膜外导管而使导管断裂在体内。④牢固固定留置的导管,避免在搬动患者及冲洗时导管滑脱。

超声引导下精囊穿刺术操作方便,安全有效,行精囊留置导管并持续滴注抗生素对慢性精囊炎效果显著,明显缩短了病程,减轻了症状。对慢性精囊炎引起的血精,一般治疗效果不佳的患者采用本方法可收到较好的效果。因此,超声介入治疗慢性精囊炎,具有很好的临床应用价值。

病例一　慢性精囊炎

【临床资料】　男,38 岁,婚后 5 年未避孕未育,曾有血精病史,近两个月又出现血精。触诊双侧睾丸体积 15 ml,双侧附睾可触及,大小硬度可,双侧输精管阴囊段触及。直肠指检精囊肿大、质硬,有触痛。

【实验室检查】　精液色淡红,精液量 1.2 ml,pH 7.0,精子浓度 $5.6×10^6$/ml,a 级精子 5.0%,b 级精子 6.2%,白细胞$＞1.0×10^6$/L,红细胞满视野。FSH、LH、PRL、T、E_2 均在正常范围。精液细菌培养发现表皮葡萄球菌(＋)。

【声像图表现】　右侧睾丸大小 41 mm×23 mm×19 mm,体积 12.7 ml;左侧睾丸大小 40 mm×25 mm×20 mm,体积 14.2 ml;双侧睾丸形态大小正常,回声分布均匀,彩色血流分布正常。双侧附睾大小形态正常,回声均匀。双侧输精管阴囊段扫及。TRUS:前列腺左右径 40 mm×前后径 29 mm×上下径 33 mm,包膜完整,内部回声尚均匀。右侧精囊大小 50 mm×22 mm(图 9-2-1A),左侧精囊大小 50 mm×20 mm(图 9-2-1B),双侧精囊外形增大,内部透声差,回声不均匀,血流信号未见明显增多(图 9-2-1C)。双侧输精管盆部末段扫及,射精管未见明显扩张。

【超声诊断】　双侧精囊增大(考虑慢性精囊炎)。

【临床诊断】　慢性精囊炎。

【疗效】　患者经口服抗生素治疗 1 个月后效果不佳,临床症状无明显好转,遂改用 TRUS 引导经直肠精囊穿刺,抽出血性及咖啡色液体,局部给予抗生素治疗,疗程 1 周。治疗后症状好转,精子质量改善,精囊外形较前缩小,基本恢复正常(图 9-2-1D)。

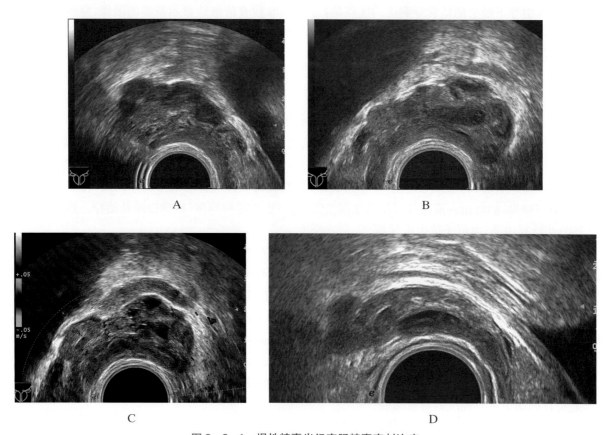

图 9-2-1　慢性精囊炎经直肠精囊穿刺治疗

A.右侧精囊外形增大(治疗前);B.左侧精囊外形增大(治疗前);C.精囊彩色多普勒超声表现(治疗前);D.精囊表现基本恢复正常(治疗后)

第三节　超声在附睾、睾丸穿刺术中的应用

辅助生殖技术(assisted reproductive technologies,ART)是近些年来才发展起来,并被医学界广泛接受的一个新的临床生殖医学专业。这项技术在近 30 余年的时间里,对临床不孕不育症治疗和人类生殖活动的研究及观念产生了巨大的影响。在体外受精和胚胎移植技术"试管婴儿"基础上相继又衍生出一系列相关的辅助生育的技术和方法,尤其是 ICSI 技术的发展和先进的外科附睾及睾丸取精

术的进步,彻底改变了先前无法治愈的睾丸衰竭(testicular failure)或不可修复的梗阻性无精子症的治疗方法。只要在男性生殖道中获取精子,利用 ICSI 技术就能使此类患者有获得后代的可能。

在无精子症的诊治过程中,特别是对于梗阻性无精子症及睾丸体积大于 10 ml、性激素不增高或增高不明显的非梗阻无精子症,进行经皮附睾精子抽吸术(percutaneous epididymal sperm aspiration, PESA)和睾丸精子抽吸术(testicular sperm aspiration,TESA),一方面可明确诊断,另一方面可为进一步治疗提供精子。我们在临床中发现,超声对于诊断性和治疗性附睾穿刺均有一定的指导意义。在超声引导下非梗阻性无精子症睾丸穿刺方面,外国学者的研究发现对睾丸血流灌注较好的部位进行穿刺,获得精子的数量及质量均优于血流灌注较差的部位。

一 超声在 CBAVD 和获得性附睾梗阻患者 PESA 中的应用

CBAVD 为先天性因素导致输精管道大范围缺失,目前外科手术无法纠正,而睾丸生精功能一般正常,利用 PESA 穿出的精子可进一步行 ICSI 治疗,是 CBAVD 患者获得后代。

对 CBAVD 患者附睾头穿刺取精,超声提示单纯输出管扩张的穿刺取精成功率明显大于附睾头回声杂乱不均伴扩张者。推断可能因为单纯扩张者的附睾头睾丸输出管及附睾管仅轻度发育不良,而睾丸持续生精,产生的压力易于传递至附睾头导致其扩张较为明显,其内精子容易获得。

因此,正确描述 CBAVD 患者的超声表现,不仅有利于正确诊断,还有利于预测 PESA 的成功率,减少穿刺针数及不必要的睾丸穿刺活检,减轻患者的痛苦。

在获得性附睾梗阻患者的治疗中,对于外科手术无法纠正梗阻的患者,需用附睾精子行 ICSI 治疗。对于存在炎性结节的患者,进行必要的抗炎治疗后,可根据超声对炎性结节的描述,选择性避开有结节侧的附睾,当双侧附睾都存在结节时,选择梗阻较轻的一侧并避开结节区域穿刺。这样取出的附睾液中炎性细胞较少,炎症较轻,精子活动度较好。

（一）适应证

用于梗阻性无精子症患者的明确诊断及 ICSI 治疗前附睾精子的获取。

（二）禁忌证

(1) 双侧附睾头缺如。

(2) 术前两次测量体温(腋温)高于 37.2℃。

(3) 有出血倾向(血小板≤70×10⁹/L,凝血功能检查有异常)。

(4) 有急性附睾炎征象。

（三）操作前准备

(1) 认真核对适应证及有无禁忌证。

(2) 进行血常规、传染四项〔HBsAg、丙型肝炎病毒(HCV)抗体、HIV 1＋2 型抗体及梅毒螺旋体抗体〕、凝血四项、精液常规、内分泌(FSH、LH 与 T 等)及精液生化检查。

(3) 超声检查:经阴囊及直肠超声对梗阻性无精子症患者睾丸及输精管道进行评估,重点观察附睾头结构和回声的改变,记录附睾头结节的位置,并存储图。

(4) 配备浅表高频超声探头的超声诊断仪。

(5) 无菌手套、消毒液及利多卡因局麻药。

(6) 7♯头皮针。

(7) 20 ml 注射器。

(8) 倒置显微镜。

（四）操作方法

(1) 患者平卧。

(2)常规的手术区备皮,消毒,0.5%～1%利多卡因精索阻滞麻醉。

(3)常规超声检查:确定附睾位置,选择避开有结节侧的附睾,当双侧附睾都存在结节时,选择梗阻较轻的一侧并避开结节区域穿刺。

(4)固定附睾:用左手拇指与食指将附睾头固定,使表面的阴囊皮肤绷紧。

(5)再次行超声检查确定附睾穿刺点和径线,7♯头皮针连接20 ml注射器抽吸附睾头部或输出小管(图9-3-1)。

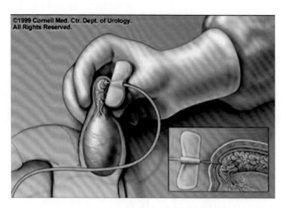

图9-3-1　附睾穿刺取精示意图

(6)倒置显微镜下查找精子,对穿刺位点是否取得精子、精子的数量进行记录,对精子形态是否正常、是否存在畸形进行评价。评价结果分为4个等级:1级,一个高倍视野见到形态规则无畸形的精子≥5个;2级,一个高倍视野见到形态规则无畸形的精子1～5个;3级,一个高倍视野未见到正常精子,但能见到不规则、存在畸形的精子;4级,未见到任何形态的精子。

(五)技术要点及注意事项

(1)操作者具备熟练的穿刺技巧。

(2)根据CBAVD及附睾炎性梗阻患者的超声表现,准确定位,选择最佳穿刺径路。

(六)并发症预防及处理

(1)向患者说明可能发生的出血、感染等并发症,术后3天内不洗澡,禁止性生活1周,不要做剧烈的运动。

(2)术后应按医嘱口服消炎药3天预防感染。

(3)嘱患者若术后出现出血、肿胀、疼痛、发热等不适时,应及时到医院男科或泌尿外科就诊。

(七)临床意义及评价

PESA痛苦小,患者耐受性好,无需显微外科手术经验,无需特殊器械和手术显微镜;正确描述CBAVD及附睾炎性梗阻患者的超声表现,不仅有利于正确诊断,还有利于预测PESA的成功率,减少穿刺针数及不必要的睾丸穿刺活检,减轻患者的痛苦。

病例一　CBAVD

【临床资料】　男,26岁,婚后3年未避孕未育。

【临床检查触诊】　双侧睾丸体积约16 ml,右侧附睾头体部可触及,大小硬度可,尾部未触及,左侧附睾头膨大、较软,体尾部未触及。双侧输精管阴囊部未触及。

【实验室检查】　精液量0.6 ml,pH 6.4,离心后未见精子,脱落细胞检查未见生精细胞,果糖(-)。FSH、LH、PRL等均在正常范围。

【声像图表现】　右侧睾丸体积15.7 ml,左侧睾丸体积15.2 ml,双侧睾丸形态大小正常,回声分布均匀,彩色血流分布正常。右侧附睾头厚14.5mm,呈不规则囊状扩张(图9-3-2A),体尾部未扫及。左侧附睾头厚12mm,回声杂乱伴少量囊状扩张(图9-3-2B),体尾部未扫及。双侧输精管阴囊段未扫及。双侧精索静脉内径未见增宽,Valsalva试验无反流。TRUS:前列腺形态大小正常,回声均匀,包膜完整。双侧精囊未扫及。双侧输精管盆部末段未扫及。

【超声诊断】　①右侧附睾头不规则囊状扩张,体尾部未扫及;②左侧附睾头回声杂乱伴扩张,体尾部未扫及;③双侧精囊未扫及;④双侧输精管阴囊段及盆腔段未扫及;⑤睾丸、精索静脉、前列腺未见明显异常。

【睾丸及附睾穿刺】　右侧PESA(图9-3-2C):可见b级精子4～6条/HP。左侧PESA:未见精子。

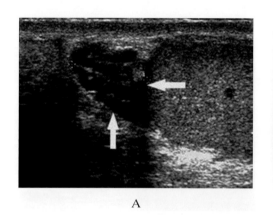
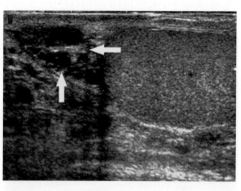

A　　　　　　　　　　　　　　　　　　B

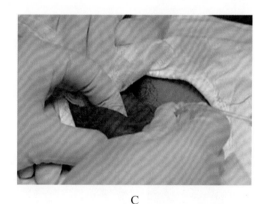

C

图9-3-2　先天性双侧输精管缺如

A.右侧附睾头囊状扩张;B.左侧附睾头回声杂乱伴扩张;C.附睾穿刺术中

【临床诊断】　CBAVD。

【诊断分析】　该病例为典型的CBAVD患者,其双侧附睾超声表现不同,右侧附睾头表现为囊状扩张,左侧附睾头回声杂乱,PESA结果证实了在囊状扩张侧附睾穿刺更易获得精子。

病例二　附睾炎性梗阻

【临床资料】　男,30岁,婚后4年未避孕未育,6年前有阴囊肿痛史,当时诊断为"附睾炎"。

【临床检查触诊】　右侧睾丸体积14ml,左侧睾丸体积16ml,质韧,双侧附睾变粗,质硬,双侧输精管阴囊部可触及。

【实验室检查】　精液量3.0ml,pH7.4,离心后未见精子,果糖(+),脱落细胞检查未见生精细胞。FSH、LH、PRL等均在正常范围。Y染色体AZF未见缺失。

【声像图表现】 右侧睾丸体积 13.5 ml,左侧睾丸体积 15.3 ml,双侧睾丸形态大小正常,回声均匀,彩色血流信号分布正常。右侧附睾头厚 11 mm,尾厚 5 mm,右侧附睾细网状改变,内径约 0.3 mm,附睾头可见偏高回声区,范围 7.5 mm×5.5 mm,内见密集点状回声漂浮(图 9 - 3 - 3A)。左侧附睾头厚 12 mm,尾厚 6 mm;左侧附睾细网状改变,内径约 0.3 mm(图 9 - 3 - 3B)。双侧输精管阴囊段扫及。TRUS:前列腺形态大小正常,回声均匀,包膜完整。双侧精囊形态大小正常,回声均匀。双侧输精管盆部末端可扫及。

【超声诊断】 ①右侧附睾细网状改变,附睾头偏高回声区;②左侧附睾细网状改变;③双侧睾丸、前列腺、双侧精囊未见明显异常。

【附睾穿刺】 右侧 PESA:可见 c 级精子,并见散在吞噬大量精子的巨噬细胞(图 9 - 3 - 3C)。左侧 PESA:可见 b 级精子,未见巨噬细胞(图 9 - 3 - 3D)。

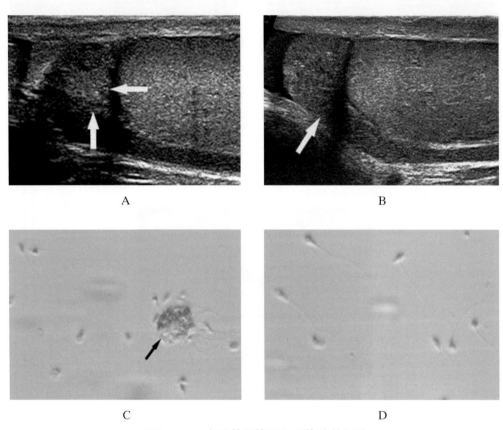

A   B

C   D

图 9 - 3 - 3 梗阻性无精子症,附睾炎性梗阻

A.右侧附睾头圆形偏高回声结节(箭头处);B.左侧附睾无明显炎性结节;C.右侧附睾穿刺液中可见吞噬大量精子的巨噬细胞(箭头处);D.左侧附睾穿刺液中仅见游离精子,未见巨噬细胞

【临床诊断】 梗阻性无精子症,附睾炎性梗阻。

【诊断分析】 该患者既往有附睾炎病史,现表现为无精子症,超声发现右侧附睾头有炎性结节,而左侧附睾仅有附睾管的细网状扩张,双侧 PESA 结果也证实了右侧附睾炎症较重,可见巨噬细胞吞噬大量精子,而左侧未见巨噬细胞,故对于附睾炎性梗阻的病例应避开附睾结节穿刺,超声在其中起到了重要作用。

二 超声在非梗阻性无精子症 TESA 中的应用

随着彩色多普勒超声的出现,超声可通过对器官血流灌注的显示评价器官的功能。以往,已有国内外学者进行了有关睾丸的血流灌注情况与睾丸生精功能相关性的研究,以探讨超声在 TESA 中的应用价值。

1998 年,Foresta 等应用彩色多普勒超声(CDUS)对 12 例非梗阻性无精子症、6 例梗阻性无精子症和 20 例生育正常的男性睾丸内血管进行半定量评分:0 级,无血管;1 级,1~3 条血管;2 级,3 条以上血管。梗阻性无精子症和生育正常的男性睾丸内血管都在 3 条以上。12 例非梗阻性无精子症患者的 24 个睾丸中,8 个(33.3%)睾丸内未发现血管,16 个(66.7%)睾丸内见到血管少于 3 条。对非梗阻性无精子症患者在睾丸中央行细针穿刺抽吸细胞学检查,均只见到支持细胞。对 16 个睾丸内找到血管者在血管附近再次进行抽吸,12 个睾丸发现有生精细胞,包括成熟精子。因此,作者认为睾丸 CDUS 检查有助于无精子症的鉴别诊断,并可在睾丸取精前了解血管分布情况,作出定位,以提高取精的成功率有助于 ICSI 的开展。

既往国外学者的研究证明了彩色多普勒血流信号与睾丸生精功能状态存在较密切的联系。经阴囊二维超声显示睾丸的大小、形态及内部回声,CDUS 和能量多普勒超声(PDUS)检测睾丸曲细精管的血液供应,从而指导临床在血流相对丰富的区域,即精子最可能发生的部位进行穿刺,以提高取精的成功率,有助于体外辅助受孕技术的开展,具有重要的临床应用价值。

但是,近几年我们在实际工作中运用高性能彩色多普勒及能量多普勒超声对大量非梗阻性无精子症患者进行检查,发现其中大多患者的睾丸拥有较好的大血管血流灌注,对其中部分患者进行 TESA,但未发现精子。而少数睾丸血流灌注减少的患者,其睾丸体积小、性激素水平高,临床认为穿刺获取精子的可能性极小,故未予穿刺活检。这与以往认为非梗阻性无精子症患者睾丸血供不良的观点相左。初步分析,原因可能有二:第一,随着超声技术发展,目前高性能的彩超仪器,相对于早期的仪器,对血流显示更敏感。第二,非梗阻性无精子症患者睾丸可能拥有较好的大血管血流灌注,对于无精子症患者睾丸血供的研究,应该更多关注微循环水平的血液灌注状况,寻找一种更加全面的观察手段,这可能是问题的关键所在。笔者应用超声造影新技术对非梗阻性无精子患者睾丸的微循环灌注情况进行了初步研究,有望克服 CDUS 和 PDUS 的应用局限性,从微循环的水平进一步揭示睾丸的生精功能(详见第十章第二节超声造影技术在单精子卵胞浆内注射治疗睾丸取精术中的应用)。

(一)**适应证**

(1) ICSI 治疗前部分梗阻性和非梗阻性无精子症的精子获取。

(2) 用于 PESA 未获取精子的梗阻性无精子症患者的明确诊断。

(二)**禁忌证**

(1) 术前两次测量体温(腋温)高于 $37.2℃$。

(2) 有出血倾向(血小板$\leqslant 70 \times 10^9 / L$,凝血功能检查有异常)。

(3) 有睾丸炎征象。

(4) 对于小睾丸和 FSH 明显增高的无精子症患者,因获得精子概率较低,行睾丸穿刺取精术需慎重。

(三)**操作前准备**

(1) 认真核对适应证及有无禁忌证。

(2) 进行血常规、传染病四项、凝血四项、精液常规、内分泌检测(FSH、LH 与 T 等)及精液生化检查。

(3) 超声检查:经阴囊及直肠超声对双侧睾丸及输精管道进行评估,重点观察睾丸的大小和回声改变,了解血管分布情况,并存储图。

(4) 配有浅表高频超声探头的超声诊断仪。

(5) 无菌手套、消毒液及利多卡因局麻药。

(6) 7♯或9♯头皮针/14G自动活检针。

(7) 20 ml注射器。

(8) 倒置显微镜。

(四)操作方法

(1) 患者平卧。

(2) 常规的手术区备皮,消毒,0.5%～1%利多卡因精索阻滞麻醉。

(3) 利用彩色多普勒超声在睾丸取精前了解血管分布情况,并作出定位,确定睾丸穿刺点和径线。

(4) 固定睾丸:医生根据需要,选择体积较大,血供较好的一侧睾丸,用左手中指和无名指,拇指与食指将睾丸固定牢固,使表面的阴囊皮肤绷紧。睾丸的附睾端应在中指和无名指的下方,将背离附睾的睾丸侧贴近拇指与食指间的阴囊皮肤。

(5) 超声引导定位下,选择彩色/能量多普勒超声显示睾丸血供较好的区域穿刺,采用7♯或9♯头皮针连接20 ml注射器抽吸睾丸组织,吸出曲细精管于睾丸表面,再用显微镊子拔出曲细精管(图9-3-4);为了获得较多的取材量,可以选用14G自动活检针经皮穿刺睾丸组织(图9-3-5)。

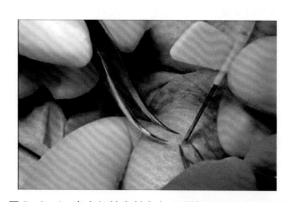

图9-3-4 睾丸细针穿刺术中,显微镊子拔出曲细精管

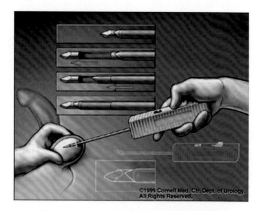

图9-3-5 睾丸粗针穿刺取精示意图

(6) 若一次抽出的组织过少,则可不同部位多次穿刺,结束后加压包扎穿刺部位。

(7) 标本研碎后镜检,倒置显微镜下检查精子获得情况。对穿刺位点是否取得精子、精子的数量进行记录,对精子形态是否正常、是否存在畸形进行评价,评价结果分为4个等级。

病例一 非梗阻性无精子症

【临床资料】 男,27岁,婚后3年未避孕未育。

【临床检查触诊】 右侧睾丸体积10 ml,左侧睾丸体积8 ml,质稍软,双侧附睾触诊未及异常,双侧输精管阴囊段可触及。

【实验室检查】 精液量2.7 ml,pH 7.4,离心后未见精子,果糖(＋)。FSH、LH较正常值增高一倍。Y染色体AZF未见缺失。

【声像图表现】 右侧睾丸体积9.5 ml,左侧睾丸体积7.7 ml,双侧睾丸体积小,回声均匀,彩色血流信号分布正常。右侧附睾头厚7 mm,尾厚4 mm;左侧附睾头厚8 mm,尾厚4 mm;双侧附睾大小形态正常。双侧输精管阴囊段及盆腔段均扫及。前列腺大小形态正常,包膜完整,回声均匀。双侧精囊大小形态正常,回声均匀。

【超声诊断】 ①双侧睾丸体积小;②双侧附睾、双侧输精管、前列腺、双侧精囊未见明显异常。

【睾丸及附睾穿刺】 右侧TESA:取出条状曲细精管组织后,研碎镜检见少量精子,0～1/HP(图

9-3-6)。左侧 TESA：未见精子。

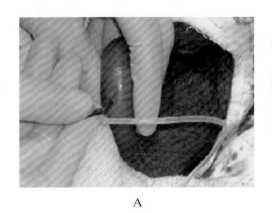
A

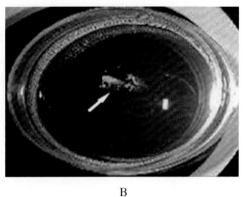
B

C

图 9-3-6　非梗阻性无精症睾丸穿刺取精术

A.睾丸穿刺术；B.睾丸穿刺取出的曲细精管组织；C.标本研碎后镜检，偶见精子

【临床诊断】　非梗阻性无精子症。

【诊断分析】　该患者输精管道未见明显梗阻征象，超声仅表现为双侧睾丸体积小，其中右侧睾丸体积大于左侧睾丸，并且处于临界值。对双侧睾丸行 TESA 术后发现右侧睾丸比左侧睾丸更易获取精子，进一步揭示了睾丸体积与生精功能存在一定联系。超声能更准确地测量睾丸体积，从一个侧面反映了生精功能。

（李凤华，杜晶）

第十章 超声新技术在男性不育症中的应用

扫描二维码查看
本章动态图

如何评价睾丸生精功能一直是男性生殖领域重要的命题之一,对于临床诊断和治疗无精子症有极大价值。睾丸病理组织学检查是判断无精子症患者睾丸生精功能的金标准,但无论穿刺活检还是切开活检均会对睾丸生精功能造成损伤,寻找一种无创评估睾丸生精功能的手段已经成为趋势。三维超声、超声造影及弹性成像等超声新技术的不断发展,为睾丸生精功能的研究提供了新的手段。

近年来,很多学者开始关注睾丸生精功能与睾丸血供间关系的研究。大部分关于睾丸血供情况的研究都受制于二维图像所提供的有限信息,不能全面反映睾丸的血供情况,且均为半定量的评估方法。三维超声技术的发展使得睾丸血供的整体评估成为可能。随着三维体积自动测量技术(virtual organ computer-aided analysis,VOCAL)的出现,可对组织进行自动分割、测量,为睾丸血流的整体检查提供了定量指标。

超声造影剂及其成像技术的发展为超声在睾丸生精功能评估方面的深入研究开辟了新的领域。经静脉注入超声造影剂后,直径 $2\sim5\mu m$ 的微气泡进入血管,无法透过血管壁的细胞间隙进入组织间质,是真正的血池造影剂,其反射强度约为红细胞的 10^{10} 倍,使其所在部位的回声大大增强,有助于微小血管的显示。采用第二代造影剂与低声能发射的谐频造影技术相结合,可实时获得造影剂微泡在睾丸微循环中的分布,并可进行时间-强度曲线定量分析。另外,通过微血管成像技术(microvascular imaging,MVI)可只显示有超声造影剂的部分,其实时图像反映造影剂微气泡在组织血管内通过的轨迹以及造影增强达峰后睾丸内的微血管分布,从而能更清晰地显示微血管的形态、走行、分布情况。利用这些技术可以从睾丸管间微动脉水平观察研究睾丸小叶微血管灌注情况并显示睾丸微血管的全貌。

近年来随着超声技术的不断发展,利用生物组织的弹性(或硬度)改变与病灶的生物学特性紧密相关的原理,超声弹性技术已取得长足发展。目前弹性成像技术主要有位移或应变成像、点式剪切波测量及最新的实时剪切波成像。国内外学者多将弹性成像应用于乳腺、甲状腺、浅表淋巴结病变及肝硬化、动脉硬化度评价等方面的研究。编者将超声弹性成像应用于睾丸生精功能的评估,其在男性不育症方面的研究尚属首次。

超微血流成像技术(superb micro-vascular imaging,SMI)是一种新兴的成像低速血流状态下微小血管的技术,它不需要对比介质,可显示出具有较高图像质量的微血管血流。研究发现:睾丸内动脉血管分布和血流阻力指数与生精功能并无相关性,因为彩色多普勒超声观察到的是睾丸大血管,决定生精功能优劣的管间动脉属于细小低速微小血管。如何显示非梗阻性无精子症患者管间细小低速微小血管是研究热点。SMI 技术对低速血流信号的显示优于常规多普勒超声显像,理论上 SMI 对非梗阻性无精子症睾丸生精功能的评估有一定价值。

本章就三维超声技术、超声造影、超声弹性成像、SMI 等超声影像学新技术在男性不育症评估中的临床初步应用作简单介绍。

第一节　三维超声评估睾丸体积及血管密度指数

【概述】

睾丸组织的 70%～80% 由曲细精管构成,睾丸体积与精子计数密切相关,因此睾丸体积可作为评价生精功能的重要指标之一。目前,临床评估睾丸体积主要采用睾丸测量器、尺、测径器或模型比照法,此外,超声也是睾丸体积评估的常用方法之一。

常规二维超声在进行睾丸体积测定时,基于几何学上的假设,通常采用 HWL 椭圆体积估算法:即利用公式 V = 高(H)×宽(W)×长(L)×0.71 计算睾丸体积。由于超声测量值变异较大、受检查者及计算公式等影响,使实际这样测得的体积不可避免地存在误差。三维超声容积测量功能解决了这一问题,迄今已有较多在体和离体试验研究证实三维超声容积测量法较二维超声的 HWL 计算法更为准确,测量误差远低于后者。

三维超声成像(three-dimensional ultrasonic imaging)是在二维超声基础上发展起来的新技术,通过采集一系列的二维断面图像形成数据库,可多角度观察建立的立体图像。三维超声不仅能显示器官的立体形态,还能直观显示血流空间分布状况,可为临床提供更丰富的诊断信息。其成像技术包括 3 个步骤,即图像采集、三维重建、三维图像的显示和定量分析。目前图像采集多采用磁场空间定位扫查技术和三维容积探头扫查,重建三维图像的方式主要分为表面成像模式和透明成像模式,前者多用于含液脏器;后者又包括四种模式:最大回声模式、最小回声模式、X 线模式和混合模式,用于不同回声的实质性脏器。

临床研究使用的三维成像系统根据成像特点分为静态三维成像、动态三维成像和实时动态三维成像。但目前体积参数的测量却都只在重建的静态图像下完成。其基本原理:在三维图像重建的基础上手动或自动勾画待测实体的轮廓从而完成精测体积的运算。目前市场上较成熟的能够进行较精确体积定量的三维技术主要有两种:一是基于磁定位系统的手动扫查技术,其代表产品是 Tomtec 公司生产的 ECHO-ViewTM 三维超声工作站,它最先解决了实时三维重建技术,并可实现精确的三维体积重建;另一种是以 GE-Voluson 730 为代表的容积探头技术。前者由于需与二维超声配合使用,其计算精度受二维超声分辨力及磁感应定位器的精度双重影响,但其扫查范围较广,适合较大范围的扫查。后者避免了前者由于手动操作产生的误差,体积计算更为精确,但适用于小器官或体积较小的病灶(图 10-1-1)。

有学者报道三维超声对实质脏器的体积估算的误差为(6.4±4.4)%,而二维超声误差则为(12.6±8.7)%,尤其对于不规则形态的脏器则误差更大(图 10-1-2、图 10-1-3)。

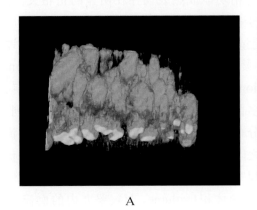

A　　　　　　　　　　　　　　B

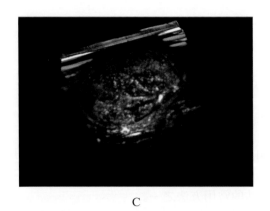

C

图 10-1-1　应用容积探头重建睾丸、精索静脉曲张三维图像

A.精索静脉曲张能量多普勒三维重建图像;B.睾丸能量多普勒血流三维重建图像;C.睾丸超声造影微血管灌注三维重建图像

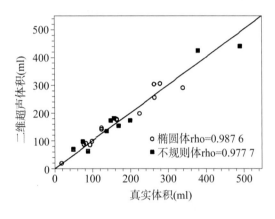 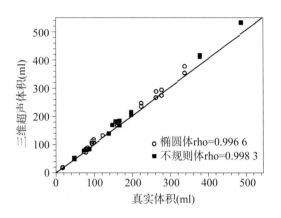

图 10-1-2　左图:二维超声测量椭圆体及不规则体体积精确性图。如图所示,椭圆体体积的测量值更精确,然而,由于体积测量是基于高(H)、宽(W)、长(L),所以测量者对于仪器的操作决定了测量的精确性。右图:三维超声测量椭圆体及不规则体体积精确性图。比较三维超声测量椭圆体和不规则体体积每个测值的精确性,结果显示三维超声测量体积与真实体积具有非常好的相关性

(引用自 Riccabona et al,1996)

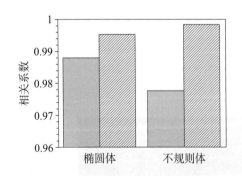

图 10-1-3　二维超声(灰色柱状图)和三维超声(条纹柱状图)在测量椭圆体与不规则体体积值与实际体积值相关系数比较。三维超声在测量不规则体体积时比二维超声更有优势

(引用自 Riccabona et al,1996)

近年来,很多学者逐步开展了睾丸生精功能与睾丸血供间关系的研究。Foresta 等人利用彩色/能量多普勒超声检查技术,对正常青少年男性睾丸血流进行跟踪测定发现,随着睾丸发育,睾丸体积的增大,睾丸内的血流信号出现逐渐增多,且与其睾丸生精功能成熟表现存在明显的正相关。然而,以往大部分关于睾丸血供情况的研究仅限于二维图像所提供的信息,缺乏定量分析的评判指标,尚不能全面准确地评估睾丸血供。三维彩色多普勒血管成像(three dimensional color doppler angiography)可通过磁场定位获取三维超声数据库,将二维彩色多普勒的彩色像素按其空间位置进行排列,重组出血流的空间分布和流向,可在体获得睾丸内部立体血流情况及与周围组织之间的关系,且可从任意方向切割和选择任意视角观察或旋转观察睾丸的三维图像,显示结构清晰完整,并可自动计算出睾丸的体积(volume,V)、睾丸内的血流信号容积

(color volume，CV)、睾丸血管密度指数(testicular vascularity index，TVI)，因此可以客观定量地评价睾丸内血供的丰富程度。国外有学者采用三维能量多普勒成像技术对 24 例非梗阻性无精子症患者进行多平面的血管重建，以三维 TVI 矩阵对可能有精子的区域进行特殊标记，并对最可能有活力精子的区域进行睾丸穿刺。TVI 判断有无精子的阳性预测值为 72%，阴性预测值为 75.6%，特异性为89.8%。结果显示此方法可指导临床对有活力精子区域进行穿刺，提高睾丸活检的成功率，有助于避免任意及多次的睾丸活检，从而减少对睾丸的损伤(图 10-1-4)。

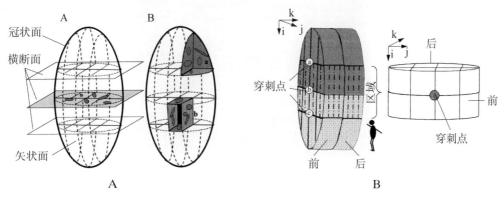

图 10-1-4　三维能量多普勒睾丸血管多平面重建

A.7 个切面把睾丸分为 32 部分，计算每一部分每个直角面的能量多普勒血流信号，处理后得到每个部分的 TVI，然后重建 TVI 模型；
B.沿睾丸纵轴中线分别在睾丸上、中、下三个位点进行穿刺，分析每个穿刺点周围 16 个部分的 TVI 值与取精结果的关系

(引用自 Har-Toov et al，2004)

【检查方法及观察内容】

1. 仪器与设备

采用飞利浦 HDI 5000 彩色多普勒超声诊断仪，高频线阵探头，探头频率 10 MHz。Tomtec 3D Sono Scan Pro 1.2 三维工作站。

2. 检查方法

患者取仰卧位，上提阴茎紧贴腹壁，探头直接置于一侧阴囊皮肤，首先对睾丸进行常规二维及彩色多普勒超声检查(图 10-1-5)，将磁场空间定位仪放于距睾丸 60 cm 范围内，传感器固定于探头，根据睾丸的位置和大小确定三维取样区域，嘱患者屏气，启动数据采集按钮，探头由睾丸的上极自上而下匀速滑动，带有空间定位信息的二维图像被储存在工作站内，形成三维数据库。随即以相同方法检查对侧睾丸并存储图像。并在图像采集过程中，要求二维图像采用高对比度、适宜亮度并统一的彩色增益及量程等设置。

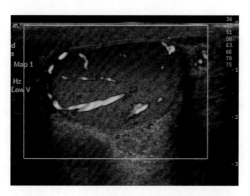

图 10-1-5　正常睾丸血流能量图(2D)

3. 三维图像分析

在 Tomtec 三维工作站内,调出三维数据库,点击混合模式按钮,选取睾丸显示最大、最清晰的切面,将坐标焦点置于其中心位置,利用解剖刀的切片功能获得以睾丸长轴为中心的 8 个均分切面,调整图像的对比度和亮度以获得最佳的视觉效果及睾丸边界清晰度,逐个手动描记出睾丸的边界,并充分利用 C 平面来校正所描记的睾丸边界,软件自动计算出睾丸的 V、CV 和 TVI(图 10 - 1 - 6)。

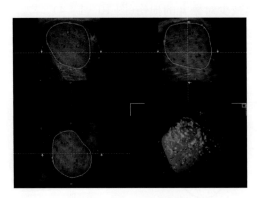

图 10 - 1 - 6　三维成像图

前三幅图分别代表睾丸三个互相垂直切面的图像,右下为经 Tomtec 三维工作站重建的睾丸三维图像

我科对 115 例梗阻性无精子症与 90 例非梗阻性无精子症患者进行了睾丸体积及三维血管参数的比较研究,统计学结果见表 10 - 1 - 1,结果显示 V 的差别有统计学意义($P<0.05$),而 CV 和 TVI 在两组之间的差别无统计学意义($P>0.05$)。

表 10 - 1 - 1　Tom Tec 3D 工作站系统计算结果

	睾丸体积(ml)		血流信号容积(ml)		睾丸血管密度指数(ml)	
	左侧	右侧	左侧	右侧	左侧	右侧
梗阻性	13.63±4.80	14.00±5.05	0.27±0.35	0.23±0.42	2.89±2.87	2.13±3.06
非梗阻性	6.51±4.90*	6.23±5.11**	0.34±0.47	0.29±0.43	4.19±3.56	3.43±4.13

注:与梗阻性无精子症组相比,* $P<0.05$,** $P<0.01$

以往的研究认为,梗阻性无精子症患者与非梗阻性无精子症患者睾丸的血供情况存在明显差异,梗阻性无精子症患者睾丸的血供明显优于非梗阻性无精子症患者。但本研究资料中发现梗阻性无精子症患者和非梗阻性无精子症患者间,睾丸的血流信号容积值和血管密度指数均无显著差别。对于三维超声检查的这种阴性结果,我们并不能否定睾丸血供情况与生精功能间的关系。有报道指出,非梗阻性无精子症患者的睾丸病理改变并不是弥漫地出现在睾丸各个部位,因此完全存在这种可能性,即非梗阻性无精子症患者睾丸主支血管(纵隔血管)血流灌注正常,只是部分睾丸区域存在微循环灌注障碍。这就解释了为什么本组研究中梗阻性与非梗阻性无精子症患者睾丸的血管密度指数间的差异不显著。另外彩色多普勒只能捕捉到一定敏感程度的彩色血流信号(较大血管,如纵隔血管的血供情况),而无法从睾丸微循环灌注水平的血供进行检查,尚不能真正地全面评估睾丸血供情况。

【存在的不足】

三维超声定量测量仍存在误差,影响三维测值准确性的因素有:

(1)采集的二维图像的质量。要求二维图像采用高对比度、适宜亮度、适当并统一的条件设置。如探头的加压,呼吸运动可使采集的图像产生错位,会对体积运算造成很大影响,并可导致血流信号失真;彩色增益和量程的设置直接影响成像的效果,既要避免彩色信号的外溢及杂波,又要避免彩色信号的丢失以增加微小血管的显示。

（2）三维定位装置的系统误差。早期的声学和光学定位系统的精度较差，现已基本淘汰，目前电磁场定位的系统误差为距离<0.5mm，角度<0.1°。在各种定位方式中，机械驱动尤其以容积探头的定位误差最小。

（3）操作者人为的个体误差。为保证血管结构的连续性，探头移动要匀速、缓慢、连续。在三维血管密度指数的计算中，需要对睾丸的轮廓进行描记，睾丸与周围组织分界的清晰度直接影响结果的准确性。

（4）环境因素。如金属会影响磁场定位的精度，温度影响声学定位的精度。

（5）各种算法的差异。如三维运算时插补、平滑、去噪的误差。在实际工作中，应了解误差产生的原因，使其减小到最低的程度。

第二节　超声造影技术在单精子卵胞浆内注射治疗睾丸取精术中的应用

一　超声造影评估非梗阻性无精子症睾丸生精功能

【概述】

现代研究发现非梗阻性无精子症患者睾丸内存在局灶性生精区域，这些生精区域一般存在于睾丸内微血管丰富区域，通过穿刺或显微取精术有可能取到正常精子，再经过单精子卵胞浆内注射（ICSI）可以成功受孕。然而取精成功率依然不够理想，受到取精方法、患者选择或是病理组织类型的不同等因素影响。术前能够有效无创评估睾丸内的微血管分布将有助于取精术后结果的预判，减少不必要手术造成的伤害。

常规彩色及能量多普勒超声对低流量和低速的血流无法显示。超声造影技术是将超声造影剂应用于常规超声基础上的一项新技术，可克服以上诸多因素的制约，经静脉注入超声造影剂后，粒径范围2~8μm的微气泡进入血管，无法透过血管壁的细胞间隙进入组织间质，是真正的血池造影剂，有助于微小血管的显示，可进行时间-强度曲线定量分析。应用超声造影微血管成像技术可以从睾丸管间微动脉水平观察研究睾丸小叶微血管灌注情况并显示睾丸微血管全貌，观察睾丸内的微血管分布，判定睾丸的生精功能。

【检查方法】

造影剂时患者取平卧位，探头纵切，采用睾丸的最大纵切面。于肘静脉团注造影剂声诺维（SonoVue，Bracco，意大利）2.4ml，同时开启实时造影成像模式，保持超声切面不动2min，并记录存储动态图像。双侧睾丸用同样的方法采集造影数据资料。

造影需要进行量化分析，选取造影浓聚区，避开大血管，进行时间-强度曲线分析。我们研究资料显示，起始增强时间（arriving time，AT）、达峰时间（time to peak intensity，TTP）和峰值强度（peak intensity，PI）最能代表睾丸的生精功能。当AT≤27s、TTP≤45s或PI≥11dB时，具有较大概率局部存在生精区域，建议行睾丸取精术获取精子（图10-2-1）。

病例一　非梗阻性无精子症

【病史】　男，36岁，结婚3年未育。

【专科检查】　双侧睾丸体积偏小，双侧附睾及输精管可触及。

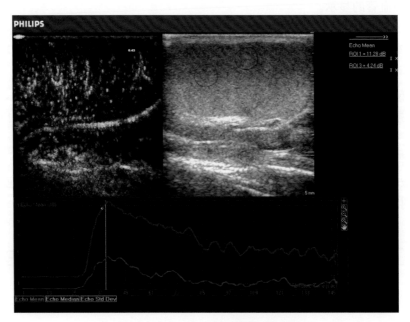

图 10 - 2 - 1 睾丸超声造影定量分析

睾丸内分别选取了造影浓聚区和稀疏区进行定量分析

【实验室检查】 见表 10 - 2 - 1。

表 10 - 2 - 1 实验室检查指标

检查指标	检测值	参考值
精液量(ml)	3.8	$\geqslant 1.4$
pH 值	7.5	$\geqslant 7.2$
精子浓度(10^6/ml)	0	$\geqslant 16$
果糖(mmol/L)	14.74	9.11~17.76
FSH(mIU/ml)	10.1	1.3~11.8
LH(mIU/ml)	7.3	1.8~8.4
T(ng/ml)	5.2	2.6~7.4
PRL(mIU/ml)	256	86~392
E_2(pg/ml)	41	0~56
染色体	46,XY	46,XY

【声像图表现】

● 右侧睾丸大小 32 mm×22 mm×13 mm,体积 6.4 ml;左侧睾丸大小 31 mm×21 mm×13 mm,体积 6.0 ml。双侧附睾形态大小正常,回声均匀。双侧输精管阴囊段未见扩张。

● 双侧精索静脉未见曲张。

● TRUS:前列腺大小 37 mm×30 mm×28 mm,右侧精囊 30 mm×11 mm,左侧精囊 31 mm×10 mm。双侧输精管盆腔段未见扩张。

● 超声造影:双侧睾丸呈不均匀稀疏增强,左侧睾丸起始增强时间 29 s,达峰时间 46 s,峰值强度 8.2 dB(图 10 - 2 - 2)。

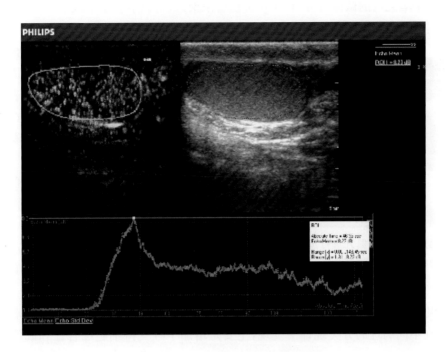

图 10-2-2　左侧睾丸造影定量分析

【超声提示】　双侧睾丸体积小。造影双侧睾丸晚增强低增强,取精成功率较低。

【术中所见】　患者主动要求进行一侧睾丸显微取精术,于右侧睾丸赤道位置做横切口,打开睾丸白膜后探查生精小管均为细小透明小管,取组织研碎后未见精子。

【诊断分析】

● 存在精子的睾丸往往需要更多的血供维持精子生长发育,表现为睾丸内微血供增加,血流通过加快。在超声造影中的表现就为起始时间和达峰时间提前,峰值强度增加。通过这三者的参数可以评估睾丸生精功能,预判取精成功率。

● 造影时需要保持睾丸的固定,部分患者由于提睾肌收缩,造影过程中可能会发生睾丸移动,影响图像量化分析。可以通过减轻探头压力,或者用手固定睾丸的方法检查。

二　超声造影在睾丸取精术定位引导中的作用

【概述】

非梗阻性无精子症通过睾丸取精术寻找精子是目前主要的治疗手段,具体方法有睾丸显微取精术(M-TESE)、睾丸活检术(TESE)及睾丸精子抽吸术(TESA)等。手术的成败在于能否找到睾丸内的局灶性生精中心,扩大手术范围虽然可以提高成功率,但同时也会睾丸造成更大的损伤,导致术后发生睾丸萎缩等。因此术前定位睾丸内局灶性生精中心的无创性诊断方法将是手术成败的一个重要因素。

目前已有文献报道通过彩色多普勒超声技术对睾丸内的血供丰富区域进行定位,引导临床医师进行手术取精,而部分研究结果发现彩色血流信号丰富区域并不能代表精子发生区域。发生这种情况是由于彩色多普勒超声显示的是睾丸内的主要大血管,而睾丸内的精子发生区域并不是存在于大血管周围,而是存在于睾丸微血管丰富的区域。超声造影剂是一种直径 $2\sim5\mu m$ 的微气泡,经静脉注入后,可以进入微血管,并且无法透过血管壁的细胞间隙进入组织间质,是真正的血池造影剂,其反射强度约为红细胞的 10^{10} 倍,使其所在部位的回声大大增强,有助于微小血管的显示。超声造影通过微泡造影剂可以清晰观察整个睾丸内的微血管分布,定位微血管浓聚区,可以引导手术取精。

【检查方法】

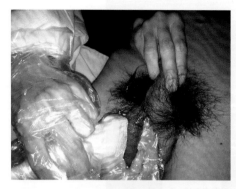

图 10 - 2 - 3　通过手法固定睾丸进行造影检查

睾丸在受到提睾肌的牵拉时,可以在阴囊内出现上下移动或一定角度内的旋转,因此在造影时需要进行固定。用一手的中指、无名指、拇指与食指将睾丸固定牢固,使表面的阴囊皮肤绷紧。睾丸的附睾端应在中指和无名指的下方,将背离附睾的睾丸侧贴近拇指与食指间的阴囊皮肤。睾丸该位置与临床医生手术时的位置一致(图 10 - 2 - 3)。

造影后选取睾丸最大纵切面内微泡浓聚区,并且同时避开睾丸内的主要大血管。分别测量浓聚区/稀疏区和睾丸上极/下极的距离,以及和腹侧面的距离(图 10 - 2 - 4)。睾丸取精术中,睾丸仍然处于和造影同一位置,附睾位于后方,手术从睾丸腹侧进入,根据超声定位的距离选择切口或穿刺点(图 10 - 2 - 5)。

文献已经报道,该方法可以提高取精术的成功率,显微取精术取得精子的概率较常规的方法可以提高约 15%。在不同病理的分类统计中发现,主要是增加了唯支持细胞综合征和成熟障碍的取精成功率。

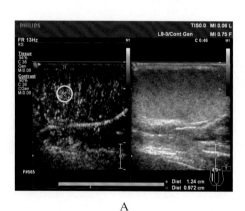

A

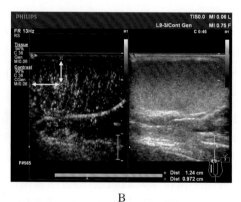

B

图 10 - 2 - 4　造影浓聚区的定位

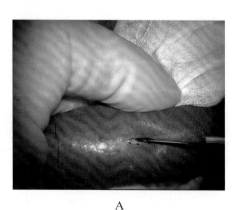

A

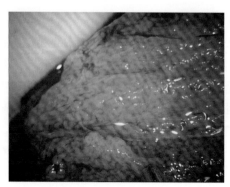

B

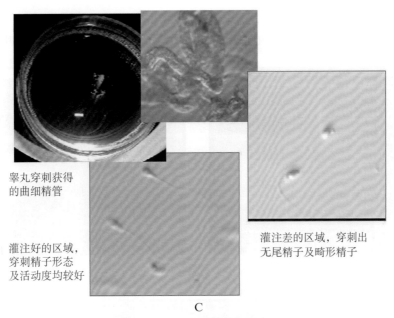

睾丸穿刺获得
的曲细精管

灌注好的区域，
穿刺精子形态
及活动度均较好

灌注差的区域，穿刺出
无尾精子及畸形精子

C

图 10‑2‑5　睾丸显微取精术

A.手术切开睾丸白膜；B.睾丸内生精小管；C.取出生精小管研碎后找到精子

病例一　克氏综合征

【病史】　男，31 岁，结婚 5 年未育。

【专科检查】　双侧睾丸体积偏小，双侧附睾及输精管可触及。

【实验室检查】　见表 10‑2‑2。

表 10‑2‑2　实验室检查指标

检查指标	检测值	参考值
精液量(ml)	2.4	≥1.4
pH 值	7.6	≥7.2
精子浓度(10^6/ml)	0 ↓	≥16
果糖(mmol/L)	12.54	9.11～17.76
FSH(mIU/ml)	21.1 ↑	1.3～11.8
LH(mIU/ml)	18 ↑	1.8～8.4
T(ng/ml)	3.1	2.6～7.4
PRL(mIU/ml)	274	86～392
E_2(pg/ml)	78 ↑	0～56
染色体	47，XXY	46，XY

【声像图表现】

● 右侧睾丸大小 28 mm×20 mm×10 mm，体积 3.9 ml；左侧睾丸大小 27 mm×18 mm×11 mm，体积 3.7 ml。双侧附睾形态大小正常，回声均匀。双侧输精管阴囊段未见扩张。

● 双侧精索静脉未见曲张。

● TRUS：前列腺大小 31 mm×24 mm×25 mm，右侧精囊 21 mm×7 mm，左侧精囊 20 mm×7 mm。双侧输精管盆腔段未见扩张。

● 睾丸超声造影:双侧睾丸均呈不均匀增强,右侧睾丸浓聚区起始增强时间为23 s,达峰时间为47 s,峰值强度为12 dB。浓聚区距离睾丸上极13 mm,距离睾丸腹侧面10 mm(图10-2-6)。

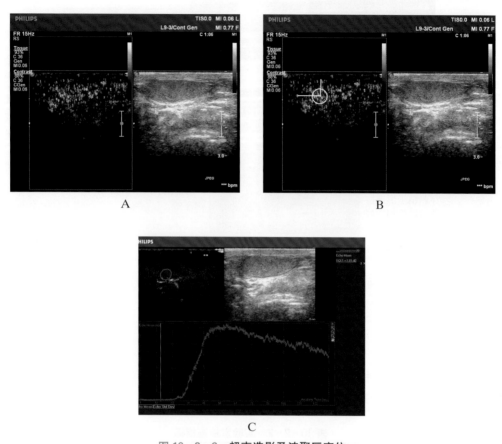

图10-2-6 超声造影及浓聚区定位

A.超声造影寻找浓聚区;B.定位浓聚区;C.时间-强度曲线分析

【超声提示】 双侧睾丸体积小。造影双侧睾丸呈不均匀增强,右侧睾丸浓聚区位于睾丸中上位置。

【术中所见】 于右侧睾丸中上位置做横切口,打开睾丸白膜后在略深部位置找到相对增粗、白色的生精小管。研碎后镜检找到正常精子(图10-2-7)。

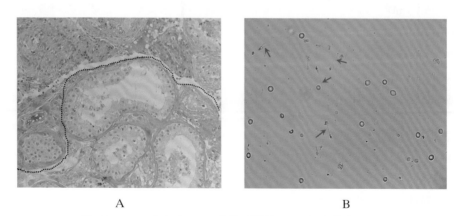

图10-2-7 睾丸病理(A)和找到的精子(B,红色箭头所示)

【诊断分析】

● 实时灰阶超声造影检查过程中,每一帧显示的是瞬时的造影剂灌注情况,如何确定某一区域确实为造影剂灌注总量最大的区域以及如何保证取精位点即为灌注浓聚区,将是直接导致取精成功与否的关键。可以通过造影定量分析,切面面积定位法、解剖结构定位引导下穿刺取精的方法解决这些关键技术问题。

● 需要注意的是,在确定灌注密集区域时须避开粗大血管所在位置,且为减少手术切开深度,降低手术创伤,避免手术并发症的发生,灌注密集区和灌注稀疏区不宜定位于所在切面睾丸的深部。

● 为保证睾丸造影切面与穿刺部位相同,用手握住附睾托住睾丸,显示睾丸最大纵切面后,经肘静脉团注超声造影剂,立即观察造影剂在睾丸内的灌注情况,观察过程中探头与睾丸的位置尽可能保持相对静止。在造影时为保持睾丸图像在屏幕中相对位置不变,操作者须保持较高注意力,操作熟练、动作轻柔,避免刺激患者。

第三节 实时超声弹性成像技术评估睾丸生精功能

【概述】

实时超声弹性成像(real-time sonoelastography,RTE)是一项新技术,它是根据不同组织的弹性系数不同,受到外力作用或交变振动后应变不同的原理来设计的,它运用后处理运算法则获得图像,在超声检查中显示某一切面的组织弹性构成,并且无需任何增强媒介。RTE能反映被测组织的弹性(即硬度)方面的信息,而组织的硬度与其内部病理结构密切相关。国外学者Schurich等认为这种实时技术能在分析睾丸组织结构的同时发现组织病理学变化,并在一个灰阶或彩色编码图像中显示组织各区域的不同形变程度。笔者的研究也发现睾丸的生精功能很可能与其弹性密切相关,可作为评估评估睾丸生精功能的新方法。

睾丸组织主要由曲细精管构成,不同的病理类型(唯支持细胞综合征、精子成熟阻滞和生精低下)其曲细精管内径、界膜厚度与正常对照相比均有显著性差异。因此,通过睾丸的弹性参数评估睾丸的生精功能成为可能。

【弹性检查方法】

患者平卧位,取最大睾丸纵切面,调节弹性成像感兴趣区域(region of interest,ROI),尽量覆盖阴囊皮肤及睾丸。采集弹性图像根据不同的超声诊断仪用相应的方法,等图像稳定后记录存储。

图像分析可以使用弹性成像评分法。观察取样框内颜色变化,绿色代表较软的组织,红色代表较硬的组织,灰色代表中间硬度的组织,评分标准如下。1级:睾丸大部分发生形变,图像显示为绿色和灰色相间,以绿色为主,兼有少量红色的马赛克状;2级:睾丸中心发生形变,周边未见明显变形,图像显示为中心呈绿色,周边为红色,兼有少量灰色;3级:睾丸部分发生形变,图像显示为以灰色为主,周边为红色,中心示少量绿色;4级:睾丸大部分未发生形变,图像显示红色和灰色相间,中心示少量绿色;5级:睾丸整体没有形变,图像显示睾丸整体为红色,兼有少量灰色(图10-3-1)。

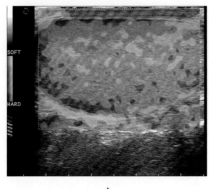
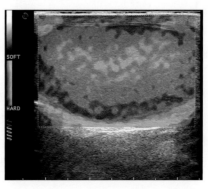

A   B

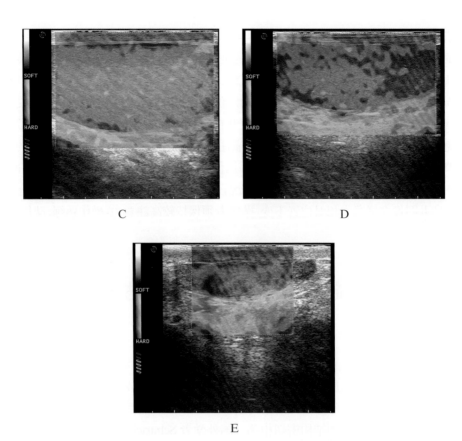

图 10-3-1　睾丸弹性评分，A 至 E 分别代表 1 级至 5 级

　　图像的定量分析也可以采用应变比值(strain ratio，SR)，感兴趣区分别选择整个睾丸和睾丸近侧的阴囊皮肤，计算两者的比值即为睾丸的应变比值(图 10-3-2)。

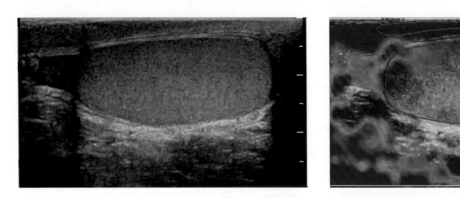

图 10-3-2　睾丸的应变比值测定方法

【超声诊断】

　　弹性评分和应变比值在无精子症的鉴别诊断中具有一定价值。以弹性评分≥3 为诊断 NOA 的标准，其诊断敏感性、特异性、准确性、阳性预测值和阴性预测值分别为 81.67%、83.33%、82.36%、87.52% 和 76.06%。以弹性应变比值大于或等于 0.395 作为诊断非梗阻性无精子症的标准，其诊断敏感性、特异性、准确性、阳性预测值、阴性预测值分别为 84.5%、74.5%、80.5%、83.8% 和 76.2%。

　　睾丸弹性参数与睾丸体积、部分性激素、睾丸病理分级有很好的相关性，在判定睾丸生精功能上有一定的临床价值。睾丸体积与弹性评分及应变比值均呈负相关，随着睾丸体积的减小，弹性评分及应变比值逐渐上升。性激素 FSH、LH、PRL 与弹性参数呈非线性正相关，性激素 T 与之呈非线性负相关,E_2 与之无相关性。睾丸病理分级与弹性参数间呈负相关关系,即随着睾丸病理分级的减低,弹性评分逐级增加,应变比值升高,睾丸生精功能减低。

病例一　梗阻性无精子症

【病史】　男,28 岁,结婚 2 年未育。

【专科检查】　双侧睾丸体积正常,双侧附睾及输精管可触及,双侧附睾僵硬,双侧输精管阴囊段无扩张。

【实验室检查】　见表 10-3-1。

表 10-3-1　实验室检查指标

检查指标	检测值	参考值
精液量(ml)	3.6	≥1.4
pH 值	7.5	≥7.2
精子浓度(10^6/ml)	0	≥16
果糖(mmol/L)	15.54	9.11~17.76
FSH(mIU/ml)	8.6	1.3~11.8
LH(mIU/ml)	7.3	1.8~8.4
T(ng/ml)	6.4	2.6~7.4
PRL(mIU/ml)	214	86~392
E_2(pg/ml)	48	0~56
染色体	46,XY	46,XY

【声像图表现】

● 右侧睾丸大小 40 mm×26 mm×18 mm,体积 13.2 ml;左侧睾丸大小 39 mm×26 mm×17 mm,体积 12.2 ml。双侧附睾形态饱满,回声不均匀,呈细网状改变,附睾管管壁回声增强。双侧输精管阴囊段未见扩张。

● 双侧精索静脉未见曲张。

● TRUS:前列腺大小 39 mm×30 mm×28 mm,右侧精囊 32 mm×11 mm,左侧精囊 34 mm×10 mm。双侧输精管盆腔段未见扩张。

● 弹性成像:双侧睾丸均以绿色为主,绿色和灰色相间,评分为 1 级。右侧睾丸 SR<0.32,左侧睾丸 SR=0.33。

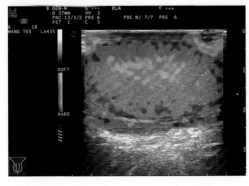

A　　　　　　　　　　　　　　　B

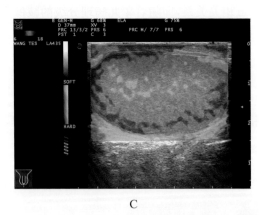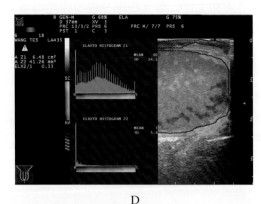

图 10-3-3　双侧睾丸的弹性应变比值

A、B. 右侧睾丸弹性成像图及应变比值;C、D. 左侧睾丸弹性成像图及应变比值

【超声提示】　根据弹性评分及双侧睾丸 SR 值,考虑为梗阻性无精子症。

【临床诊断】　梗阻性无精子症。

【诊断分析】　该患者双侧附睾形态饱满,回声不均匀,呈细网状改变,附睾管管壁回声增强,提示输精管道存在梗阻。以超声弹性成像评分分级 3 分、应变比值 0.395 作为判定梗阻性与非梗阻性无精子症的标准具有明显的统计学意义和较高的临床应用价值。它能为常规检查提供额外的信息,是对传统超声成像的一种非常有用的补充。

第四节　实时超声弹性成像技术对非梗阻性无精子症手术取精结果的预测价值

【概述】　睾丸弹性成像中,弹性应变值与非梗阻性无精子症的睾丸病理具有相关性,随着睾丸病理分级的减低,应变比值升高,睾丸生精功能减低。具有一定生精功能的睾丸可能通过显微取精术取得精子,因此,能够量化评估睾丸生精功能的弹性成像可以用于预测睾丸取精术成功率。

【操作方法】　弹性成像的检查方法与上节一致,取睾丸最大纵切面,记录并存储弹性数据。图像的分析采用 SR,感兴趣区分别选择整个睾丸和睾丸近侧的阴囊皮肤,计算两者的比值即为睾丸的应变比值(图 10-4-1)。

【超声诊断】　笔者的研究已经发现,实时超声弹性成像 SR 对预测非梗阻性无精子症患者手术取精结果有重要意义。以 SR=0.46 为最佳诊断临界点。即 SR≥0.46 时提示睾丸弹性较差,不能取得成熟精子,SR<0.46 时提示睾丸弹性较好,可取得成熟精子(图 10-4-1)。其诊断敏感性、特异性、准确性、阳性预测值和阴性预测值分别为 80.5%、82.4%、81.3%、84.6% 和 77.8%。

病例一　非梗阻性无精子症

【病史】　男,30 岁,结婚 2 年未育。

【专科检查】　双侧睾丸体积正常,双侧附睾及输精管可触及,双侧输精管阴囊段无扩张。

【实验室检查】　见表 10-4-1。

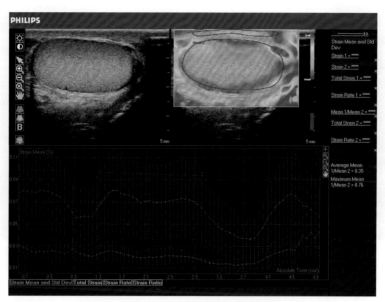

图 10-4-1　睾丸应变比值的测量

表 10-4-1　实验室检查指标

检查指标	检测值	参考值
精液量(ml)	3.5	≥1.4
pH 值	7.5	≥7.2
精子浓度(10^6/ml)	0 ↓	≥16
果糖(mmol/L)	15.6	9.11～17.76
FSH(mIU/ml)	5.2	1.3～11.8
LH(mIU/ml)	4.9	1.8～8.4
T(ng/ml)	3.7	2.6～7.4
PRL(mIU/ml)	126	86～392
E_2(pg/ml)	31	0～56
染色体	46,XY	46,XY

【声像图表现】

● 右侧睾丸大小 38 mm×25 mm×18 mm,体积 12.1 ml;左侧睾丸大小 37 mm×24 mm×18 mm,体积 11.3 ml。双侧附睾形态大小正常,回声均匀。双侧输精管阴囊段未见扩张。

● 双侧精索静脉未见曲张。

● TRUS:前列腺大小 40 mm×31 mm×30 mm,右侧精囊 30 mm×10 mm,左侧精囊 32 mm×9 mm。双侧输精管盆腔段未见扩张。

● 弹性成像:右侧睾丸 SR=0.3;左侧睾丸 SR=0.32(图 10-4-2)。

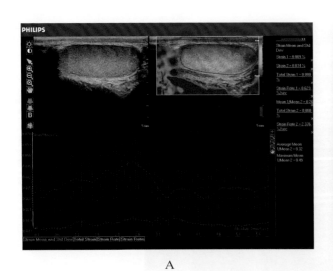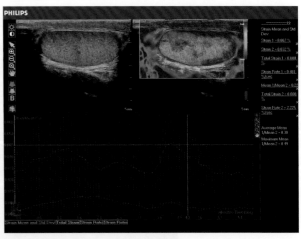

A   B

图 10 - 4 - 2 右侧睾丸(A)和左侧睾丸(B)的应变比值

【超声提示】 双侧睾丸弹性尚好,可能取得精子。

【手术所见】 行睾丸显微取精术,在睾丸中部的生精小管中取得精子(图 10 - 4 - 3)。

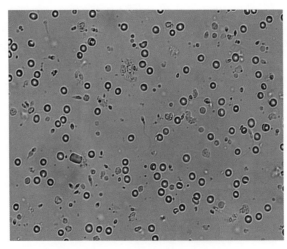

图 10 - 4 - 3 显微镜下找到精子

【诊断分析】 超声实时弹性成像的应变比值可以反映睾丸的弹性,从而间接地反映睾丸组织的生精功能,从而为术前无创性预测非梗阻性无精子症的取精成功率提供了有价值的量化指标。

第五节 超声剪切波弹性成像在无精子症鉴别诊断中的应用

【概述】

无精子症病因复杂,临床上也一直在不断探索有效便捷、无创的检查手段以反映无精子症患者睾丸的生精功能,以期鉴别梗阻性及非梗阻性无精子症,更好地制定临床决策。近年来随着超声技术的不断发展,利用生物组织的弹性(或硬度)改变与病灶的生物学特性紧密相关的原理,超声弹性技术已广泛用于乳腺、甲状腺、肝脏等疾病的诊断。实时超声弹性成像在无精子症患者生精功能方面的评估价值也日益得到广泛关注和探索,超声弹性技术有可能通过探测睾丸组织各区域的不同硬度来评价睾丸生精功能,从而为诊断评估无精子症提供新的途径。目前弹性成像技术主要有位移或应变成像、点式剪切波测量及最新的实时剪切波弹性成像(shear wave elastography,SWE,也称 E-成像)。SWE 技术作为一种最新进展的弹性量化技术,采用"马赫圆锥"原理,获得剪切波高时间分辨力的弹性图像,并通过测量感兴趣区组织的密度获得其杨氏模量的绝对值。其量化指标为杨氏模量,即杨氏系数(E),杨氏模量越大,则组织的硬度就越大。SWE 技术的优点首先是可以获得组织定量杨氏模量值,不受主观因素的影响;其次不需要对探头施加压力,避免不同操作者间的操作误差,可重复性较好,因此可以根据杨氏模量定量评价不同生理和病理状态下的组织硬度。

法国学者 Rocher 等人采用法国声科超声仪,比较正常、少弱精及无精子症共 601 个患者的杨氏模量值,图 10-5-1 为测量方法。研究结果显示正常组患者(108 个睾丸)平均杨氏模量值(横切面)为 2.4(2.0~2.9)kPa,高于非梗阻性无精子症(不包含克氏综合征)患者的 2.0(1.7~2.4)kPa(P<0.05),但与梗阻性无精子症的 2.4(2.0~2.7)kPa(P>0.05)相比无明显差异;非梗阻患者(除去克氏症患者)和梗阻性患者有差异[2.0(1.7~2.4)kPa vs 2.4(2.0~2.7)kPa(P<0.05)],另外克氏综合征患者的睾丸弹性值 2.6(2~3.2)kPa 要高于正常人群及其他病因的无精子症患者(图 10-5-2)。但因为各组弹性数值重叠区域较大,对其临床应用有一定的限制。

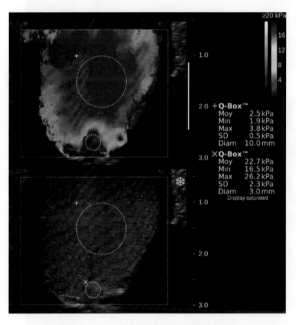

图 10-5-1 杨氏模量值测量方法

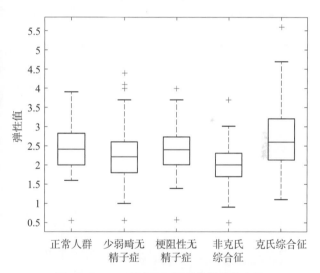

图 10-5-2 各个分组杨氏模量值分布图

本中心初步回顾分析了经外科手术证实的无精子症患者的睾丸杨氏模量值,不同病因无精子症患者的弹性值整体趋势与文献报道一致;其次发现睾丸体积联合弹性可以进一步提高无精子症的鉴别诊断能力,梗阻和非梗阻性无精子症患者睾丸体积在 10~12 ml 区间时有很大重叠,但杨氏模量值有统计学差异(P=0.001,截断值 1.75 kpa),且弹性值对无精子症患者的睾丸病理分类有一定的预测价值。

如图 10-5-3A 所示,患者左侧睾丸体积为 3.75×2.04×1.96×0.71≈10.6(ml),介于 10~12 ml,弹性杨氏模量为 1.8 kpa>1.75 kpa,手术证实为获得性附睾梗阻无精子症,行输精管附睾管端侧吻合术,再通成功。如图 10-5-3B 所示,患者右侧睾丸体积为 3.59×2.4×1.94×0.71≈11.9(ml),介于 10~12 ml,弹性杨氏模量为 1.3 kpa<1.75 kpa,手术证实为非梗阻性无精子症,术后病理为唯支持细胞综合征。

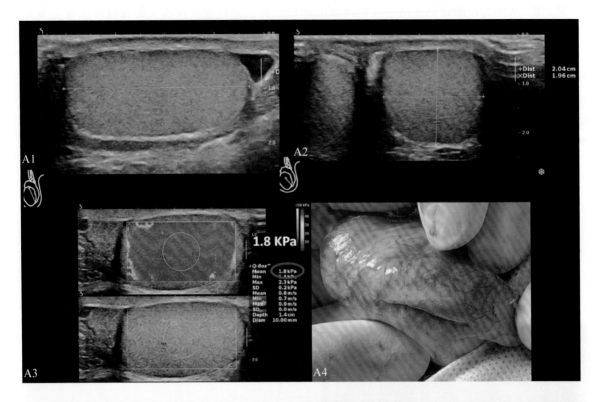

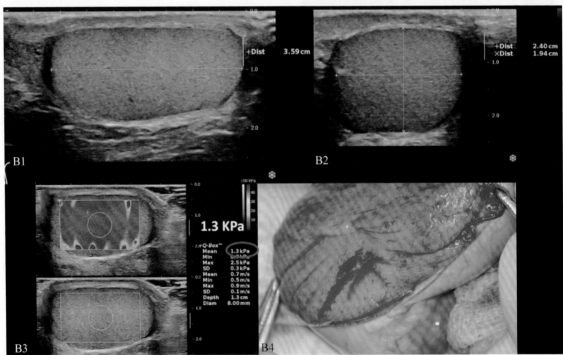

图 10-5-3　睾丸体积弹性及术中大体图

A.梗阻性无精子症患者；B.非梗阻性无精子症患者

病例一　克氏综合征

【病史】　男,28岁,婚后2年未避孕未育。

【专科检查】　双侧睾丸触诊小，双侧附睾及输精管可触及。

【实验室检查】　见表 10－5－1。

表 10－5－1　实验室检查指标

项　　目	检测值		正常参考值
精液量(ml)	1.0	↓	≥1.4
pH 值	7.5		≥7.2
精子浓度(10⁶/ml)	0	↓	≥16
果糖密度(mmol/L)	13.5		9.11~17.67
抑制素 B(pg/ml)	3	↓	94~327
FSH(mIU/ml)	29.7	↑	1.3~11.8
LH(mIU/ml)	19.3	↑	1.8~8.4
T(ng/ml)	0.91	↓	2.6~7.4
PRL(ng/ml)	14		4.1~18.5
E₂(pg/ml)	23		0~56
染色体核型	48，XXYY		46，XY
Y 染色体	无微缺失		无微缺失

【声像图表现】

● 右侧睾丸大小 22 mm×13 mm×9 mm，体积 1.8 ml；左侧睾丸大小 21 mm×13 mm×9 mm，体积 1.7 ml；双侧睾丸体积偏小，回声分布均匀，彩色血流分布正常，右侧睾丸杨氏模量值 2.8 kpa，左侧睾丸杨氏模量值 2.8 kpa(图 10－5－4、图 10－5－5)。

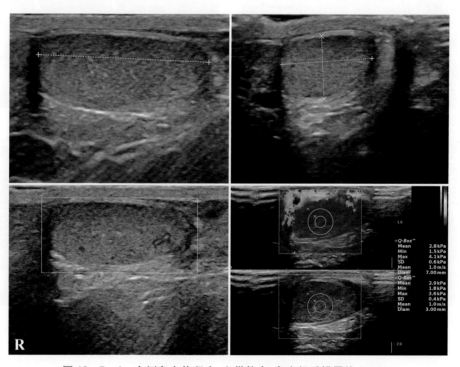

图 10－5－4　右侧睾丸体积小，血供偏少，睾丸杨氏模量值 2.8 kpa

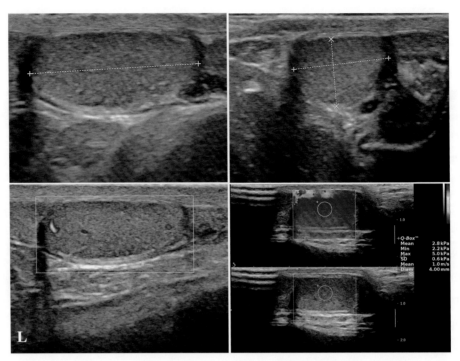

图 10-5-5　左侧睾丸体积小,血供偏少,睾丸杨氏模量值2.8kpa

● 右侧附睾头厚6mm,尾厚3mm;左侧附睾头厚6mm,尾厚3mm;双侧附睾大小形态正常,回声分布均匀,双侧输精管阴囊段可见,未见扩张(图10-5-6)。

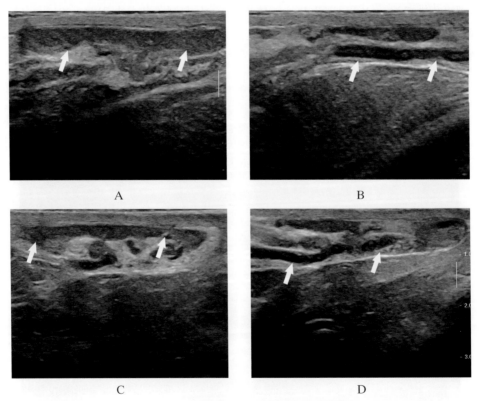

图 10-5-6　双侧附睾、输精管未见明显异常

● 双侧睾丸鞘膜腔内未见明显游离无回声区。

● 平卧位:左侧精索静脉内径 1.9 mm,Valsalva 试验有反流,反流时间 2 s;右侧精索静脉内径 1.5 mm,Valsalva 试验无反流。

TRUS:

● 前列腺大小 42 mm×30 mm×31 mm,包膜完整,内外腺分界清,内外腺回声分布均匀,CDFI 显示血流信号正常。

● 双侧射精管未见明显扩张。

● 右侧精囊大小约 29 mm×6 mm,左侧精囊大小约 25 mm×6 mm。双侧精囊大小形态正常,内部回声均匀。

● 双侧输精管盆腔段可见,未见扩张。

【超声提示】　①双侧睾丸体积小,弹性成像提示质地较硬;②左侧精索静脉曲张;③双侧附睾未见明显异常;④双侧睾丸鞘膜腔内目前未见明显积液;⑤右侧精索静脉未见明显异常;⑥TRUS:前列腺、精囊、射精管、输精管未见明显异常。

【临床诊断】　非梗阻性无精子症(克氏综合征)。

【术中所见】

(1) 右侧阴囊纵切口,见右侧睾丸体积小,质地较硬,附睾正常(图 10-5-7A)。

(2) 于手术显微镜下观察睾丸白膜下血管分布,避开白膜下较粗大血管,沿赤道线切开白膜,显示睾丸内血供偏少,见大片偏透明组织,生精小管粗细不均,欠饱满,呈局灶性分布(图 10-5-7B),较粗处外径小于 0.15 mm。

(3) 取组织镜检,仅见支持细胞,极其偶见生精细胞,未见精子。

(4) 右侧睾丸组织送病理,左侧睾丸切开情况如右侧睾丸,仍未见精子。

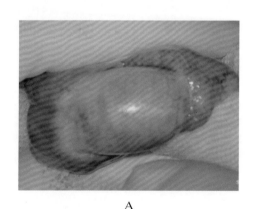 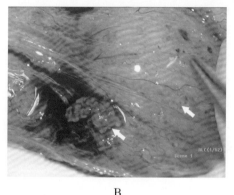

A   B

图 10-5-7　睾丸显微取精术术中所见

A.右侧睾丸体积小;B.右侧睾丸生精小管呈局灶性稀疏分布,粗细不均,欠饱满

【术后病理】　"右睾丸组织"少量曲细精管,基底膜增厚玻璃样变,间质细胞及支持细胞增生,各级生精细胞难见,未见精子,请结合临床。

【诊断分析】　本病例查体触诊睾丸体积小,精液分析精液量低,无精子,基因核型为 48,XXYY,为克氏综合征不典型核型之一,性激素指标低而促性腺激素功能增高,出现 T 降低,垂体的促性腺激素(LH 和 FSH)反馈性分泌增加,超声测量双侧睾丸体积分别为 1.8 ml 和 1.7 ml,且弹性值为 2.8 kpa,高于正常值。术中见睾丸生精小管减少,透明纤细,术后病理见曲细精管基底膜增厚玻璃样变,间质细

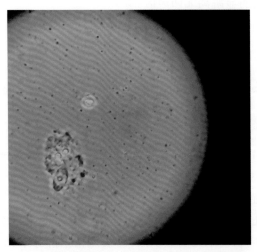

图 10-5-8　睾丸组织镜检仅见支持细胞,未见生精细胞及精子

胞及支持细胞增生,未见精子,这也正是克氏综合征患者睾丸硬度增加、杨氏模量弹性值高的病理学基础。

病例二　梗阻性无精子症

【病史】　男,24岁,结婚1年未避孕未育。

【专科检查】　双侧睾丸触诊体积正常,双侧附睾及输精管触诊不满意。

【实验室检查】　见表 10-5-2。

表 10-5-2　实验室检查指标

项目	检测值	正常参考值
精液量(ml)	1.5 ↓	≥1.4
pH 值	6.5 ↓	≥7.2
精子浓度(10^6/ml)	0 ↓	≥16
果糖密度(mmol/L)	0.57 ↓	9.11~17.67
抑制素 B(pg/ml)	225.4	94~327
FSH(mIU/ml)	1.48	1.3~11.8
LH(mIU/ml)	4.42	1.8~8.4
T(ng/ml)	2.88	2.6~7.4
PRL(mIU/ml)	421.7 ↑	86~392
E_2(pg/ml)	41.6	0~56
染色体核型	46,XY,9qh+	46,XY
Y 染色体	无微缺失	无微缺失

【经阴囊超声声像图表现】　(图 10-5-9 至图 10-5-12,动态图 10-5-1)

睾丸		附睾		输精管阴囊段		精索静脉	
右侧	左侧	右侧	左侧	右侧	左侧	左侧	右侧
46 mm × 28 mm × 23 mm,体积 21.0 ml	48 mm × 27 mm × 20 mm,体积 18.4 ml	头厚 11.6 mm,呈细网状改变伴多发钙化,扩张内径约 0.5 mm;体尾部未扫及	头厚 13 mm,呈细网状改变,内径约 0.5 mm;体中上部截断,体下部及尾部未扫及	未扫及	未扫及	内径 1.6 mm,Valsalva 实验无反流	内径 1.5 mm,Valsalva 实验无反流

【经直肠超声声像图表现】

前列腺	射精管	输精管盆腔末段		精囊	
		右侧	左侧	右侧	左侧
外形及回声正常,大小 47 mm × 30 mm × 27 mm	无回声区,透声好,大小约 5.5 mm × 2.3 mm	未扫及	未扫及	未扫及,该区见异常囊性结构,范围约 34 mm × 10 mm	

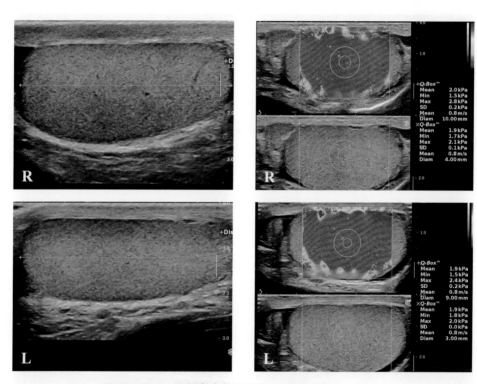

图 10-5-9 双侧睾丸体积正常,杨氏模量值为 1.9 kpa

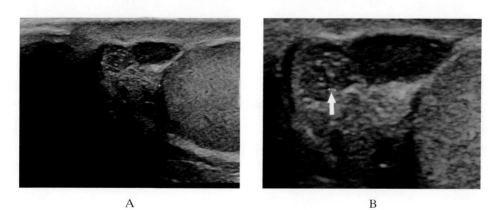

图 10-5-10 右侧附睾

A.右侧附睾头呈细网状改变;B.附睾头见散在钙化点(箭头所示扩张睾丸输出小管及钙化点)

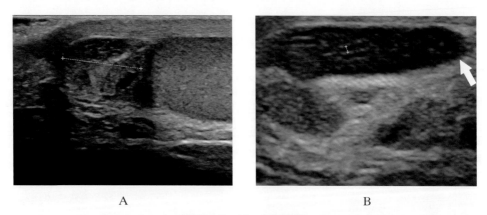

图 10-5-11 左侧附睾

A.附睾头呈细网状改变;B.附睾体中上部截断,体下部及尾部未扫及(箭头示盲端改变)

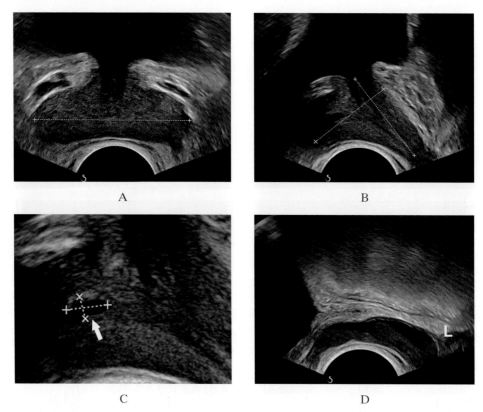

图 10-5-12 经直肠超声示前列腺正常(A、B),射精管囊肿(C),双侧未扫及正常精囊及输精管盆腔末段,仅左侧精囊区见异常囊性结构(D)

【超声提示】 ①右侧附睾头细网状改变伴钙化点,附睾体尾部未扫及;左侧附睾头细网状改变,体中上部截断,体下部及尾部未扫及;双侧输精管阴囊段未扫及;双侧未扫及正常精囊及输精管盆腔末段图像;左侧精囊区异常囊性结构(考虑 CBAVD 可能)。②双侧睾丸及精索静脉未见明显异常。③双侧睾丸鞘膜腔内目前未见明显积液。④TRUS:射精管囊肿,前列腺未见明显异常。

【临床诊断】　梗阻性无精子症(CBAVD)。

【术中所见】

(1) 小切口(1 cm)逐层切开右侧阴囊各层,暴露出附睾,仅见附睾头,体尾部未探及(图 10 - 5 - 13A)。挑开附睾筋膜,输出小管扩张,针挑取黄白色输出小管(图 10 - 5 - 13B),取附睾液,镜检见浓度约 $5×10^6$/ml,可见正常形态,有活动精子,a 级精子 20%,b 级精子 10%,未见明显吞噬细胞;

(2) 睾丸小切口,见生精小管粗细均匀,外径约 0.2 mm(图 10 - 5 - 13C)。取睾丸组织镜检见支持、生精细胞,0~3 条/3~5HPF,无活动精子,畸形率较高,约 97%,主要有头部,颈部畸形,可见正常形态(图 10 - 5 - 13D)。

(3) 取适量睾丸组织冻存。

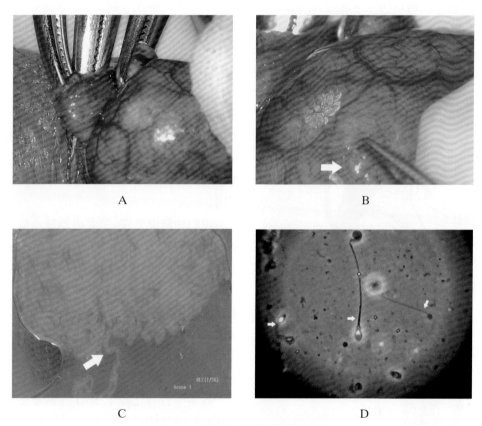

图 10 - 5 - 13　显微手术术中所见

A.饱满的附睾头;B.扩张的附睾头输出小管(箭头所示);C.睾丸生精小管测量;D.镜下睾丸内精子(箭头所示)

【术后病理】　"右睾丸组织"曲细精管内支持细胞、生精细胞及精子可见,符合梗阻性无精子症,请结合临床。

【诊断分析】　该患者染色体核型为"46,XY,9qh+",表示性染色体正常,9 号染色体长臂缢痕增加,是一种染色体多态性变化,本例患者未检测到 CFTR 基因的突变。经阴囊联合经直肠超声检查示双侧附睾头细网状扩张,附睾体尾部未扫及;双侧未扫及正常精囊及输精管盆腔末段图像,左侧精囊区见异常囊性结构。结合精液分析及精浆生化检查结果,患者无精子,精液量少,pH 值偏酸性,果糖密度低,判断为 CBAVD 导致的梗阻性无精子症。该患者睾丸体积正常,睾丸弹性值为 1.9 kpa,术中见生精小管粗细均匀,饱满且不透明,术后病理证实生精小管生精功能正常。

第六节　超微血流显像技术在评估睾丸生精功能中的应用

【概述】

超微血流成像技术(superb micro-vascular imaging,SMI)有2种模式,即剪影模式(monochrome SMI,mSMI)和彩色模式(colour SMI,cSMI)。mSMI通过抑制背景信号来增强血流信号,侧重于血流的显示,cSMI将脉冲信号(如彩色多普勒图像)可视化,同时显示二维图像和彩色信息。

多普勒技术检测血液流动,检出的运动信号既有血流信号也有组织运动、探头移动等产生的信号,这些即为运动伪像。运动伪像速度低、振幅强,与低速血流信号混叠在一起,甚至掩盖了真实的血流信号。传统CDFI在滤除运动伪像的同时导致真实的低速血流信息一并丢失,SMI技术通过使用先进的杂波抑制而将低速血流的信号高分辨率地加以显示,理论上SMI可以探测到普通彩色多普勒超声检查检测不到的更加低速的血流,从而比彩色多普勒和能量多普勒成像对血流更为敏感。

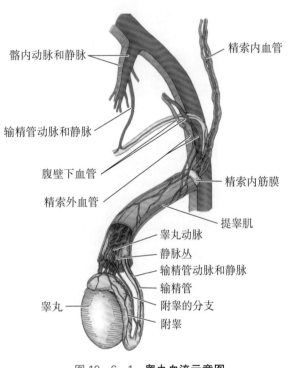

图 10-6-1　**睾丸血流示意图**

(引用自《坎贝尔-沃尔什泌尿外科学》第10版)

近年来,很多学者关注睾丸生精功能与睾丸血供间的关系。睾丸血供图如图10-6-1所示,有学者认为具有正常生精功能的睾丸,其睾丸动脉和睾丸内动脉的阻力指数均为低阻,正常值低于0.61,提出睾丸彩色多普勒技术对指导穿刺活检有积极作用。

我们的研究发现:睾丸内动脉血管分布和血流阻力指数与生精功能并无相关性,因为彩色多普勒超声观察到的是睾丸大血管,决定生精功能优劣的管间动脉属于细小低速微小血管。如何显示非梗阻性无精子症患者管间细小低速微小血管是研究热点。研究表明,睾丸内微血管丰富区常提示局灶性精子发生中心,通过对造影增强区的定位,引导手术取精,可提高15%～20%的手术成功率。

日本学者等比较了SMI与常规多普勒显像对睾丸血流的评估,发现SMI比能量多普勒(PDI)和彩色多普勒(CDI)显示更多的血管密度信息,敏感性比较:mSMI＞cSMI＞PDI＞CDI(图10-6-2),SMI在年龄1～12个月的患者、体积小的睾丸中血流显示优势最显著。文章提出建议SMI,尤其是mSMI模式,应作为血管检查的一部分,尤其对于儿科患者、睾丸体积小的患者、睾丸未下降的患者、接受过睾丸下降手术的患者以及怀疑睾丸扭转的患者。

SMI技术对低速血流信号的显示优于常规多普勒超声显像,理论上SMI对非梗阻性无精子症睾丸生精功能评估有一定价值,目前还未见相关的文献报道和统计数据,本节以病例的形式探讨SMI技术在睾丸血流检测中的应用。

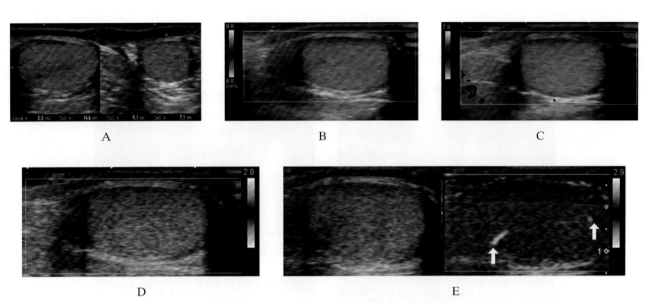

图 10-6-2　一个 10 月无症状患者的左侧睾丸

睾丸体积 0.5 cm³(A),在 CDI(B)、PDI(C)和 cSMI(D)中未见点状或条状血流信号,而在 mSMI(E)中可见一条状和一点状血流信号

(引用自 Durmaz et al, 2018)

病例一　克氏综合征

【病史】　男,21 岁,同居 1 年未避孕未育。

【专科检查】　双侧睾丸体积小,双侧输精管阴囊段可触及。

【实验室检查】　见表 10-6-1。

表 10-6-1　实验室检查指标

项　　目	检测值	正常参考值
精液量(ml)	1.0 ↓	≥1.4
pH 值	7.5	≥7.2
精子浓度(10⁶/ml)	0 ↓	≥16
果糖密度(mmol/L)	10.7	9.11~17.67
抑制素 B(pg/ml)	1.89 ↓	94~327
FSH(mIU/ml)	25 ↑	1.3~11.8
LH(mIU/ml)	14.9 ↑	1 8~8.4
T(ng/ml)	1.62 ↓	2.6~7.4
PRL(ng/ml)	23 ↑	4.1~18.5
E₂(pg/ml)	20	0~56
染色体核型	47,XXY	46,XY
Y 染色体	无微缺失	无微缺失

【声像图表现】

● 右侧睾丸大小 21 mm×13 mm×9 mm,体积 1.74 ml;左侧睾丸大小 22 mm×13 mm×9 mm,体积

1.82ml;双侧睾丸形态体积小,回声分布尚均匀,彩色血流分布偏少(图10-6-3)。SMI(图10-6-4)显示右侧睾丸血流分布不均,上极见血流丰富区,睾丸整体血管密度指数为11.6%,局部血供丰富区的血流密度指数为21.5%,三维血流成像显示睾丸血供整体架构。

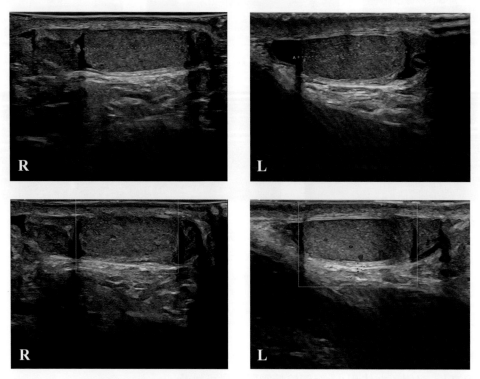

图10-6-3 双侧睾丸体积小,血流信号减少,分布不均,右侧睾丸上极见局部血供较丰富区

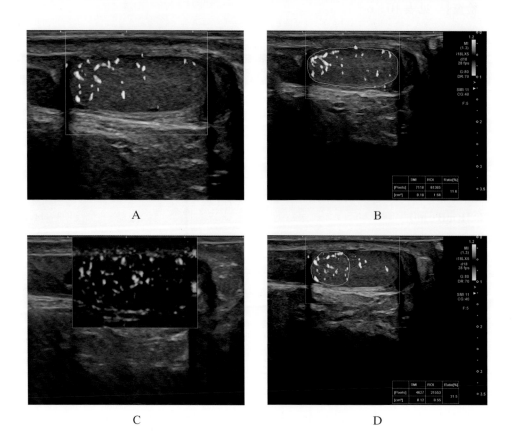

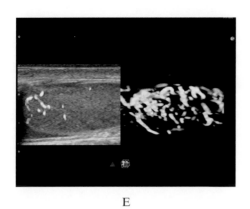
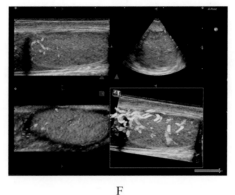

E   F

图 10-6-4　右侧睾丸血流信号

A.cSMI;B.睾丸整体血管密度指数为 11.6%;C.mSMI;D.局部血供丰富区的血流密度指数为 21.5%;E、F.睾丸三维血管构架图

● 右侧附睾头厚 7 mm,体厚 2 mm,尾厚 3 mm;左侧附睾头厚 7 mm,体厚 2.5 mm,尾厚 4 mm;双侧附睾大小形态正常,回声分布均匀。左侧附睾头内见无回声区,大小约 6 mm×5 mm,边界清,形态规则,内部透声好(图 10-6-5)。

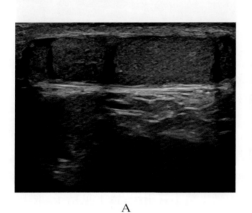
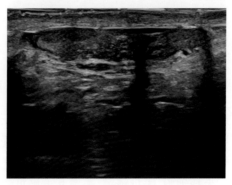

A   B

图 10-6-5　双侧附睾及输精管未见明显异常

● 双侧输精管阴囊段可见,未见扩张。

● 双侧睾丸鞘膜腔内未见明显游离无回声区。

● 平卧位:左侧精索静脉内径 1.3 mm, Valsalva 试验无反流。右侧精索静脉内径 1.2 mm, Valsalva 试验无反流。

TRUS:

● 前列腺大小 42 mm×32 mm×33 mm,包膜完整,内外腺分界清,内外腺同声分布均匀,CDFI 显示血流信号正常。

● 双侧射精管未见明显扩张。

● 右侧精囊大小约 30 mm×10 mm,左侧精囊大小约 30 mm×10 mm。双侧精囊大小形态正常,内部回声均匀。

● 双侧输精管盆腔段可见,未见扩张(图 10-6-6)。

【超声提示】　①双侧睾丸体积小,SMI 提示右侧睾丸上部局部血供丰富区;②双侧附睾未见明显异常;③双侧精索静脉未见异常;④双侧睾丸鞘膜腔未见明显积液;⑤TRUS:前列腺、射精管、双侧精囊及输精管盆腔段及未见明显异常。

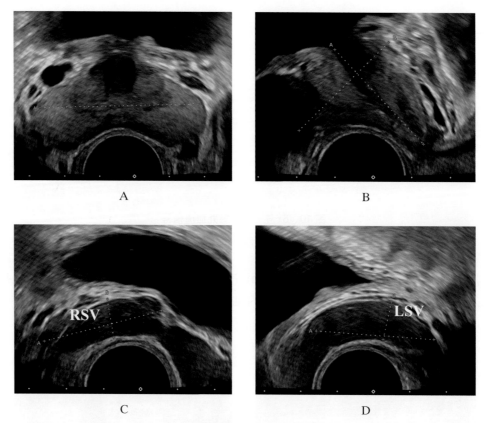

图 10 - 6 - 6　经直肠超声示前列腺、双侧精囊未见明显异常

【临床诊断】　非梗阻性无精子症(克氏综合征)。

【术中所见】　患者择期行睾丸显微取精术,逐层切开显示右侧睾丸,见睾丸体积小,附睾头体尾无饱满,输精管阴囊段可触及。自赤道平面切开睾丸,见均匀偏细血供较少生精小管,偏细组织镜下观察见支持细胞、生精细胞,未见精子;于睾丸上极见管腔饱满生精小管组织,镜下见精子,取上极好的睾丸组织冻存。

【诊断分析】

● 本病例查体触诊睾丸体积小,精液分析精液量低、无精子,染色体核型为 47,XXY,性激素检查为高促性腺激素性功能减退表现,出现 T 的合成和分泌减少,垂体的促性腺激素(LH 和 FSH)反馈性分泌增加;超声测量双侧睾丸体积分别为 1.74 ml 和 1.82 ml,以上均支持非梗阻性无精子症(克氏综合征)的诊断。

● 术前超声通过 SMI 技术发现右侧睾丸上极有血供丰富区,局部血管密度指数 21.5%,远高于睾丸整体血管密度指数 11.6%,定量说明了局部的血供,提示可能此处生精小管较粗大;显微取精术中验证了此推断。

病例二　梗阻性无精子症

【病史】　男,30 岁,结婚 10 年未避孕未育,7 月前右侧睾丸细针穿刺见精子。

【专科检查】　睾丸体积正常,双侧输精管阴囊段可触及。

【实验室检查】　见表 10 - 6 - 2。

表 10 - 6 - 2　实验室检查指标

项　目	检测值	正常参考值
精液量(ml)	3	≥1.4
pH 值	7.5	≥7.2
精子浓度(10⁶/ml)	0 ↓	≥16
果糖密度(mmol/L)	13.6	9.11~17.67
抑制素 B(pg/ml)	211	94~327
FSH(mIU/ml)	20.8 ↑	1.3~11.8
LH(mIU/ml)	7.3	1.8~8.4
T(ng/ml)	3.7	2.6~7.4
PRL(mIU/ml)	203	86~392
E_2(pg/ml)	23	0~56
染色体核型	46,XY	46,XY
Y 染色体	无微缺失	无微缺失

【声像图表现】

● 右侧睾丸大小 44 mm×28 mm×22 mm,体积 19.24 ml;左侧睾丸大小 43 mm×29 mm×22 mm, 体积 18.43 ml;双侧睾丸形态大小正常,回声分布均匀,彩色血流分布正常。右侧睾丸纵隔网宽 3.8 mm,左侧睾丸纵隔网宽 3.1 mm,描写右侧睾丸及精索静脉 SMI 血流图表现(图 10 - 6 - 7、图 10 - 6 - 8,**动态图 10 - 6 - 1**)。

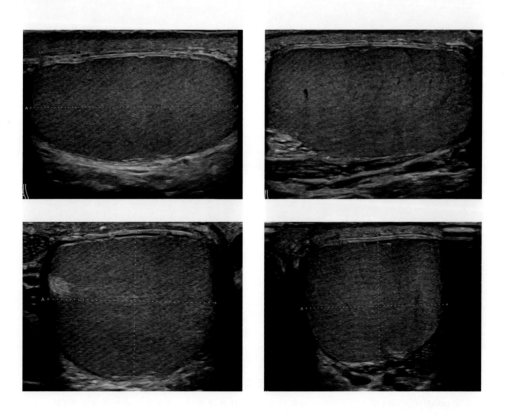

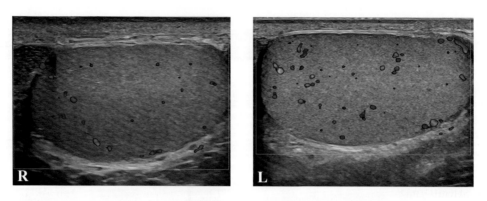

图 10-6-7 双侧睾丸体积正常,CDFI 示血流信号正常

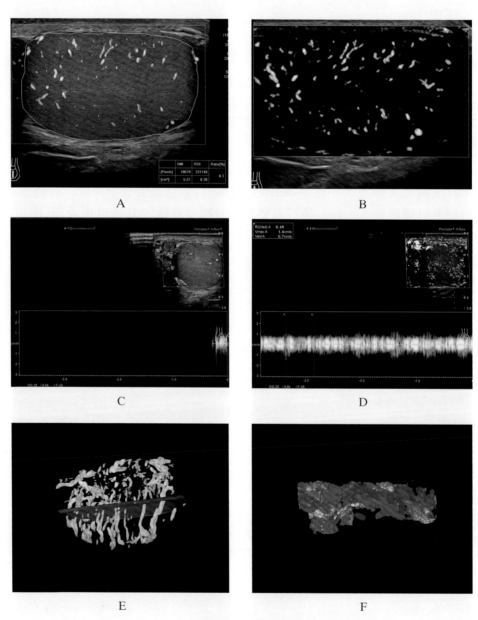

图 10-6-8 右侧睾丸及精索静脉 SMI 血流图

A.睾丸 cSMI;B.睾丸 mSMI;C.CDFI 模式下无法测及局部血流;D.SMI 模式下同一位置可以测到低速血流($V_{max} = 1.4$ cm/s,$V_{ed} = 0.7$ cm/s,RI $= 0.49$);E.右侧睾丸血流架构图;F.左侧精索静脉血流架构图

● 右侧附睾头厚 12 mm，体厚 5.1 mm，尾厚 5.3 mm；左侧附睾头厚 9.4 mm，体厚 6.5 mm，尾厚 7.1 mm；双侧附睾体尾部呈细网状改变，扩张附睾管内径约 0.5 mm（图 10-6-9、图 10-6-10，**动态图 10-6-2**）。

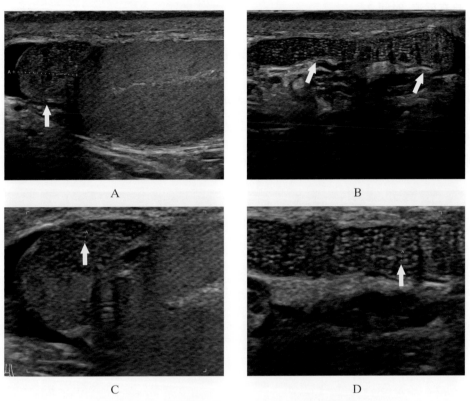

图 10-6-9　右侧附睾体尾部附睾管扩张呈细网状改变

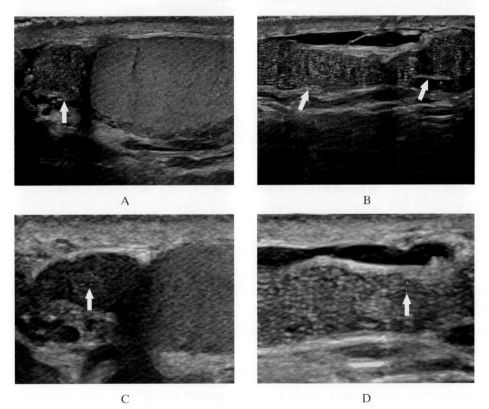

图 10-6-10　左侧附睾体尾部附睾管扩张呈细网状改变

- 双侧输精管阴囊段可见,未见明显扩张。
- 双侧睾丸鞘膜腔内未见明显游离无回声区。
- 平卧位:左侧精索静脉内径2.3mm,Valsalva试验有反流,时间4s;右侧精索静脉内径1.8mm,Valsalva试验有反流,时间2s。

TRUS:

- 前列腺大小41mm×34mm×37mm,包膜完整,内外腺分界清,内外腺回声分布均匀,CDFI显示血流信号正常。
- 射精管见无回声区,范围12mm×5mm,边界清,形态呈泪滴状,内部透声差。
- 右侧精囊大小约30mm×10mm,左侧精囊大小约30mm×9mm。双侧精囊大小形态正常,内部回声均匀。
- 双侧输精管盆腔段可见,未见扩张(图10-6-11)。

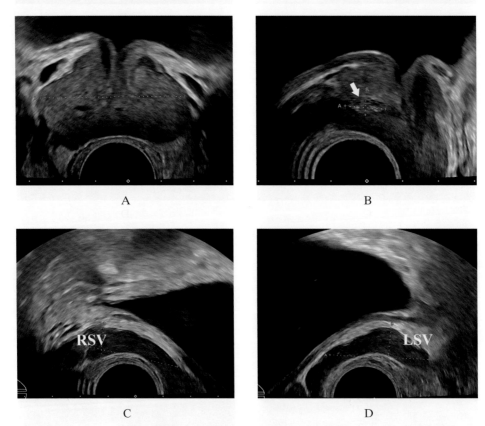

图10-6-11　经直肠超声示射精管囊肿,内透声差,前列腺、双侧精囊未见明显异常

【超声提示】　①双侧附睾细网状改变(考虑炎性梗阻可能);②双侧精索静脉曲张(左侧为著);③双侧睾丸未见明显异常;④双侧睾丸鞘膜腔内未见明显积液;⑤TRUS:射精管囊肿,内透声差,前列腺、双侧精囊及输精管盆腔段未见明显异常。

【临床诊断】　梗阻性无精子症。

【术中所见】

(1) 患者根据本次超声检查至当地医院行精囊镜射精管囊肿切除术(具体不详),术后仍未见精子,至本院择期行输精管附睾管端侧吻合术(VE吻合术)。

(2) 手术选择全麻,患者取仰卧位,留置双腔导尿管,于阴囊做3～4cm纵形切口切开右侧阴囊,逐层切开肉膜及睾丸鞘膜。在显微镜下,见睾丸正常,右侧附睾外形饱满,右侧附睾内见扩张的附睾管

（图 10 - 6 - 12A）。于附睾头体交界饱满处外膜作小切口,挤压附睾管,镜检结果示有完整形态精子。

（3）于输精管弯曲段和直段结合部离断输精管,向远端注入稀释的美蓝溶液,见尿液蓝色,说明输精管置管处远端通畅,遂吻合(图 10 - 6 - 12B)。

（4）左侧手术方式同上,附睾液内见精子,输精管通畅,于尾部进行吻合。

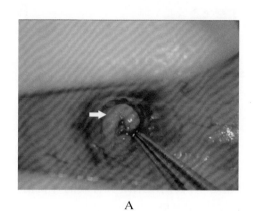
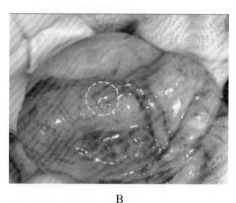

A　　　　　　　　　　　　B

图 10 - 6 - 12　显微取精术中所见

A.右侧附睾内扩张的附睾管(箭头所示);B.右侧附睾输精管成功吻合(圆圈示吻合口)

【诊断分析】

● 患者精液分析为无精子症表现,性激素及染色体核型正常,曾有睾丸穿刺显示有精子,超声检查示睾丸体积正常,双侧附睾细网状改变,输精管正常,射精管有透声差的囊肿结构,可以确定为梗阻性无精子症。经过精囊镜切除后仍未见精子,可以较为明确梗阻部位在附睾,遂进行输精管附睾吻合术再通。

● 本病例睾丸血供正常,从血流显示上看,SMI 技术可以显示更加低速的血流信号。

（张时君,许丽）

第十一章　超声影像与显微外科术中所见对照分析

扫描二维码查看
本章动态图

　　男性不育症一直是困扰泌尿外科和男科医生的难题之一,长期以来缺少有效的外科治疗方法。自20世纪90年代,辅助生殖技术和男性不育显微外科的出现,使得男性不育症的治疗得到飞速发展。进入21世纪以后,生殖医学是现代医学发展最快的几个领域之一,显微外科技术在其中扮演了重要的角色。男性显微外科技术联合单精子卵胞浆内注射(ICSI)使以前被认为无法治疗的生精功能障碍所致非梗阻性无精子症(NOA)的治疗成为现实。与此同时,显微外科输精管-输精管吻合(vasovasostomy,VV)和输精管附睾吻合(vasoepididymostomy,VE)技术的革命也使梗阻性无精子症(OA)的治疗效果得到了显著改善,成为部分OA治疗的首选方法。随着对男性不育病因的深入认识,发现超过70%的男性不育症可以通过显微手术或联合辅助生殖ICSI技术来治疗。

　　OA与NOA的鉴别诊断及病因学诊断是进一步治疗的关键。随着超声成像技术的发展,经阴囊及经直肠高频超声可以清晰显示睾丸及输精管道细微结构的改变,在无精子症病因学分类的诊断上具有重要的临床应用价值。

　　本章节旨在对超声影像与无精子症的显微外科术中所见进行对照分析,借助外科手术大体及术后病理深入说明超声征象。为了便于读者阅读,分为睾丸对照分析和输精管道(附睾及输精管阴囊段)两部分进行阐述。

第一节　睾丸超声与术中对照分析

　　20世纪90年代之前,NOA患者想要获得子代的唯一方法就是寻求供精或领养,显然这些"替代"疗法并没有真正治疗这一疾病。90年代早中期人们认识到部分NOA患者的睾丸可能有精子存在,后有研究发现超过50%的NOA患者的睾丸内确实有精子生成。相对于无精子发生的生精小管而言,有完整精子发生的生精小管更加粗大,更不透明。精子获取方法包括经皮细针睾丸穿刺抽吸术、开放性睾丸活检术、睾丸多点活检术(睾丸取精术)和睾丸显微取精术(microdissection testicular sperm extraction,micro-TESE)。TESE这一显微外科技术的发展提高了医生定位睾丸中局灶性生精区域的能力,Tournaye等认为精子获取术是NOA患者至少是以唯支持细胞综合征为主导的NOA患者获取精子最有效的方法。在另一研究中,未曾行活检术的患者行睾丸显微取精术的精子获得率为52%,而双侧睾丸均曾进行过一到两次活检取精失败的患者,行睾丸显微取精术的精子获得率亦可达到50%,即使传统睾丸取精失败,睾丸显微取精术仍有能够获得精子的机会。总的来说,睾丸显微取精术获得精子的概率最高,并且其出现并发症的风险最低。

　　睾丸显微取精术手术室配置如图 11-1-1 所示,睾丸显微取精的手术过程,如图 11-1-2 所示:
选择相对饱满、体积较大的睾丸作为优先手术侧睾丸,阴囊纵切口,逐层切开肉膜,挤出睾丸,切开睾丸

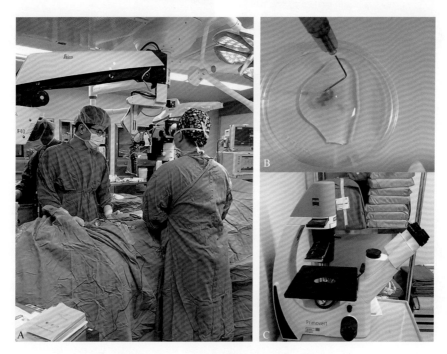

图 11-1-1　睾丸显微取精术手术室配置

A.术者在体视显微镜下观察睾丸生精小管;B.取睾丸组织置于无菌皿中;C.显微镜下观察睾丸组织

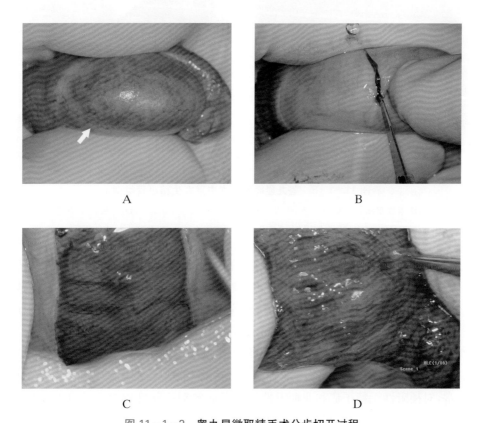

图 11-1-2　睾丸显微取精手术分步切开过程

A.整体观察睾丸(箭头所指为睾丸);B.小切口切开观察生精小管;C.大切口切开睾丸;D.仔细寻找睾丸内生精区域

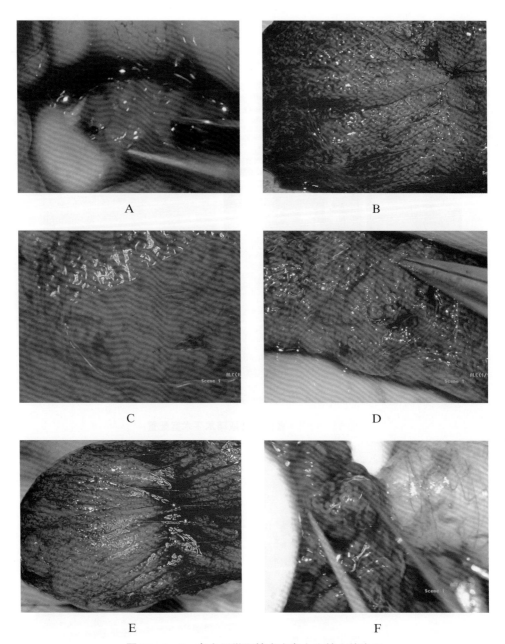

图 11-1-3 睾丸显微取精术中睾丸生精小管类型

A.管腔粗大、饱满、不透明;B.管腔粗细欠均匀、欠饱满、不透明;C.管腔粗大、饱满、略透明;D.管腔粗细不均,有局灶性管腔粗大饱满不透明区域(镊子所示);E.管腔纤细、均匀、不饱满,呈"丝瓜瓤"样;F.见少量生精小管,见多发胶冻样物质

鞘膜,于手术显微镜下观察睾丸白膜下血管分布,避开白膜下较粗大血管,用显微手术刀沿赤道线切开白膜,先小切口,观察生精小管形态,有不同的形态(图 11-1-3),若发现粗大、饱满、不透明的生精小管(图 11-1-3A),可能含有精子,将该类型生精小管用显微镊小心游离后取出,交台下实验室人员处理后镜检,若检出精子且获精量满足 ICSI 治疗要求,则手术结束。若未发现明显生精灶,则进一步沿赤道面充分切开白膜,并在15~20倍下继续寻找粗大饱满的生精小管。

　　本团队前期经阴囊和直肠超声检查可准确测量睾丸体积,观察睾丸血供和睾丸内部回声分布,输精管道有无异常,对梗阻性无精子症和非梗阻性无精子症鉴别诊断准确率可达95%,为临床进一步治疗提供有价值的可参考依据。本次超声主要观察和记录睾丸体积、睾丸饱满度及血供情况,术中也记录睾丸体积、生精小管分布和管腔粗细(利用显微标尺测量,最小刻度＝0.1 mm),观察血管分布,两者进行比较,进一步验证术前超声诊断的准确性。

　　本节将以病例的形式展示睾丸超声声像图与显微取精术中的对照,以期读者可以了解术前、术中、术后的完整过程及图像分析。

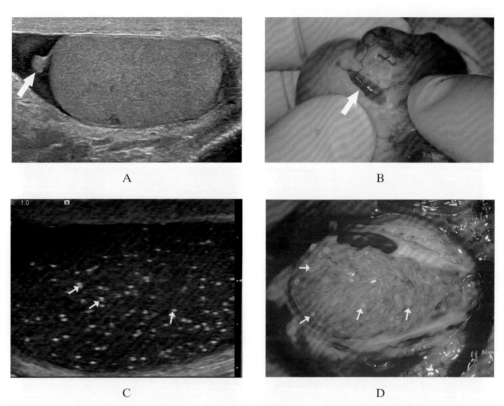

图 11 - 1 - 4　睾丸附件(A、B,大箭头所示)与睾丸微石症(C、D,小箭头所示)超声表现和术中对照

病例一　克氏综合征

【病史】　男,21 岁,同居 1 年未避孕未育,无特殊既往史。

【专科检查】　双侧睾丸触诊体积小,双侧附睾及输精管可触及。

【实验室检查】　见表 11 - 1 - 1。

表 11 - 1 - 1　实验室检查指标

项　目	检测值		正常参考值
精液量(ml)	1.0	↓	≥1.4
pH 值	7.5		≥7.2
精子浓度(10^6/ml)	0	↓	≥16
果糖密度(mmol/L)	11.7		9.11~17.67
抑制素 B(pg/ml)	2.53	↓	94~327
FSH(mIU/ml)	42	↑	1.3~11.8
LH(mIU/ml)	27	↑	1.8~8.4
T(ng/ml)	2.96		2.6~7.4

(续表)

项　目	检测值	正常参考值
PRL(ng/ml)	20　↑	4.1~18.5
E_2(pg/ml)	56	0~56
染色体核型	47，XXY	46，XY
Y染色体	无微缺失	无微缺失

【声像图表现】

● 右侧睾丸大小 22 mm×11 mm×12 mm，体积 2.06 ml；左侧睾丸大小 20 mm×20 mm×13 mm，体积 3.69 ml；双侧睾丸形态大小偏小，回声分布不均匀，彩色血流分布尚正常(图 11-1-5、图 11-1-6)。

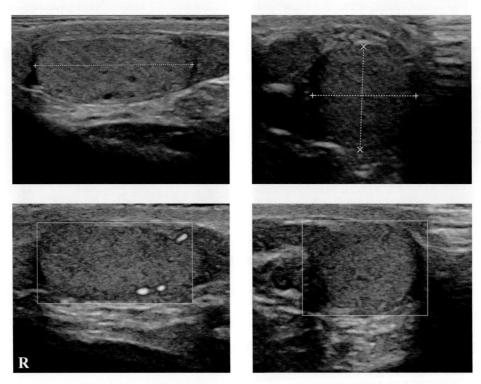

图 11-1-5　右侧睾丸体积小伴回声不均，CDFI 示血流分布尚正常

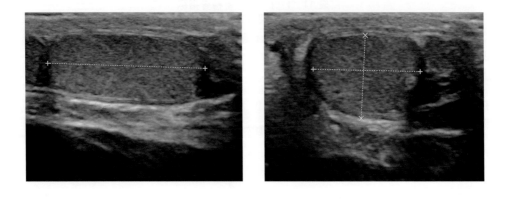

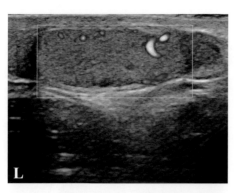
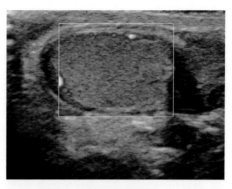

图 11-1-6　左侧睾丸体积小伴回声不均,CDFI 示血流分布尚正常

● 右侧附睾头厚 6 mm,尾厚 4 mm;左侧附睾头厚 6 mm,尾厚 4 mm;双侧附睾大小形态正常,回声分布均匀(图 11-1-7)。

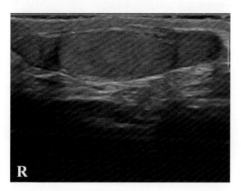
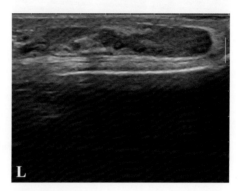

图 11-1-7　双侧附睾未见明显异常

● 双侧睾丸鞘膜腔内未见明显游离无回声区。
● 平卧位:左侧精索静脉内径 1.8 mm,Valsalva 试验有反流,时间 2 s。右侧精索静脉内径 1.5 mm,Valsalva 试验无反流(图 11-1-8)。

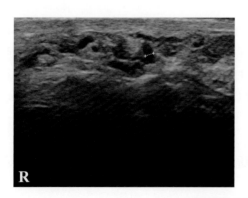
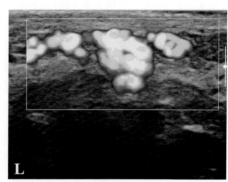

图 11-1-8　左侧精索静脉曲张,右侧未见明显异常

TRUS:
● 前列腺大小 42 mm×32 mm×27 mm,包膜完整,内外腺分界清,内外腺回声分布均匀。CDFI 显示血流信号正常。
● 双侧射精管未见明显扩张(图 11-1-9A、B)。
● 右侧精囊大小约 27 mm×7 mm,左侧精囊大小约 29 mm×8 mm。双侧精囊大小形态正常,内部回声均匀(图 11 - 1 - 9C、D)。

● 双侧输精管盆腔段可见，未见扩张。

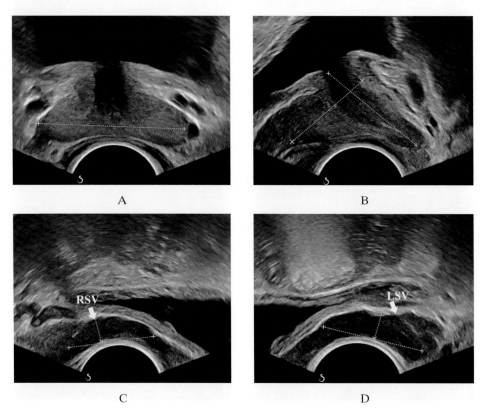

图 11 - 1 - 9　经直肠超声示前列腺(A、B)、射精管及精囊(C、D)无异常

【超声提示】　①双侧睾丸体积小伴回声不均；②左侧精索静脉曲张；③双侧附睾、右侧精索静脉未见明显异常；④双侧睾丸鞘膜腔内目前未见明显积液；⑤TRUS：前列腺、精囊、射精管、输精管未见明显异常。

【临床诊断】　非梗阻性无精子症（克氏综合征）。

【诊断分析】　本病例查体触诊睾丸体积小，精液分析精液量低，无精子，基因核型为 47，XXY，出现高促性腺激素性功能减退表现。高促的患者 T 或者 E_2 的合成和分泌减少，垂体的促性腺激素（LH 和 FSH）反馈性分泌增加。本例患者 FSH 及 LH、PRL 均增高，E_2 和雄激素水平尚正常；超声测量双侧睾丸体积分别为 2.06 ml 和 3.69 ml，以上均支持非梗阻性无精子症（克氏综合征）的诊断。

【术中所见】

（1）右侧阴囊纵切口，见右侧睾丸体积小，质地较硬（图 11 - 1 - 10A），附睾相对正常（图 11 - 1 - 10B）

（2）于手术显微镜下观察睾丸白膜下血管分布，避开白膜下较粗大血管，沿赤道线切开白膜，白膜与睾丸组织间很疏松，显示生精小管粗细不均匀（图 11 - 1 - 10C），不饱满，分布紊乱，管腔纤细，外径小于 0.1 mm，见黄色胶冻样物质（图 11 - 1 - 10D）。

（3）取组织镜检，仅见支持细胞，未见生精细胞及精子。

（4）右侧睾丸组织送病理，左侧睾丸切开情况如右侧睾丸，仍未见精子。

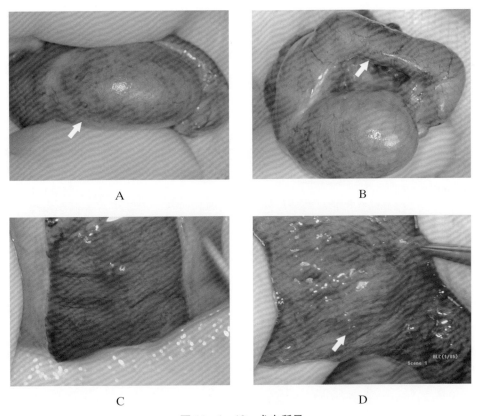

图 11-1-10　术中所见

A.右侧睾丸体积小(箭头所示);B.附睾相对正常(箭头所示);C.睾丸生精小管纤细紊乱;D.睾丸内见散在的胶冻样组织(箭头所示)

【术后病理】　睾丸曲细精管萎缩,玻璃样变,间质细胞明显增生,符合生精小管玻璃样变(图 11-1-11)。

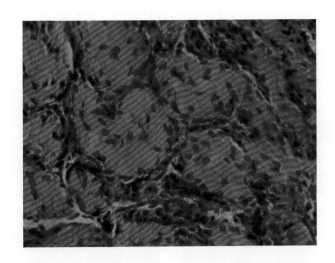

图 11-1-11　睾丸 HE 染色图(图中红染色为玻璃样变成分,浅蓝染色为支持细胞)

【对照分析】　睾丸组织大部分由曲细精管组成,体积的大小取决于曲细精管的多少和发育粗细情况。该患者的睾丸病理证实睾丸曲细精管萎缩,玻璃样变,间质细胞明显增生,所以术中所见双侧睾丸小,生精小管分布紊乱,不饱满,见散在胶冻样间质增生物质,因此在影像学上表现为双侧睾丸体积小伴散在低回声区。

病例二　睾丸生精功能低

【病史】　男,27岁,婚后1年未避孕未育。

【专科检查】　双侧睾丸触诊体积正常,双侧附睾及输精管可触及。

【实验室检查】　见表11-1-2。

表11-1-2　实验室检查指标

项　　目	检测值	正常参考值
精液量(ml)	5.6	≥1.4
pH值	7.5	≥7.2
精子浓度(10^6/ml)	0 ↓	≥16
果糖密度(mmol/L)	12.04	9.11～17.67
抑制素B(pg/ml)	112.13	94～327
FSH(mIU/ml)	11.5	1.3～11.8
LH(mIU/ml)	9.37 ↑	1.8～8.4
T(ng/ml)	4.45	2.6～7.4
PRL(mIU/ml)	805.3 ↑	86～392
E_2(pg/ml)	31.3	0～56
染色体核型	46,XY	46,XY
Y染色体	无微缺失	无微缺失

【声像图表现】

● 右侧睾丸大小37mm×24mm×19mm,体积11.9ml,左侧睾丸大小38mm×20mm×21mm,体积11.3ml,双侧睾丸形态大小正常,回声分布均匀,彩色血流分布正常(图11-1-12、图11-1-13)。

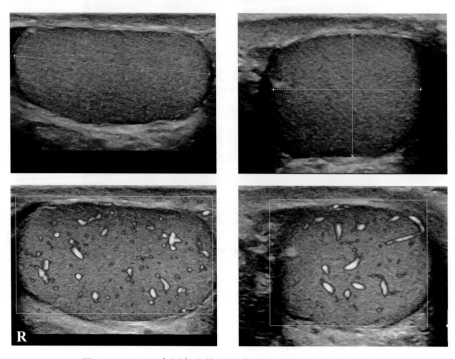

图11-1-12　右侧睾丸体积正常,CDFI示血流分布尚正常

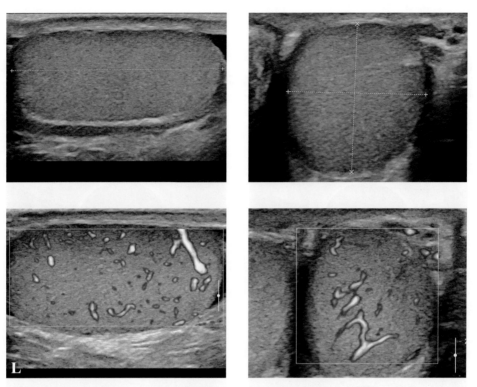

图 11 - 1 - 13　左侧睾丸体积正常，CDFI 示血流分布正常

● 右侧附睾头厚 8 mm，尾厚 4 mm；左侧附睾头厚 7 mm，尾厚 4 mm；双侧附睾大小形态正常，回声分布尚均匀（图 11 - 1 - 14）。

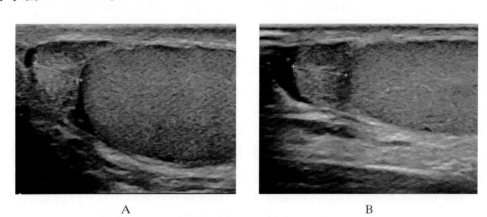

图 11 - 1 - 14　双侧附睾未见明显异常（A 为右侧，B 为左侧）

● 双侧睾丸鞘膜腔内未见明显游离无回声区。

● 平卧位：左侧精索静脉内径 1.5 mm，Valsalva 试验无反流。右侧精索静脉内径 1.2 mm，Valsalva 试验无反流。

TRUS：

● 前列腺大小 42 mm×33 mm×31 mm，包膜完整，内外腺分界清，内外腺回声分布均匀。CDFI 显示血流信号正常。

● 双侧射精管未见明显扩张。

● 右侧精囊大小约 31 mm×9 mm，左侧精囊大小约 28 mm×8 mm。双侧精囊大小形态正常，内部回声均匀。

● 双侧输精管盆腔段可见,未见扩张(图 11-1-15)。

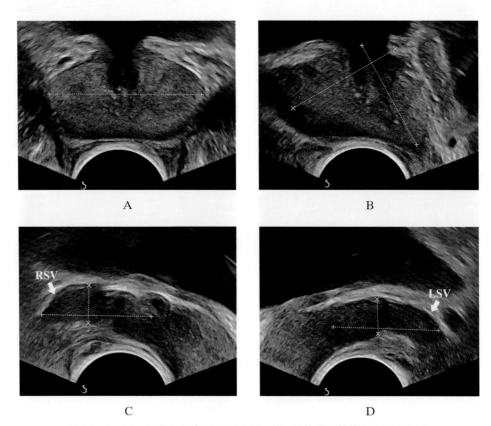

A

B

C

D

图 11-1-15　经直肠超声示前列腺(A、B)、射精管及精囊(C、D)无异常

【超声提示】　①双侧睾丸、附睾及精索静脉未见明显异常;②双侧睾丸鞘膜腔内目前未见明显积液;③TRUS:前列腺、精囊、射精管、输精管未见明显异常。

【临床诊断】　非梗阻性无精子症。

【诊断分析】　该病例为无精子症患者,经阴囊联合经直肠超声检查显示睾丸体积、血供正常,输精管道未见明显异常。性激素指标 LH 偏高,LH 是由腺垂体分泌的,主要作用于 Leydig 细胞,与 Leydig 细胞膜上 LH 受体结合,从而激活腺苷酸环化酶,促进睾酮的生物合成,与睾酮呈负反馈调节。该患者的睾酮水平正常,LH 偏高一点,无特殊临床意义。人垂体催乳素(PRL)是由垂体前叶产生的蛋白激素,催乳素与生育功能密切相关,PRL 的测定对诊断垂体肿瘤和泌乳综合征有特别重要的价值,PRL 水平的变化以增高为多数,部分少精子症和无精子症患者可出现高水平 PRL,该患者行头颅磁共振未发现垂体异常。结合超声及临床指标考虑为非梗阻性无精子症。

【术中所见】

(1) 选择右侧睾丸作为优势睾丸,右侧阴囊纵切口,逐层切开肉膜,挤出睾丸,见睾丸体积及血供正常(图 11-1-16A),附睾形态正常(图 11-1-16B、D),见睾丸附件(图 11-1-16C),输精管可见。

(2) 于手术显微镜下观察睾丸白膜下血管分布,避开白膜下较粗大血管,用显微手术刀沿赤道线切开白膜,先小切口(图 11-1-17A),观察生精小管形态,见生精小管粗细正常,外径约 0.2 mm,取组织镜检,见大量生精细胞,未见精子。

(3) 沿赤道平面做睾丸大切口,显示生精小管粗细欠均匀(图 11-1-17B),于血供正常处(图 11-1-

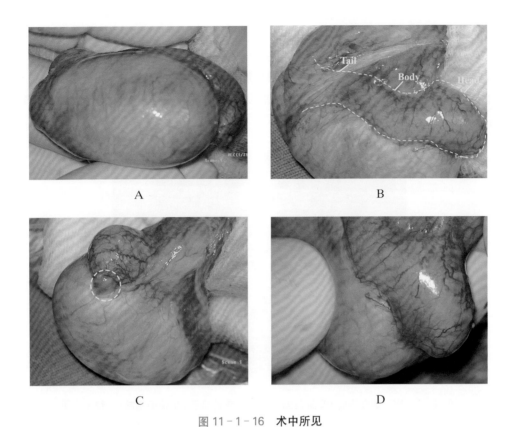

图 11-1-16　术中所见

A.右侧睾丸体积及血供正常；B.右侧附睾头、体、尾部形态正常；C.右侧睾丸附件（圆圈所示）；D.放大显示的右侧附睾头

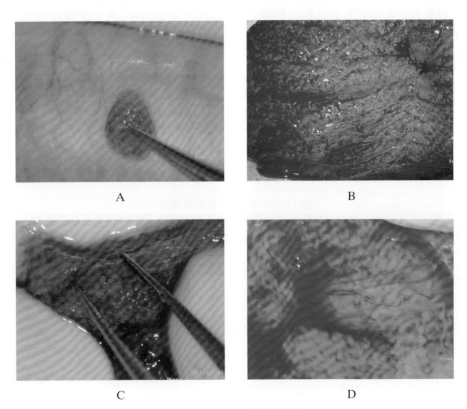

图 11-1-17　术中显微图

A.睾丸小切口观察生精小管；B.睾丸赤道线大切口显示生精小管粗细欠均匀；C.于血供正常处取组织镜检，见大量生精细胞，全片见一条头部畸形精子；D.取血供丰富区域，用显微标尺测量血管外径约 0.2mm，生精小管约 0.2mm

17C)取组织镜检,见大量支持细胞和生精细胞,可见一条头部畸形精子,取血供丰富区域(图11-1-17D),用显微标尺测量血管外径约0.2mm,生精小管约0.2mm。

(4)取部分右侧睾丸组织进行冻存,少量组织送病理。

【术后病理】 "右睾丸组织"多数曲细精管内仅见支持细胞,未见生精细胞及精子,部分曲细精管内可见生精细胞及精子(图11-1-18)。

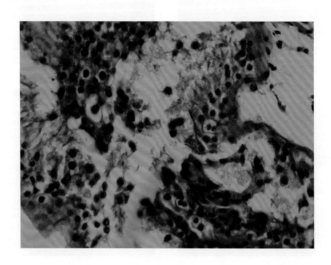

图11-1-18 睾丸组织HE染色图中见大量支持细胞,生精细胞减少,精子少见

【对照分析】 本例患者术前超声检查睾丸体积正常、饱满、血供正常,附睾正常,输精管可见,术前评估为无精子症患者。术中证实为生精细胞较多,但仅见及少量精子,睾丸病理类型为极度生精功能低下情况。生精功能低下患者睾丸内曲细精管整体数量一般不太受影响,因此超声表现睾丸体积多正常,无明显异常改变。

病例三 睾丸生精阻滞

【病史】 男,27岁,婚后1年未避孕未育,无特殊既往史。

【专科检查】 双侧睾丸触诊体积正常,双侧附睾及输精管可触及。

【实验室检查】 见表11-1-3。

表11-1-3 实验室检查指标

项 目	检测值	正常参考值
精液量(ml)	3.0	≥1.4
pH值	7.5	≥7.2
精子浓度(10^6/ml)	0 ↓	≥16
果糖密度(mmol/L)	12.03	9.11~17.67
抑制素B(pg/ml)	136.35	94~327
FSH(mIU/ml)	8.29	1.3~11.8
LH(mIU/ml)	6.04	1.8~8.4
T(ng/ml)	3.5	2.6~7.4

（续表）

项　目	检测值	正常参考值
PRL（mIU/ml）	97.52	86～392
E$_2$（pg/ml）	31.8	0～56
染色体核型	46，XY	46，XY
Y 染色体	无微缺失	无微缺失

【声像图表现】

● 右侧睾丸大小 34 mm×24 mm×20 mm，体积 11.5 ml，左侧睾丸大小 34 mm×25 mm×18 mm，体积 10.8 ml，双侧睾丸形态大小正常，回声分布均匀，彩色血流分布正常（图 11 - 1 - 19、图 11 - 1 - 20）。

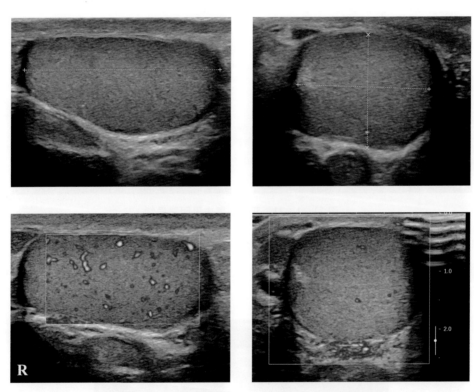

图 11 - 1 - 19　**右侧睾丸体积正常，CDFI 示血流分布正常**

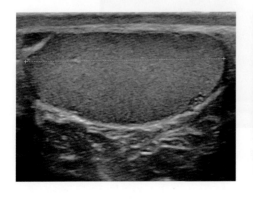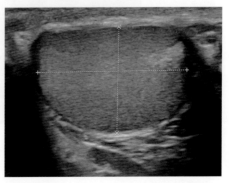

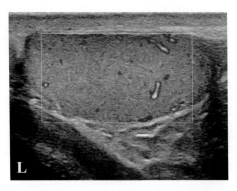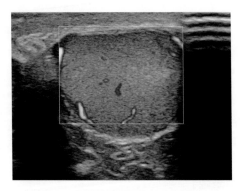

图 11 - 1 - 20　左侧睾丸体积正常,CDFI 示血流分布正常

● 右侧附睾头厚 7.5 mm,尾厚 4 mm;左侧附睾头厚 8 mm,尾厚 4 mm;双侧附睾大小形态正常,回声分布均匀。右侧附睾头见无回声区,范围 2 mm×2 mm,边界清,形态规则,内透声好(图 11 - 1 - 21)。

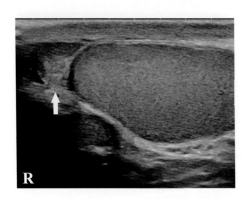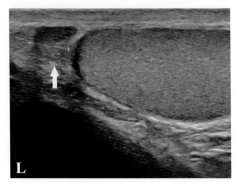

图 11 - 1 - 21　双侧附睾未见明显异常

● 双侧睾丸鞘膜腔内未见明显游离无回声区。

● 平卧位:左侧精索静脉内径 1.9 mm,Valsalva 试验有反流,时间 3 s(图 11 - 1 - 22)。右侧精索静脉内径 1.2 mm,Valsalva 试验无反流。

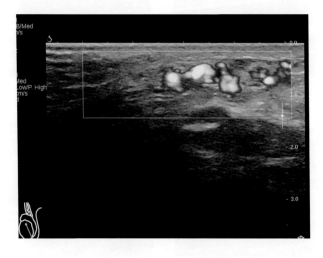

图 11 - 1 - 22　左侧精索静脉轻度曲张

TRUS:

● 前列腺大小 42 mm×33 mm×31 mm,包膜完整,内外腺分界清,内外腺回声分布均匀,CDFI 显

示血流信号正常。

● 双侧射精管未见明显扩张。

● 右侧精囊大小约 31 mm×9 mm，左侧精囊大小约 28 mm×8 mm。双侧精囊大小形态正常，内部回声均匀。

● 双侧输精管盆腔段可见，未见扩张（图 11-1-23）。

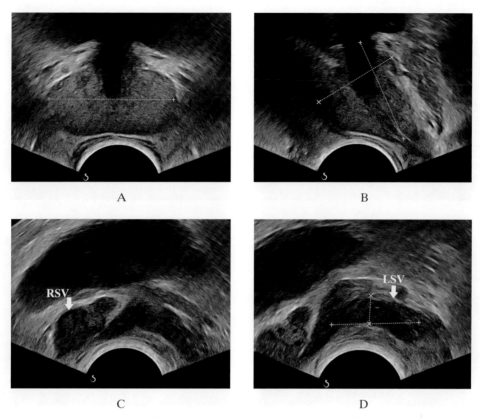

图 11-1-23　经直肠超声示前列腺（A、B）、射精管及双侧精囊（C、D）无异常

【超声提示】　①左侧精索静脉曲张；②右侧附睾头囊肿；③双侧睾丸、左侧附睾及右侧精索静脉未见明显异常；④双侧睾丸鞘膜腔内目前未见明显积液；⑤TRUS：前列腺、精囊、射精管及输精管未见明显异常。

【临床诊断】　非梗阻性无精子症，左侧精索静脉曲张。

【诊断分析】

● 研究表明睾丸体积可以反映其生精功能情况，梗阻性无精子症患者的睾丸体积明显大于非梗阻性无精子症患者，两者鉴别诊断的睾丸体积分割值为 10 ml。但梗阻性/非梗阻性无精子症睾丸体积在 10~13 ml 存在较大的重叠。本病例睾丸体积为 11.5 ml、10.8 ml，因此，单纯根据超声声像图表现进行鉴别诊断仍较困难。

● 患者精液分析为无精子，性激素指标、染色体核型均正常，超声示有轻度精索静脉曲张，余未见明显异常，因此，可以归为特发性非梗阻性无精子症。

【术中所见】

（1）选择右侧睾丸作为优势睾丸，右侧阴囊做纵切口，逐层切开肉膜，挤出睾丸，见睾丸体积及血供正常，见睾丸附件（图 11-1-24A，箭头所示），右侧附睾形态正常，附睾头小囊肿（图 11-1-24B，箭头所示）。

（2）于手术显微镜下观察睾丸白膜下血管分布，避开白膜下较粗大血管，用显微手术刀沿赤道线切开白膜,先小切口,观察生精小管形态,见生精小管粗细不均,无明显饱满不透明生精小管。

（3）沿赤道平面做睾丸大切口,显示生精小管粗细不均匀(图11-1-24C),少量稍粗生精小管(镊子所指)成片状分布,显微标尺测量较细生精小管外径约0.2 mm,局部稍粗生精小管外径约0.3 mm(图11-1-24D)。

（4）镜检较好组织可见支持细胞,生精细胞数量正常,各个阶段细胞均存在,未见精子。

（5）取右侧睾丸组织送病理。

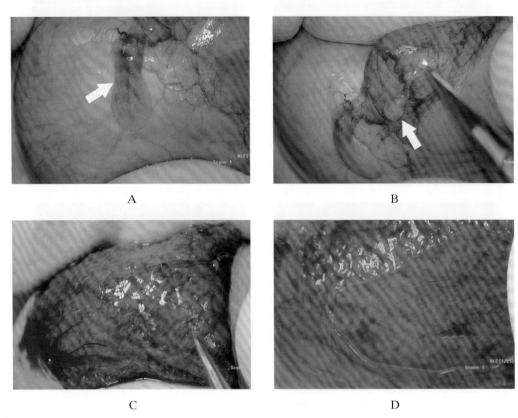

A   B

C   D

图11-1-24 显微术中图

A.显示睾丸体积正常,见睾丸附件(箭头所指);B.右侧附睾形态正常,附睾头小囊肿(箭头所指);C.睾丸大切口切开见睾丸生精小管粗细不均,少量稍粗生精小管(镊子所指)成片状分布;D.显微标尺测量较细生精小管外径约0.2 mm,局部稍粗生精小管外径约0.3 mm

【术后病理】 "右睾丸组织"大多数曲细精管内见少量生精细胞及个别精子细胞,未见成熟精子(图11-1-25)。

【对照分析】 术前超声检查睾丸体积正常,血供正常,附睾正常,输精管可见,术前评估为特发性无精子症患者,术中证实为生精细胞较多,各阶段的生精细胞都可见,只是没有成熟精子,睾丸病理类型为睾丸生精阻滞,这种类型睾丸生精小管数量及粗细无明显影响,但无法形成正常精子,所以表现为睾丸体积正常但无精子。

病例四 唯支持细胞综合征

【病史】 男,26岁,结婚3年未避孕2年未育,曾行右侧睾丸经皮细针穿刺未见精子。

【专科检查】 双侧睾丸触诊体积正常,双侧附睾及输精管可触及。

【实验室检查】 见表11-1-4。

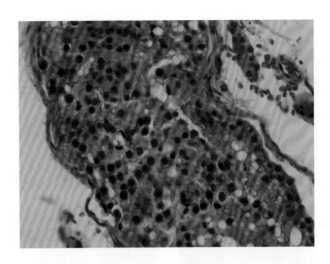

图 11‑1‑25　睾丸组织 HE 染色图（生精小管纵切面，可见各级生精细胞）

表 11‑1‑4　实验室检查指标

项　　目	检测值	正常参考值
精液量(ml)	5.0	≥1.4
pH 值	7.5	≥7.2
精子浓度(10^6/ml)	0　↓	≥16
果糖密度(mmol/L)	10.2	9.11~17.67
抑制素 B(pg/ml)	30.1　↓	94~327
FSH(mIU/ml)	21　↑	1.3~11.8
LH(mIU/ml)	8.37	1.8~8.4
T(ng/ml)	3.5	2.6~7.4
PRL(mIU/ml)	98	86~392
E_2(pg/ml)	24	0~56
染色体核型	46，XY	46，XY
Y 染色体	无微缺失	无微缺失

【声像图表现】

● 右侧睾丸大小 35 mm × 24 mm × 19 mm，体积 11.33 ml；左侧睾丸大小 38 mm × 22 mm × 17 mm，体积 10.09 ml；双侧睾丸形态大小正常，回声分布均匀，彩色血流分布正常（图 11‑1‑26、图 11‑1‑27）。

● 右侧附睾头厚 7 mm，尾厚 5 mm；左侧附睾头厚 7 mm，尾厚 5 mm；双侧附睾大小形态正常，回声分布均匀（图 11‑1‑28）。

● 双侧睾丸鞘膜腔内未见明显游离无回声区。

● 平卧位：左侧精索静脉内径 1.5 mm，Valsalva 试验无反流。右侧精索静脉内径 1.5 mm，Valsalva 试验无反流。

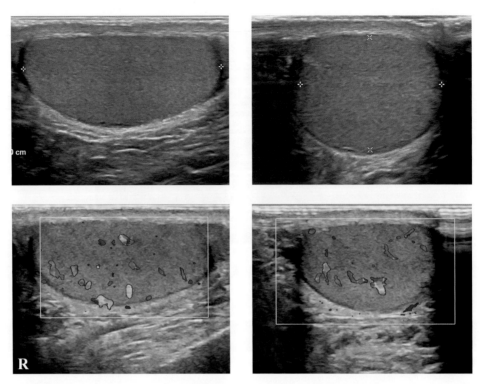

图 11‐1‐26　右侧睾丸体积正常,CDFI 示血流分布正常

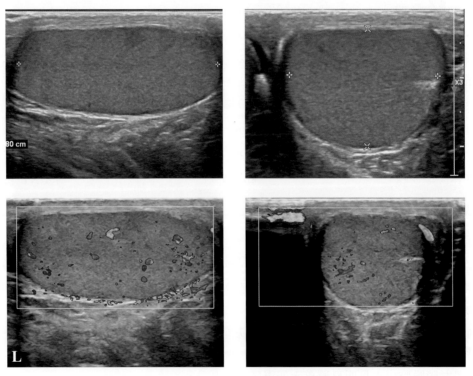

图 11‐1‐27　右侧睾丸体积正常,CDFI 示血流分布正常

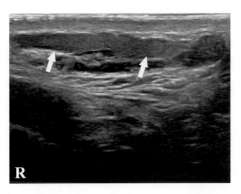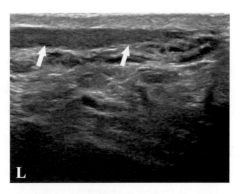

图 11 - 1 - 28　双侧附睾未见明显异常(箭头示附睾)

TRUS：

● 前列腺大小 40 mm×31 mm×30 mm，包膜完整，内外腺分界清，内外腺回声分布均匀，CDFI 显示血流信号正常。

● 双侧射精管未见明显扩张。

● 右侧精囊大小约 32 mm×11 mm，左侧精囊大小约 35 mm×11 mm。双侧精囊大小形态正常，内部回声均匀。

● 双侧输精管盆腔段可见，未见扩张(图 11 - 1 - 29)。

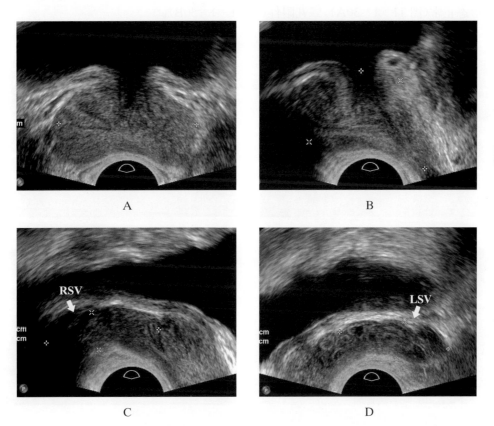

图 11 - 1 - 29　经直肠超声示前列腺(A、B)、射精管及双侧精囊(C、D)未见异常

【超声提示】　①双侧睾丸、双侧附睾、双侧精索静脉未见明显异常；②双侧睾丸鞘膜腔内目前未见明显积液；③TRUS：前列腺，双侧精囊、射精管、双侧输精管未见明显异常。

【临床诊断】　非梗阻性无精子症。

【诊断分析】

● 抑制素 B(inhibin B，Inh B)是由睾丸支持细胞(Sertoli 细胞)分泌的二聚体糖蛋白激素，参与下丘脑-垂体-性腺轴的反馈调节。Inh B 作为转化生长因子 β 超家族的一员，在精子发生过程中发挥作用，其水平与精子发生或损害有良好的相关性，直接反映睾丸功能和生精上皮状态，其与总精子数及睾丸体积呈显著正相关，可被认为是评价精子发生最佳的内分泌标志物，Inh B 能直接反映睾丸的精子发生，是临床上评价男性生育能力的重要指标，少精子症及非梗阻性无精子症(NOA)患者血清 Inh B 水平明显降低。

● 卵泡刺激素(FSH)分泌过程是由下丘脑和垂体完成的，FSH 主要作用于睾丸生精小管生精上皮中的 Sertoli 细胞，使后者产生雄激素结合蛋白(androgen-binding protein，ABP)和抑制素(inhibin)。FSH 的部分作用也有可能是通过刺激 Sertoli 细胞中雄激素受体间接实现的。Sertoli 细胞受损，则 FSH 水平增高。FSH 的增高与降低受多种因素影响。一般认为，精子发生的启动和维持需要垂体分泌的 FSH 和睾丸间质细胞分泌的睾酮协同作用，其中睾酮起关键作用。FSH 和 LH 升高或降低均会影响精子发生，导致少精子症，甚至无精子症。

● 该患者经阴囊及直肠超声检查显示未见明显异常，结合临床指标推测睾丸生精功能受损，诊断为非梗阻性无精子症。

【术中所见】

(1) 选择右侧睾丸作为优势睾丸，右侧阴囊纵切口，见睾丸体积及血供正常，睾丸正中白膜表面有瘢痕，附睾形态正常(图 11-1-30A)，睾丸附件(图 11-1-30B)。

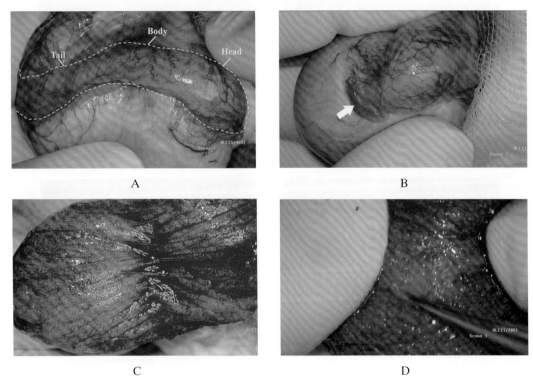

图 11-1-30　显微手术术中所见

A. 睾丸形态正常；B. 睾丸附件(箭头所示)；C. 睾丸切开见生精小管纤细，粗细均匀，不饱满，曲细精管排列稀疏，分布紊乱，丝瓜瓤样；
　D. 放大观察生精小管，无明显管腔饱满处

（2）于手术显微镜下观察睾丸白膜下血管分布，避开白膜下较粗大血管，用显微手术刀沿赤道线切开白膜，先小切口，见生精小管纤细，无明显饱满不透明生精小管。

（3）沿赤道平面做睾丸大切口，白膜与睾丸组织间很疏松，显示生精小管粗细均匀（图11-1-30C），不饱满，曲细精管排列稀疏，分布紊乱，呈"丝瓜瓤样"，管腔纤细，外径约0.1 mm（图11-1-30D）。

（4）取组织镜检，仅见支持细胞，未见生精细胞及精子。

（5）右侧睾丸组织送病理。

【术后病理】　"右睾丸组织"曲细精管基底膜稍增厚，内仅见支持细胞，未见各级生精细胞及精子（图11-1-31）。

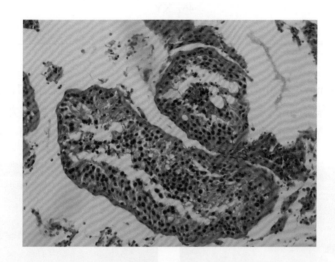

图11-1-31　睾丸HE染色图（曲细精管横切面，仅见支持细胞，无明显生精细胞及精子）

【对照分析】　术前超声检查与术中所见相符，一般唯支持细胞综合征的患者睾丸体积会小于10 ml，此病例体积尚正常，无明显异常，术中观察睾丸体积也正常，生精小管纤细，术后病理为唯支持细胞综合征，只有支持细胞，无正常精子。此类患者术前一般无法判断非梗阻的病因，归为特发性类型。

病例五　射精障碍

【病史】　男，29岁，结婚1年未避孕1年未育，自述有射精感觉，但无精液射出，曾行右侧睾丸经皮细针穿刺无精子。

【专科检查】　双侧睾丸触诊体积小，双侧附睾及输精管可触及。

【实验室检查】　见表11-1-5。

表11-1-5　实验室检查指标

项　目	检测值	正常参考值
精液量（ml）	无法射精	≥1.4
pH值	/	≥7.2
精子浓度（10^6/ml）	/	≥16
尿液精子数	无	无
抑制素B（pg/ml）	7.27 ↓	94～327

(续表)

项　目	检测值	正常参考值
FSH(mIU/ml)	6.75	1.3～11.8
LH(mIU/ml)	3.99	1.8～8.4
T(ng/ml)	3.32	2.6～7.4
PRL(ng/ml)	9.81	4.1～18.5
E_2(pg/ml)	28	0～56
染色体核型	46,XY	46,XY
Y染色体	无微缺失	无微缺失

【声像图表现】

● 右侧睾丸大小 33 mm×21 mm×17 mm,体积 8.36 ml;左侧睾丸大小 27 mm×20 mm×16 mm,体积 6.13 ml;双侧睾丸形态偏小,回声分布均匀,彩色血流分布正常。右侧睾丸见高回声结节,大小约 1.7 mm×1.7 mm,边界清,形态尚规则,血流信号不明显(图 11-1-32、图 11-1-33)。

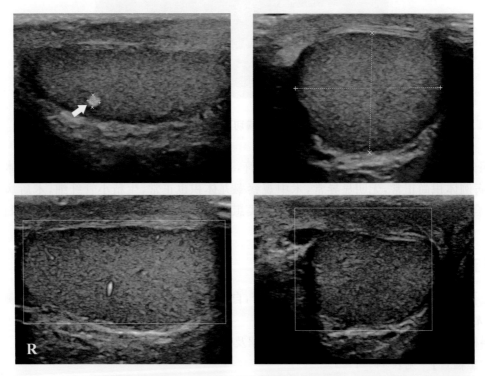

图 11-1-32　右侧睾丸形态偏小,CDFI 示血流信号正常,右侧睾丸内见强回声斑(箭头所示)

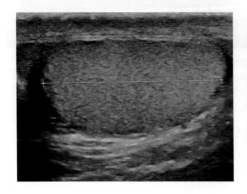
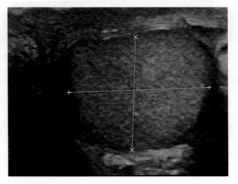

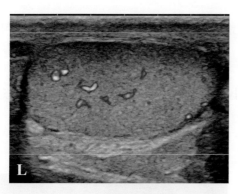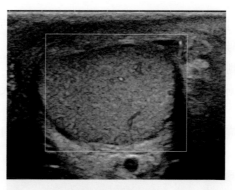

图 11－1－33　左侧睾丸形态偏小，CDFI 示血流信号正常

● 右侧附睾头厚 6 mm，尾厚 4 mm；左侧附睾头厚 6 mm，尾厚 4 mm；双侧附睾大小形态正常，回声分布均匀。左侧附睾头见无回声区，范围约 2.6 mm×2.7 mm，边界清，形态规则，内透声好（图 11－1－34）。

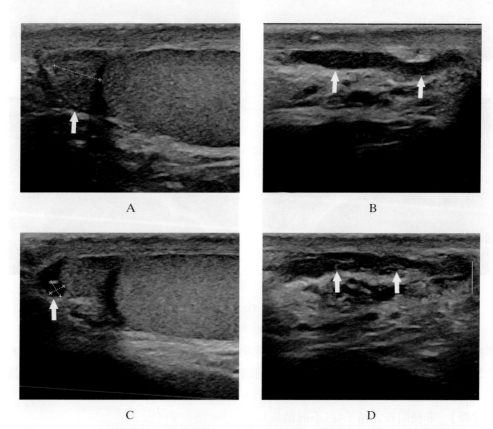

图 11－1－34　右侧附睾未见明显异常（A、B 箭头示附睾）；左侧附睾头囊肿，附睾体尾部未见明显异常（C 箭头示附睾头囊肿，D 示附睾体尾部）

● 双侧睾丸鞘膜腔内未见明显游离无回声区。

● 平卧位：左侧精索静脉内径 1.5 mm，Valsalva 试验无反流。右侧精索静脉内径 1.5 mm，Valsalva 试验无反流。

TRUS：

● 前列腺大小 36 mm×27 mm×26 mm，包膜完整，内外腺分界清，内外腺回声分布均匀，CDFI 显示血流信号正常。

● 双侧射精管未见明显扩张。

● 右侧精囊大小约 36 mm×9 mm，左侧精囊大小约 36 mm×10 mm。双侧精囊大小形态正常，内部回声均匀。

● 双侧输精管盆腔段可见，未见扩张(图 11-1-35)。

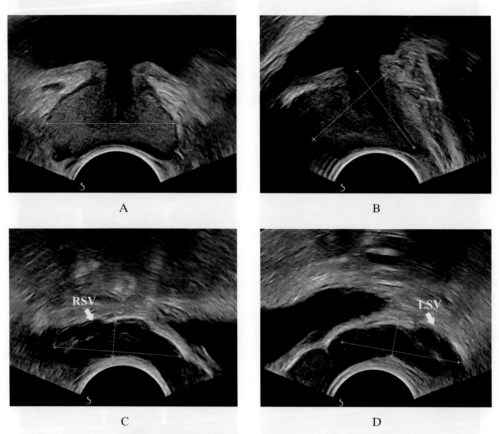

图 11-1-35 经直肠超声示前列腺(A、D)、射精管及双侧精囊(C、D)未见明显异常

【超声提示】 ①双侧睾丸偏小，右侧睾丸高回声结节；②左侧附睾头囊肿；③右侧附睾未见明显异常；④双侧精索静脉未见明显异常；⑤双侧睾丸鞘膜腔内目前未见明显积液；⑥TRUS：前列腺、双侧精囊、射精管、双侧输精管未见明显异常。

【临床诊断】 非梗阻性无精子症(不射精症)。

【诊断分析】 性交和(或)射精功能障碍是男性不育症的病因之一，包括不射精、逆行射精和严重早泄等，该患者有射精感觉，精液无法正常射出，检查尿液未见精子，非逆行射精，临床上对于睾丸是否有生精现象存在很难判定。结合该患者的抑制素 B 水平很低，曾行睾丸穿刺无精子，超声检查显示睾丸体积小，倾向于无生精现象的非梗阻性无精子症，需要术中验证。

【术中所见】

(1) 选择右侧睾丸作为优势睾丸，右侧阴囊纵切口，见组织粘连，睾丸体积偏小(图 11-1-36A)。

(2) 于手术显微镜下观察睾丸白膜下血管分布，避开白膜下较粗大血管，用显微手术刀沿赤道线切开白膜，先小切口，见生精小管粗细均匀，较饱满(图 11-1-36B)，显微标尺测量外径约 0.2 mm

（图 11 - 1 - 36C）。

（3）取组织镜检（图 11 - 1 - 36D），见支持细胞、生精细胞及精子，精子浓度 0～2 条/3～5HPF，畸形率 98%，主要有头部、颈部及混合畸形。

（4）取适量睾丸组织冻存，右侧睾丸组织送病理。

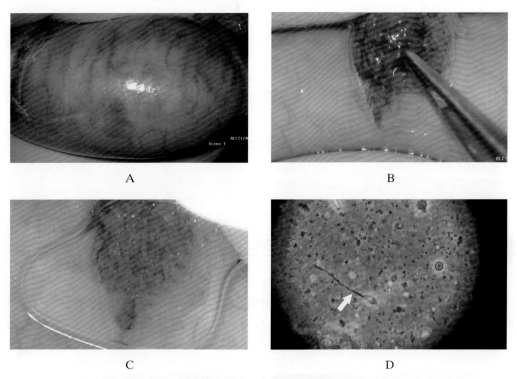

图 11 - 1 - 36　术中及镜下所见

A. 右侧睾丸体积偏小，表面有组织粘连；B. 睾丸小切口，见生精小管粗细均匀；C. 显微标尺测量显示外径约 0.2mm；D. 睾丸组织镜检见精子

【对照分析】　该患者术前超声与术中对比相符，虽术前预测睾丸内无生精现象，但最终在显微手术下获取了精子，术后病理见曲细精管，内见少量生精细胞及精子，印证了睾丸显微取精能够更加全面地分析睾丸内情况，而穿刺只能说明睾丸内一个点的情况，提示我们即使在患者穿刺无精子及临床预测指标不理想的状态下仍旧可以尝试睾丸显微取精获得精子。

病例六　右侧隐睾、左侧梗阻混合型

【病史】　男，29 岁，结婚 3 年未避孕 2 年未育就诊，自诉 3 岁时行右侧隐睾下降固定术。

【专科检查】　双侧睾丸触诊体积正常，双侧附睾及输精管可触及。

【实验室检查】

2017 年 6 月（外院）精液报告检查严重少弱精，精子浓度 2.83×10^6/ml（参考值 $\geqslant 16 \times 10^6$/ml）。

2018 年 6 月（外院）精液离心后高倍镜下仅见 3 条死精子，后连续 4 次精液分析（外院及本院）无精子，最后一次本院相关数据如下表。

表 11-1-6　实验室检查指标

项　目	检测值	正常参考值
精液量(ml)	6.5	≥1.4
pH 值	7.5	≥7.2
精子浓度(10^6/ml)	0 ↓	≥16
果糖密度(mmol/L)	13	9.11~17.67
抑制素 B(pg/ml)	115	94~327
FSH(mIU/ml)	22 ↑	1.3~11.8
LH(mIU/ml)	8.7 ↑	1.8~8.4
T(ng/ml)	3.6	2.6~7.4
PRL(mIU/ml)	197	86~392
E_2(pg/ml)	34	0~56
染色体核型	46,XY	46,XY
Y 染色体	无微缺失	无微缺失

【声像图表现】

● 自诉右侧隐睾固定术后。右侧睾丸大小 35 mm×24 mm×19 mm,体积 11.316 ml;左侧睾丸大小 45 mm×26 mm×22 mm,体积 18.2 ml。右侧睾丸回声不均,左侧睾丸形态大小正常,回声分布均匀,彩色血流分布正常(图 11-1-37、图 11-1-38)。

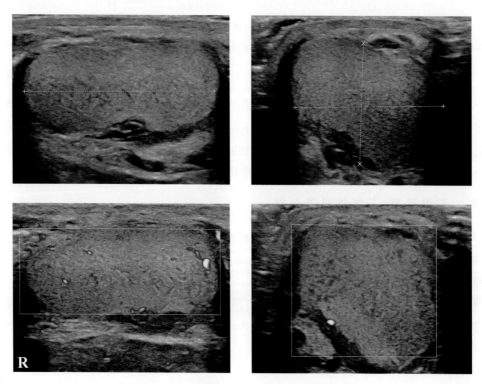

图 11-1-37　右侧睾丸体积血供正常,回声不均匀

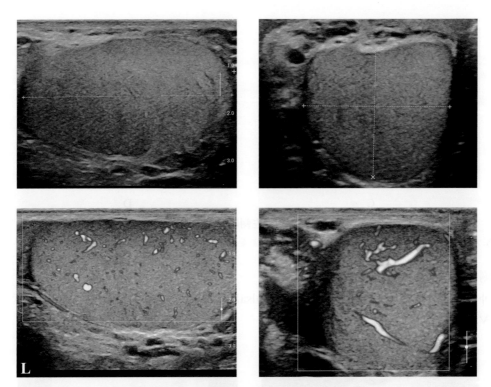

图 11 - 1 - 38　左侧睾丸体积血供正常，回声尚均匀

● 右侧附睾位于睾丸上方，附睾头厚 7.6 mm，尾厚 2.9 mm；左侧附睾头厚 6.9 mm，尾厚 3.8 mm，双侧附睾大小正常，左侧附睾头睾丸输出小管见细网状改变，内径约 0.4 mm（图 11 - 1 - 39、图 11 - 1 - 40）。

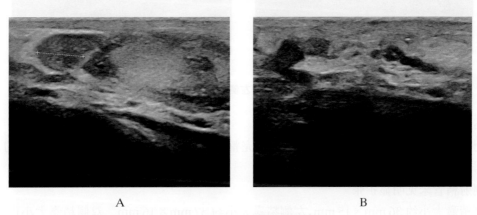

A

B

图 11 - 1 - 39　右侧附睾整体位于睾丸上方

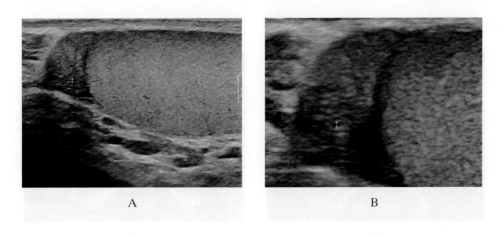

A

B

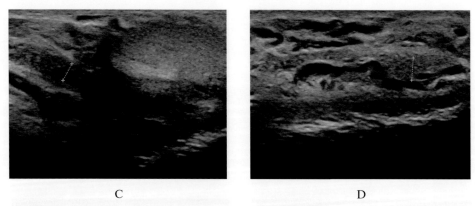

C   D

图 11 - 1 - 40   左侧附睾声像图表现

A.左侧附睾头输出小管细网状改变；B.左侧附睾放大测量内径约 0.4 mm；C、D.左侧附睾体尾部未见明显异常

● 双侧睾丸鞘膜腔内未见明显游离无回声区。

● 平卧位：左侧精索静脉内径 2.6 mm，Valsalva 试验有反流，时间 3 s。右侧精索静脉内径 1.5 mm，Valsalva 试验无反流（图 11 - 1 - 41）。

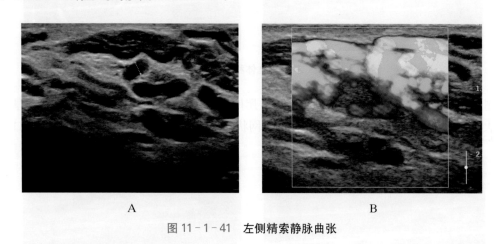

A   B

图 11 - 1 - 41   左侧精索静脉曲张

TRUS：

● 前列腺大小 46 mm×32 mm×37 mm，包膜完整，内外腺分界清，内外腺回声分布均匀，CDFI 显示血流信号正常。

● 双侧射精管未见明显扩张。

● 右侧精囊大小约 36 mm×15 mm，左侧精囊大小约 37 mm×16 mm。双侧精囊大小形态偏大，内部回声均匀。

● 双侧输精管盆腔段可见，未见扩张（图 11 - 1 - 42）。

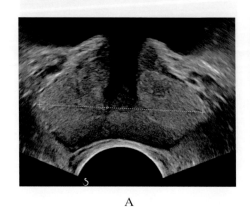
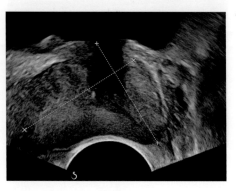

A   B

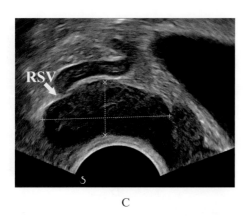
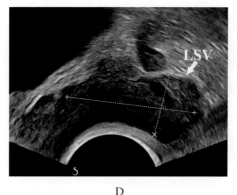

C　　　　　　　　　　　　　　　　　D

图 11－1－42　经直肠超声示前列腺（A、B）及双侧精囊外形饱满（C、D），输精管盆腔段未见明显异常

【超声提示】　①右侧睾丸回声不均；②右侧附睾位于睾丸上方；③左侧附睾头睾丸输出小管细网状改变；④左侧精索静脉曲张；⑤左侧睾丸、右侧精索静脉未见明显异常；⑥双侧睾丸鞘膜腔内目前未见明显积液；⑦TRUS：前列腺外形饱满，双侧精囊外形饱满，射精管、双侧输精管盆腔段未见明显异常。

【临床诊断】　右侧睾丸隐睾固定术后，左侧附睾头梗阻（混合性无精子症？）

【诊断分析】

● 隐睾（睾丸下降不全，cryptorchidism）是男性生殖系统最常见的先天性异常，在足月新生男孩中发病率为 1%～5%，在 1 岁男孩中的发病率约为 1%，其中 30% 左右为双侧睾丸下降不全。隐睾的具体病因尚不完全清楚，可能与遗传学因素、胎儿期内分泌异常以及局部解剖结构异常等有关。睾丸下降固定术是隐睾最重要的治疗措施，一般建议早期接受手术（6～18 月龄），有助于保护生精功能；迟于 24 月龄之后仍未手术，睾丸的生精组织受损将难以逆转。

● 该患者精子呈进行性减少至无精子状态，3 岁行右侧隐睾固定术，现超声表现为右侧睾丸体积尚正常，但回声不均匀，考虑右侧睾丸生精功能仍有受损；左侧睾丸体积正常，但超声声像图显示输出小管有梗阻表现，可能为精子进行性减少至无精子的原因。

【术中所见】

（1）选择左侧睾丸作为优势睾丸，左侧阴囊纵切口，左侧睾丸触感软，见睾丸体积及血供正常（图 11－1－43A），附睾头见散在黄白色扩张附睾管（图 11－1－43B 箭头所示，图 11－1－43C 为挑开附睾外膜后附睾管），取其中两处附睾液镜检见大量精子，有 b、c 级活动精子，约 15%，畸形率 98%，主要头部颈部及混合畸形，见炎性细胞（图 11－1－44A 圆圈所示炎性细胞，箭头所示部分精子），左侧附睾体尾部附睾管未见扩张，镜检无精子。

（2）于手术显微镜下用显微手术刀沿赤道线切开白膜，小切口，见生精小管粗细均匀，偏细，外径约 0.15 mm，较饱满（11－1－43D）。

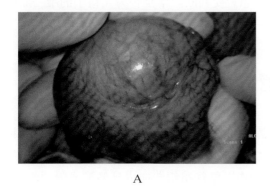
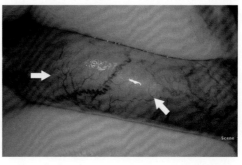

A　　　　　　　　　　　　　　　　　B

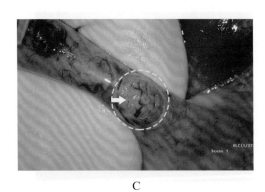
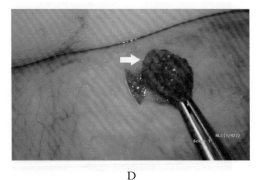

C   D

图 11-1-43　术中所见

A. 睾丸及附睾整体;B. 左侧附睾头见散在黄白色扩张输出小管(箭头所示);C. 附睾头附睾管扩张(圆圈及箭头所示);D. 小切口取睾丸组织

　　(3) 取睾丸组织镜检见精子 0～1 条/3～5HPF,有活动精子(11-1-44B,箭头所示),正常形态1%,以头部、体部畸形为主。

　　(4) 左侧睾丸组织及附睾液准备冻存。

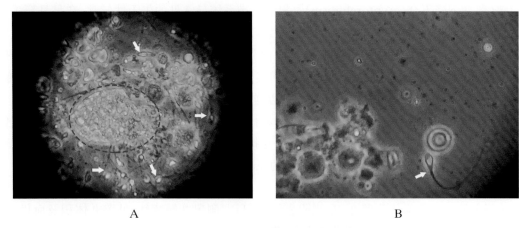

A   B

图 11-1-44　附睾液及睾丸组织镜检

A. 附睾液内见精子(箭头所示)及炎性细胞(圆圈所示);B. 睾丸组织镜检见精子(箭头所示)

　　【对照分析】　术前超声声像图显示左侧睾丸体积大于右侧睾丸,且右侧睾丸有手术史,因此选择左侧睾丸进行取精,左侧附睾术中表现与超声声像图相符,证实了此病例为右侧睾丸生精功能受损,输精管道虽正常也无法产生精子;左侧附睾头睾丸输出小管扩张,附睾体尾部附睾管未见扩张且无精子,证实了梗阻部位在附睾头部。此类有单侧隐睾病史的患者要判断隐睾是否为无精子的唯一原因,要求超声检查要全面仔细,鉴别对侧输精管道有无梗阻存在,有无输精管道再建自然受孕可能。

第二节　附睾、输精管超声与术中对照分析

　　在男性,胚胎时期中肾管头端增长弯曲成为附睾管,中段形成输精管,尾段形成射精管和精囊,中肾小管大多退化,与睾丸相邻的中肾小管发育为睾丸输出小管。人类附睾管长 3～4 米。附睾管的整个长度都呈卷曲状包裹在白膜结缔组织形成的囊状鞘内。结缔组织鞘向内延伸形成隔片将小管分为

组织学上更为近似的区域。发自小隔的疏松网络样组织，支持着小管并为其提供血液供应和神经支配。在解剖上，附睾可分为三个区域：头部、体部和尾部（图 11-2-1）。在组织学原则的基础上，每个区城可被分为不同的更小的带。人类附睾头由 8～12 个输出小管和附睾管近端组成。输出小管的内腔在靠近睾丸时在某种程度上大而不规则，在靠近与附睾管的结合部变为窄的椭圆形。在附睾尾部，附睾管的直径明显增大，管腔变为不规则形状。远端继续延伸，小管则逐渐成为有输精管特征的形状。附睾是精子功能成熟的场所，也是输精管道的重要组成部分。先天及后天因素导致的附睾异常会影响精子的成熟，附睾的梗阻影响精子的输出，严重者可造成无精子症。

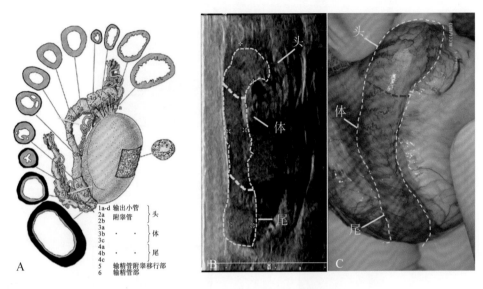

图 11-2-1　附睾分为头、体、尾三部分

A.解剖示意图（引用自《坎贝尔-沃尔什泌尿外科学》）；B.超声声像图；C.术中大体解剖图对照图

　　输精管是精子由附睾输送到前列腺尿道的通道，全长 40～60 cm，管径细小，是输精管道中最长的一段。输精管可分为睾丸部、阴囊部、腹股沟管部、盆部及壶腹部，任何一段的梗阻都可以影响精子的排出造成无精子症。

　　因炎症等因素造成的获得性附睾梗阻可行输精管附睾显微吻合术。如复通手术失败或者无法手术，可抽吸睾丸或者附睾精子用于 ICSI 治疗。通常可将手术中获取的睾丸或附睾精子冷冻备用。CBAVD 患者没有外科显微吻合手术条件，一般可行经皮附睾精子抽吸术（PESA）、显微外科附睾精子抽吸术（microsurgical epididymal sperm aspiration，MESA）或小切口睾丸显微取精术（micro-TESE）获取精子，常将手术中获取的睾丸或附睾精子冷冻备用，结合辅助生殖技术（assisted reproductive technology，ART）生育后代。CBAVD 患者在接受 ART 治疗前，应对患者本人及其配偶进行 CFTR 基因检测。如果配偶为 CFTR 基因携带者，需要进一步接受遗传咨询以决定是否接受夫精的单精子卵胞浆内注射（ICSI）治疗。

　　输精管结扎后的近端梗阻可行显微外科输精管复通术，即输精管-输精管吻合术（图 11-2-2）。如果术中近附睾端输精管液未查到精子，考虑继发附睾梗阻，改行附睾管-输精管吻合端侧术（图 11-2-3）。儿童时期行斜疝或睾丸下降固定术导致单/双侧输精管损伤，一般可行输精管-输精管吻合术；大范围缺失时，一般不进行手术再通。显微外科复通率在 60%～87%，累计怀孕率在 10%～43%。

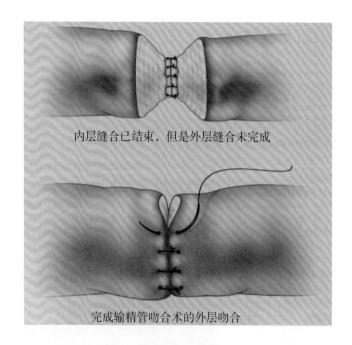

图 11-2-2　输精管-输精管吻合术示意图

（引用自《生殖显微外科医师实用手册》）

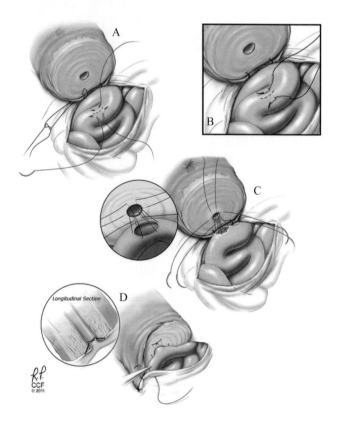

图 11-2-3　输精管-附睾管端侧吻合术过程示意图

（引用自《坎贝尔-沃尔什泌尿外科学》）

经阴囊联合经直肠超声检查可以清晰显示附睾的形态和回声、有无扩张及扩张程度和范围(详见第四章异常附睾声像图)、有无缺失、有无炎性结节、有无囊性及实性占位等,也可以清晰观察输精管阴囊段及盆腔段的管腔及腔内回声,观察有无缺失、扩张等。

术前超声检查主要记录附睾和输精管有无缺如,有无扩张(若有,详细记录扩张程度、扩张位置和范围、附睾管壁有无增强及管腔内容物透声情况等),对附睾具体梗阻位置进行预测,以及对输精管远端是否通畅等进行判读,与吻合术中进行一一对比,以期判断术前超声的准确性,为临床外科手术提供更精准的术前影像学评估。

病例一 附睾整体梗阻

【病史】 男,29岁,同居2年未避孕2年不育就诊,既往5年前附睾炎病史,自诉"消炎"处理后好转。

【专科检查】 双侧睾丸触诊体积正常,双侧附睾尾部似有硬结感,双侧输精管可触及。

【实验室检查】 见表11-2-1。

表11-2-1 实验室检查指标

项　　目	检测值	正常参考值
精液量(ml)	3	≥1.4
pH值	7.5	≥7.2
精子浓度(10^6/ml)	0 ↓	≥16
果糖密度(mmol/L)	11	9.11~17.67
抑制素B(pg/ml)	213	94~327
FSH(mIU/ml)	4.49	1.3~11.8
LH(mIU/ml)	4.01	1.8~8.4
T(ng/ml)	3.63	2.6~7.4
PRL(mIU/ml)	231	86~392
E_2(pg/ml)	15.7	0~56
染色体核型	46,XY	46,XY
Y染色体	无微缺失	无微缺失

【声像图表现】

● 右侧睾丸大小42mm×28mm×22mm,体积18.3ml;左侧睾丸大小40mm×29mm×25mm,体积20.5ml;双侧睾丸形态大小正常,回声分布均匀,彩色血流分布正常(图11-2-4、图11-2-5)。

● 右侧附睾头厚9.3mm,尾厚5.9mm;右侧附睾头内见无回声区,大小约3mm×2mm,边界清,形态规则(图11-2-6)。

● 左侧附睾头厚10mm,尾厚7.5mm,双侧附睾内部回声不均匀,附睾管扩张呈细网样改变,最宽处约0.8mm(图11-2-7,**动态图11-2-1**)。

● 双侧睾丸鞘膜腔内未见明显游离无回声区。

● 平卧位:左侧精索静脉内径1.6mm,Valsalva试验无反流。右侧精索静脉内径1.5mm,Valsalva试验无反流。

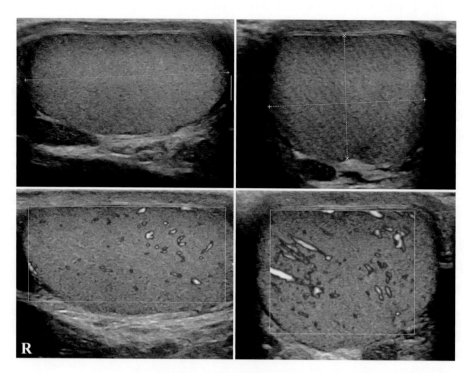

图 11－2－4　右侧睾丸体积正常,CDFI 示血流分布正常

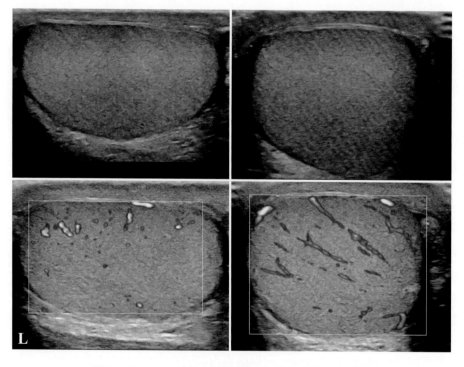

图 11－2－5　左侧睾丸体积正常,CDFI 示血流分布正常

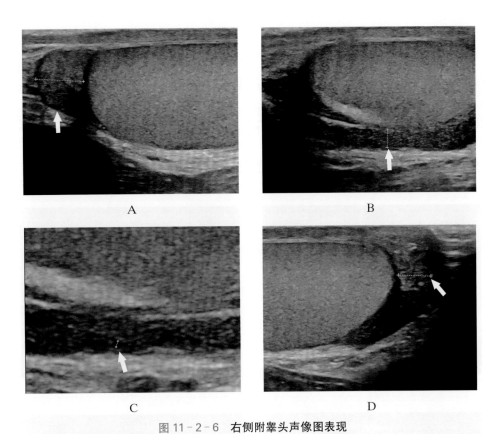

图 11 - 2 - 6　右侧附睾头声像图表现

A.右侧附睾头细网状改变;B.附睾体部细网状改变;C.附睾体部放大图示扩张附睾管;D.附睾尾部呈细网状改变

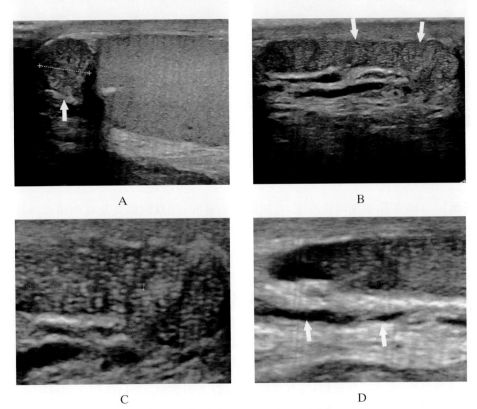

图 11 - 2 - 7　左侧附睾头声像图表现

A.左侧附睾头;B.附睾体部尾部附睾管均扩张,呈细网状改变(箭头所示);C.附睾尾部放大图示扩张附睾管;D.输精管阴囊段正常(箭头所示)

TRUS：

● 前列腺大小 41 mm×24 mm×26 mm，包膜完整，内外腺分界清，内外腺回声分布均匀，CDFI 显示血流信号正常。前列腺内见多发强回声，最大约 3 mm，多位于内外腺交界处。

● 双侧射精管未见明显扩张。

● 右侧精囊大小约 29 mm×7 mm，左侧精囊大小约 24 mm×10 mm。双侧精囊大小形态正常，内部回声均匀。

● 双侧输精管盆腔段可见，未见扩张（图 11-2-8）。

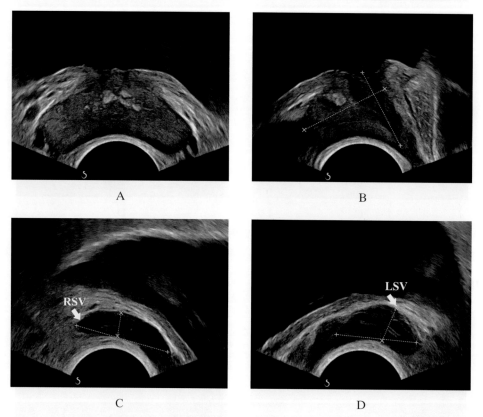

图 11-2-8　经直肠超声示前列腺钙化灶（A、B），射精管、双侧精囊（C、D）未见明显异常

【超声提示】　①双侧附睾细网状改变，右侧附睾头囊肿；②双侧睾丸及双侧精索静脉未见明显异常；③双侧睾丸鞘膜腔内目前未见明显积液；④TRUS：前列腺钙化灶，精囊、射精管、输精管未见明显异常。

【临床诊断】　梗阻性无精子症。

【诊断分析】　此患者有附睾炎病史，双侧附睾尾部触诊似有硬结感，经阴囊超声观察见双侧附睾整体饱满、附睾管扩张，呈细网状扩张，内径 0.3～0.8 mm，扩张累及附睾头部、体部和尾部，附睾尾部较头部扩张严重，诊断较明确，为附睾梗阻性无精子症。

【术中所见】

（1）手术选择全麻，患者取仰卧位，留置双腔导尿管，于阴囊做 3～4 cm 纵形切口切开右侧阴囊，逐层切开肉膜及睾丸鞘膜。在显微镜下，见睾丸正常，睾丸附睾略有粘连，右侧附睾整体饱满，颜色呈米白色（图 11-2-9A）。于附睾偏尾部饱满处外膜作小切口，挤压附睾管，挑开附睾管，用 1 ml 针筒吸取附睾液，见附睾液呈清亮水样，后稍加稀释镜检（如见形态完整精子，说明以上部位附睾管均通畅，且睾丸生精功能正常,可在此区域上方选择乳白色扩张明显的附睾管作为吻合位点。如未见精子或仅见精子碎片,探查部位继续向上,直至附睾液中检出形态正常精子),镜检结果示有完整形态精子,浓度约 2×10^6/ml(附睾精子可达数千万),有活动精子,约 1%,多为 c 级精子,畸形率 98%(参考精液精子,正常值<96%),主要颈部尾部畸形为主,见炎性细胞。

(2) 此区域上方附睾体上部管腔扩张明显,外径约 0.4 mm,选择此处作为吻合点,仔细分离外膜,见扩张附睾管(图 11-2-9B),见附睾管管壁正常,挑开附睾管见少量白色液体,镜检见精子,(70～80)$\times10^6$/ml,畸形率 98%(参考值<96%),主要颈部尾部及混合畸形为主,可见炎性细胞。

(3) 用输精管分离钳分离至输精管外膜,保留输精管动脉,于输精管弯曲段和直段结合部离断输精管,将小儿静脉留置针套管插入管腔,注入稀释的美蓝溶液,见尿液蓝深,说明输精管置管处远端通畅(图 11-2-9C)。与附睾管用两针法行附睾和输精管的端侧吻合,选择 10-0 线吻合内侧,9-0 线加固(图 11-2-9D)。

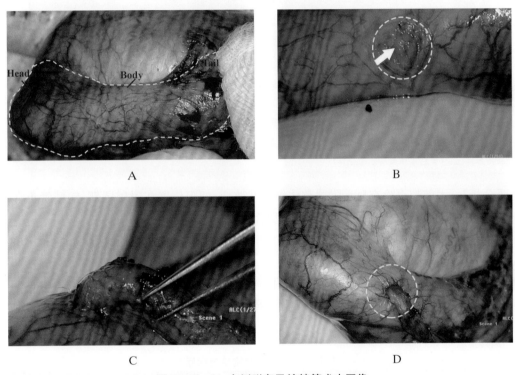

图 11-2-9　右侧附睾及输精管术中图像

A.整体饱满的附睾(黄色虚线所示);B.扩张的附睾管(黄色虚线所示);C.输精管与附睾管的吻合;D.整体显示吻合口位置在附睾体上段(黄色虚线圈所示吻合口)

(4) 左侧阴囊切开,见睾丸正常,睾丸附睾略有粘连,附睾整体饱满,颜色呈米白色(图 11-2-10A),附睾尾部附睾管液体镜检见完整形态精子,其上方区域见体部上段附睾管扩张明显,内径约 0.5 mm(图 11-2-10B)。选择此处作为吻合处,挑开附睾管见少量乳白色附睾液,镜检见精子,浓度(60～70)$\times10^6$/ml,有正常形态,畸形率 98%(参考值<96%),主要短尾畸形为主。

(5) 用输精管分离钳分离至输精管外膜,保留输精管动脉,于输精管弯曲段和直段结合部离断输精管,将小儿静脉留置针套管插入管腔,注入稀释的美蓝溶液,见尿液蓝深,说明输精管置管处远端通畅(图 11-2-10C)。与附睾管进行吻合,选择 10-0 吻合内侧,9-0 加固(图 11-2-10D)。

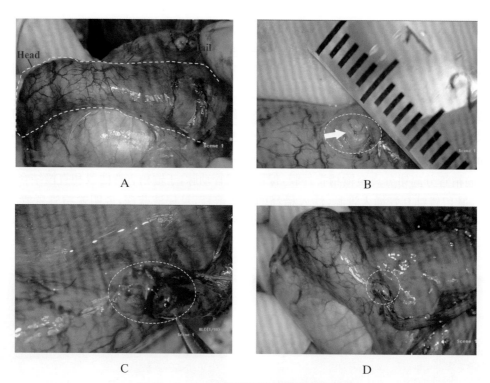

图 11-2-10　左侧附睾及输精管术中图像

A.整体饱满的附睾(黄色虚线所示);B.扩张的附睾管(黄色虚线圈所示);C.输精管与附睾管的吻合(黄色虚线圈所示口);D.整体显示吻合口位置在附睾体上段(黄色虚线圈所示吻合口)

【对照分析】　术前超声检查显示附睾整体细网状改变,梗阻位置在附睾尾部,输精管正常,与术中相符,很好地术前提示临床医生术中首选的显微吻合位置。

病例二　附睾体部梗阻

【病史】　男,24岁,结婚1年未避孕1年未育。

【专科检查】　双侧睾丸触诊体积正常,双侧附睾及输精管可触及。

【实验室检查】　见表11-2-2。

表 11-2-2　实验室检查指标

项　目	检测值	正常参考值
精液量(ml)	4	≥1.4
pH 值	7.5	≥7.2
精子浓度(10^6/ml)	0 ↓	≥16
果糖密度(mmol/L)	10.3	9.11~17.67
抑制素 B(pg/ml)	190	94~327
FSH(mIU/ml)	2.6	1.3~11.8
LH(mIU/ml)	1.9	1.8~8.4
T(ng/ml)	3.0	2.6~7.4
PRL(mIU/ml)	4	86~392

（续表）

项　目	检测值	正常参考值
E_2（pg/ml）	31	0～56
染色体核型	46，XY	46，XY
Y 染色体	无微缺失	无微缺失

【声像图表现】

● 右侧睾丸大小 43 mm×31 mm×23 mm，体积 21.7 ml；左侧睾丸大 42 mm×31 mm×21 mm，体积 18.9 ml，双侧睾丸形态大小正常，回声分布均匀，彩色血流分布正常（图 11-2-11）。

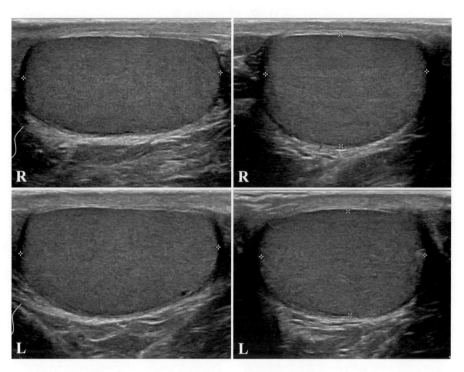

图 11-2-11　双侧睾丸体积正常

● 右侧附睾头厚 10 mm，尾厚 5 mm，附睾回声分布不均匀，附睾头部及体部呈细网状改变，内径约 0.4 mm，附睾体中下部见偏高回声区，范围 13 mm×5 mm，边界欠清，见少许点状血流信号，尾部回声尚正常（图 11-2-12）。

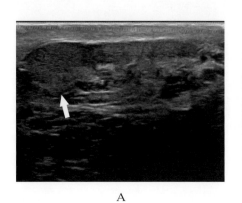

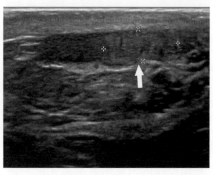

A　　　　　　　　　　　　　　　　　　　B

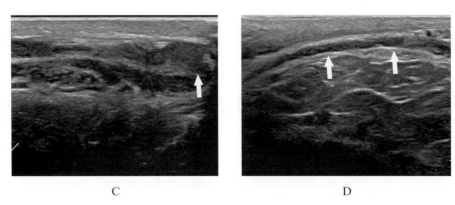

C

D

图 11-2-12　右侧附睾

A.右侧附睾头及体上部呈细网状改变(箭头所示扩张输出管);B.体中下部附睾管扩张伴偏高回声区;C.尾部形态回声正常;D.输精管阴囊段正常

●　左侧附睾头厚 10 mm,尾厚 6 mm,附睾回声分布不均匀,附睾头部及体部饱满,呈细网状改变,内径约 0.4 mm,左侧附睾头部见多发强回声斑块,最大直径约 5 mm。左侧附睾体下部见偏高回声区,范围 16 mm×4 mm,边界欠清,见少许点状血流信号,尾部回声尚正常(图 11-2-13)。

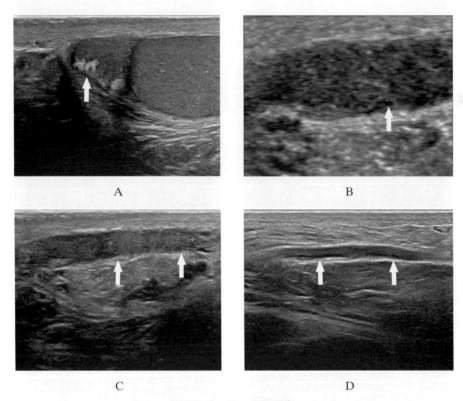

A

B

C

D

图 11-2-13　左侧附睾

A.左侧附睾头细网状改变伴钙化灶;B.附睾体上部明显增粗,附睾管扩张呈细网状改变(箭头所示扩张附睾管);C.体中下部偏高回声区(箭头所示),尾部形态回声正常;D.输精管阴囊段正常(箭头所示)

●　双侧输精管阴囊段未见扩张。

●　双侧睾丸鞘膜腔内未见明显游离无回声区。

●　平卧位:左侧精索静脉内径 2.0 mm,Valsalva 试验有反流,时间 3 s。右侧精索静脉内径

1. 5 mm，Valsalva 试验无反流。

TRUS：

● 前列腺大小 42 mm×36 mm×31 mm，包膜完整，内外腺分界清，内外腺回声分布均匀，CDFI 显示血流信号正常。

● 双侧射精管未见明显扩张。

● 右侧精囊大小约 31 mm×12 mm，左侧精囊大小约 31 mm×10 mm。双侧精囊大小形态正常，内部回声均匀。

● 双侧输精管盆腔段可见，未见扩张(图 11-2-14)。

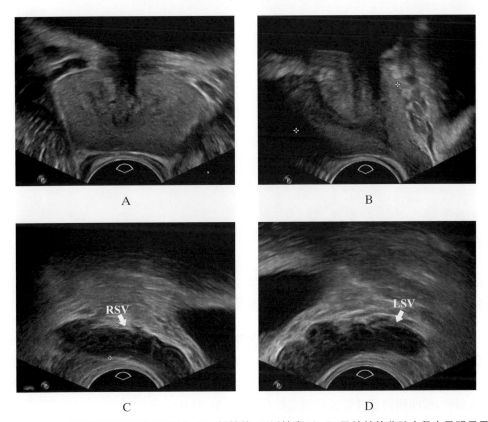

图 11-2-14　经直肠超声示前列腺(A、B)、射精管、双侧精囊(C、D)及输精管盆腔末段未见明显异常

【超声提示】　①双侧附睾头体部呈细网状改变，双侧附睾体中下部偏高回声区(考虑炎性改变)，左侧附睾头多发钙化灶；②左侧精索静脉曲张；③双侧睾丸、双侧附睾尾部、双侧输精管阴囊段及右侧精索静脉未见明显异常；④双侧睾丸鞘膜腔内目前未见明显积液；⑤TRUS：前列腺、精囊、射精管、输精管未见明显异常。

【临床诊断】　梗阻性无精子症(附睾炎性梗阻)。

【诊断分析】　该病例为无精子症患者，临床查体可触及双侧附睾及输精管阴囊段；经阴囊超声检查示双侧附睾头体部呈细网状改变，双侧附睾体中下部偏高回声区，附睾尾部形态回声尚正常，输精管及经直肠超声检查显示正常。结合精液分析及精浆生化检查结果，考虑为附睾体部的炎性梗阻。

【术中所见】

(1) 患者择期行输精管附睾管端侧吻合术(VE 吻合术)。手术选择全麻，患者取仰卧位，留置双腔导尿管，于阴囊做 3～4 cm 纵形切口切开右侧阴囊，逐层切开肉膜及睾丸鞘膜。在显微镜下，见睾丸正常,右侧附睾头体部饱满,尾部不饱满(图11-2-15A)。于附睾体部下段饱满处外膜作小切口,挤压附睾管,用显微专用针挑开附睾管,1 ml针筒吸取附睾液后稍加稀释镜检,镜检结果示有完整形态精子。

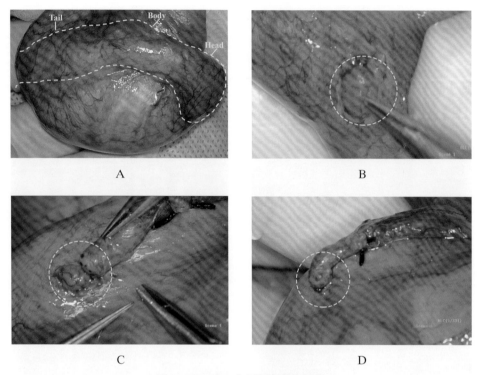

图11-2-15　右侧附睾术中图像

A.附睾整体显示头体部饱满,尾部不饱满;B.附睾体中部附睾管扩张;C.输精管附睾管准备进行吻合;D.吻合位置在附睾体中部

（2）选择附睾体中部扩张较明显的附睾管作为吻合口,仔细分离外膜,见扩张附睾管(图11-2-15B)。用输精管钳提起输精管起始段(图11-2-16A),用输精管分离钳分离至输精管外膜,保留输精管动脉,于输精管弯曲段和直段结合部离断输精管,将小儿静脉留置针套管插入管腔,注入稀释的美蓝溶液,见尿液蓝色,说明输精管置管处远端通畅(图11-2-16B)。

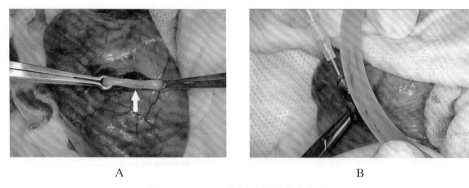

图11-2-16　右侧输精管术中图像

A.右侧输精管形态外径正常;B.右侧输精管离断处的远端通畅,尿液呈蓝色

（3）附睾体中部附睾液镜检见精子,有完整形态,浓度0～1条/7～10 HPF,此处两针法行附睾和输精管的端侧吻合(图11-2-15C、D)。

（4）左侧手术方式同上，观察附睾，附睾头体部扩张，尾部不饱满（图11－2－17A），附睾尾部镜检见附睾液无精子，附睾体尾交界处见精子。取此区域上方黄白色扩张附睾管处吻合（图11－2－17B），此处附睾液镜检见精子及精子碎片，可见完整形态，进行吻合（图11－2－17C）。

（5）左侧睾丸组织小切口取组织冻精，镜检见精子，浓度0～3条/3～5 HPF，见头、体、尾及混合畸形精子，无活动精子（图11－2－17D）。

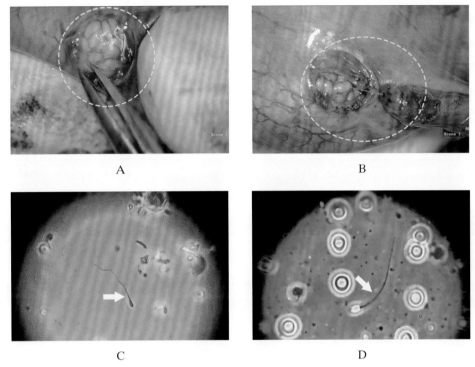

图11－2－17　左侧附睾术中图

A.附睾体部附睾管扩张，呈黄白色；B.附睾体部附睾管与输精管进行吻合；C.附睾液镜检见精子（箭头所示）；D.睾丸组织镜检见精子（箭头所示）

【对照分析】　此病例术中探查显示与超声图像基本吻合。超声及术中均显示双侧睾丸体积及血供正常，输精管正常；阴囊超声显示双侧附睾头体部呈细网状改变，提示附睾管的扩张，附睾体中下部高回声区，推断此处附睾管扩张；附睾液较浓稠，有细胞碎片等小散射界面，表现为高回声；同时双侧附睾尾部回声尚均匀，未见扩张，综合提示梗阻位置在附睾体部。术中观察附睾整体头体部饱满，尾部不饱满，且尾部无精子，也验证了附睾梗阻的位置。患者同时进行了睾丸精子的冻存，睾丸组织生精小管正常，有精子，与术前超声判断一致。

病例三　右侧附睾整体梗阻、左侧附睾头梗阻

【病史】　男，27岁，结婚3年未避孕3年未育，曾严重少弱精（<1×10^6/ml），自然怀孕2次均早期胚胎停止发育，现连续3次精液离心后未见精子，自诉曾有右侧阴囊疼痛病史（未明确治疗）。

【专科检查】　双侧睾丸触诊体积正常，双侧附睾略饱满，双侧输精管可触及。

【实验室检查】　见表11－2－3。

表 11－2－3　实验室检查指标

项　目	检测值	正常参考值
精液量(ml)	3	≥1.4
pH值	7.5	≥7.2
精子浓度(10⁶/ml)	0　↓	≥16
果糖密度(mmol/L)	11	9.11～17.67
抑制素 B(pg/ml)	213	94～327
FSH(mIU/ml)	4.49	1.3～11.8
LH(mIU/ml)	4.01	1.8～8.4
T(ng/ml)	3.63	2.6～7.4
PRL(mIU/ml)	231	86～392
E₂(pg/ml)	15.7	0～56
染色体核型	46，XY	46，XY
Y染色体	无微缺失	无微缺失

【声像图表现】

● 右侧睾丸大小 35 mm×23 mm×18 mm，体积 10.28 ml；左侧睾丸大小 36 mm×20 mm×20 mm，体积 10.22 ml；双侧睾丸形态大小正常，回声分布均匀，彩色血流分布正常(图 11－2－18、图 11－2－19)。

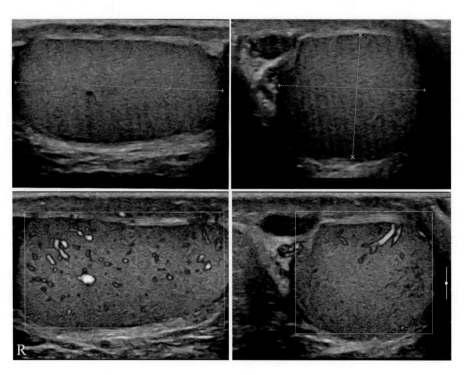

图 11－2－18　右侧睾丸体积正常，CDFI 示血流分布正常

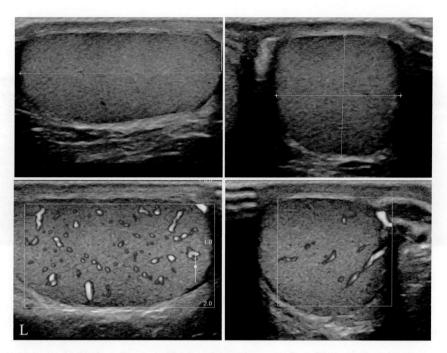

图 11-2-19　**左侧睾丸体积正常，CDFI 示血流分布正常**

● 右侧附睾头厚 10 mm，尾厚 6 mm，右侧附睾头内见无回声区，大小约 4 mm×3 mm，边界清，形态规则，内透声好。右侧附睾呈细网状改变，内径 0.3 mm，右侧附睾尾高回声结节，大小 6 mm×7 mm，内见点状强回声，直径约 1 mm（图 11-2-20，**动态图 11-2-2**）。

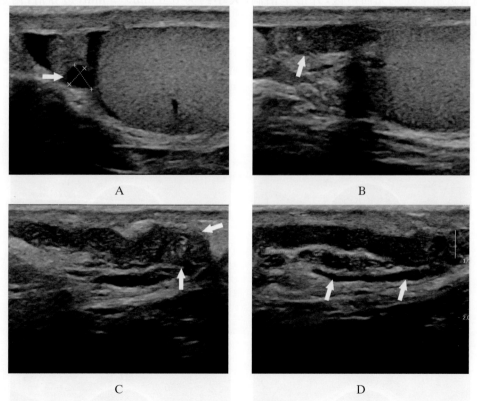

图 11-2-20　**右侧附睾**

A.附睾头囊肿；B.附睾头部附睾管细网状改变；C.附睾体尾部附睾管细网状改变伴尾部高回声结节及钙化（箭头所示）；D.右侧输精管阴囊段正常（箭头所示）

● 左侧附睾头厚 10 mm,尾厚 6 mm,左侧附睾头部附睾管细网状改变,见点状强回声,大小 0.5 mm（图 11 - 2 - 21,动态图 **11 - 2 - 3**）。

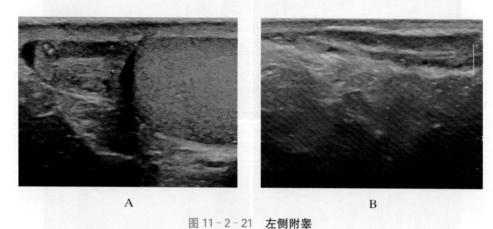

A   B

图 11 - 2 - 21 **左侧附睾**

A.附睾头部附睾管细网状改变伴钙化点;B.附睾体尾部及左侧输精管正常(截取于动态图)

● 双侧睾丸鞘膜腔内未见明显游离无回声区。

● 平卧位:左侧精索静脉内径 1.5 mm, Valsalva 试验无反流。右侧精索静脉内径 1.5 mm, Valsalva 试验无反流。

TRUS:

● 前列腺大小 46 mm×32 mm×28 mm,包膜完整,内外腺分界清,内外腺回声分布均匀,CDFI 显示血流信号正常(图 11 - 2 - 22A、B、C)。

● 射精管近精阜处见无回声区,外形呈泪滴,大小约为 8.6 mm×3 mm,边界清,内透声好(图 11 - 2 - 22D)。

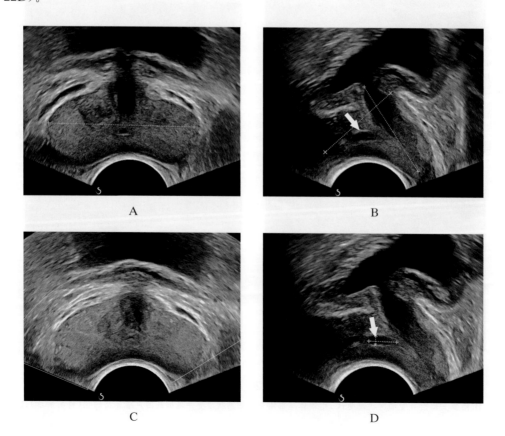

A   B

C   D

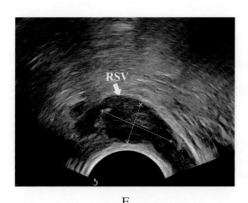
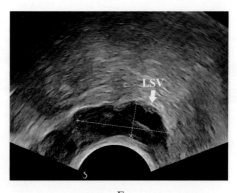

E　　　　　　　　　　　　　　　　　　F

图 11-2-22　经直肠超声示(A～C)前列腺体积血供正常,射精管囊肿(D箭头所示),
双侧精囊未见明显异常(E、F)

● 右侧精囊大小约 25mm×13mm,左侧精囊大小约 28mm×13mm,双侧精囊大小形态正常,内部回声均匀(图 11-2-22E、F)。

● 双侧输精管盆腔段可见,未见扩张。

【超声提示】　①右侧附睾细网状改变伴尾部高回声结节及钙化;②左侧附睾头细网状改变伴钙化;③双侧睾丸、双侧精索静脉未见明显异常;④双侧睾丸鞘膜腔内目前未见明显积液;⑤TRUS:射精管囊肿,前列腺、双侧精囊、双侧输精管未见明显异常。

【临床诊断】　梗阻性无精子症。

【诊断分析】　该病例由严重少弱精发展为无精子症患者,经阴囊超声检查示右侧附睾细网状改变伴尾部高回声结节及钙化,左侧附睾头细网状改变伴钙化,结合患者右侧阴囊疼痛病史,考虑右侧梗阻较左侧梗阻先发生,左侧梗阻为进展性的不完全梗阻到完全梗阻,也符合一侧输精管管道炎症有影响对侧可能,结合精液分析及精浆生化检查结果,最后考虑为右侧附睾尾部梗阻及左侧附睾头部梗阻。

【术中所见】

(1) 患者择期行输精管附睾管端侧吻合术(VE吻合术),因术前超声提示两侧睾丸体积相似,左侧附睾为高位梗阻,附睾管宽度及位置均不利于吻合,右侧为尾部梗阻更适合吻合。

(2) 手术选择全麻,患者取仰卧位,留置双腔导尿管,于阴囊做 3～4cm 纵形切口切开右侧阴囊,逐层切开肉膜及睾丸鞘膜,见睾丸与附睾局部组织粘连。观察附睾头体尾均饱满(图 11-2-23A),附睾头见小囊肿(图 11-2-23D)。附睾管腔扩张,选择尾部偏体部为吻合处(图 11-2-23B),此处附睾液镜检见精子,浓度(10～20)×10⁶/ml,有正常形态,畸形率约 97%,有活动精子,a 级 20%,b 级 20%,c 级 30%。

(3) 右侧输精管阴囊段可见,未见增宽,于输精管弯曲段和直段结合部离断输精管,远端侧注入稀释的美蓝溶液,尿液蓝深,远端通畅,遂于附睾体尾部吻合。

(4) 左侧手术方式同右侧,显微镜下观察睾丸正常,左侧附睾头饱满,体尾部正常(图 11-2-23C)。于附睾头饱满处外膜作小切口,挤压附睾管,用显微专用针挑开附睾管,1ml 针筒吸取附睾液后稍加稀释镜检,结果见精子,浓度约 10×10⁶/ml,偶有正常形态,未见明显活动精子。

(5) 左侧输精管阴囊段可见,未见增宽,于输精管弯曲段和直段结合部离断输精管,远端侧注入稀释的美蓝溶液,尿液蓝深,远端通畅,遂于附睾头部吻合。

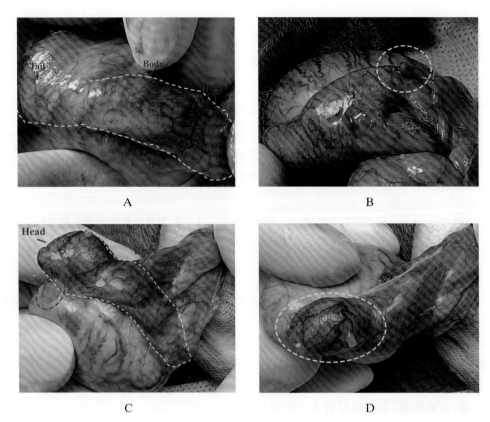

图 11 - 2 - 23　术中所见

A.右侧附睾形态饱满(黄色虚线示轮廓),附睾管扩张可见;B.右侧输精管附睾管吻合位置在体尾部;C.左侧附睾(黄色虚线示轮廓),并标注头体尾部,见附睾头饱满,体尾部不饱满,蓝色虚线所示为睾丸附件;D.附睾头部扩张的附睾管(黄色虚线所示),附睾小囊肿(蓝色虚线所示)

【对照分析】　术中见右侧睾丸与附睾组织粘连表现,支持患者曾经有右侧阴囊炎症疼痛病史,与术前右侧附睾整体扩张的超声声像图表现相吻合;左侧附睾与睾丸无粘连,仅见头部梗阻,且程度较右侧轻,体尾部无扩张表现,与超声图表现和患者精子的动态变化也吻合。

病例四　CBAVD 附睾头囊管样扩张

【病史】　男,28岁,婚后2年未避孕未育。

【专科检查】　双侧睾丸体积正常,双侧附睾头可触及,质韧,双侧输精管阴囊段未明确触及。

【实验室检查】　见表 11 - 2 - 4。

表 11 - 2 - 4　实验室检查指标

项　　目	检测值	正常参考值
精液量(ml)	0.8 ↓	≥1.4
pH 值	6.4 ↓	≥7.2
精子浓度(10^6/ml)	0 ↓	≥16
果糖密度(mmol/L)	2.19 ↓	9.11～17.67
抑制素 B(pg/ml)	237	94～327
FSH(mIU/ml)	11.7	1.3～11.8

（续表）

项　　目	检测值	正常参考值
LH(mIU/ml)	3.06	1.8～8.4
T(ng/ml)	3.06	2.6～7.4
PRL(ng/ml)	13.81	4.1～18.5
E$_2$(pg/ml)	23	0～56
染色体核型	46，XY	46，XY
Y 染色体	无微缺失	无微缺失

【经阴囊超声声像图表现】

睾丸		附睾		输精管阴囊段		精索静脉	
右侧	左侧	右侧	左侧	右侧	左侧	左侧	右侧
40 mm × 27 mm × 21mm，体积 16.1 ml	39 mm × 26 mm × 22mm，体积 15.8 ml	头厚 12 mm，呈囊管状改变，内径约 1.1 mm；体尾部未扫及	头厚 11 mm，呈囊管状改变，内径约 1.7 mm；体尾部未扫及	未扫及	未扫及	内径 1.5 mm，Valsalva 试验无反流	内径 1.2 mm，Valsalva 试验无反流

【经直肠超声声像图表现】

前列腺	射精管	输精管盆腔末段		精囊	
		右侧	左侧	右侧	左侧
外形稍饱满伴钙化，大小 45 mm×31 mm×35 mm	无回声区，透声好，大小约 5.5 mm×2.3 mm	未扫及	未扫及	未扫及	未扫及，该区见异常囊性结构，范围约 37 mm×13 mm

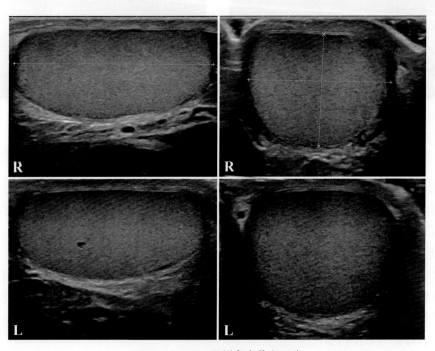

图 11－2－24　双侧睾丸体积正常

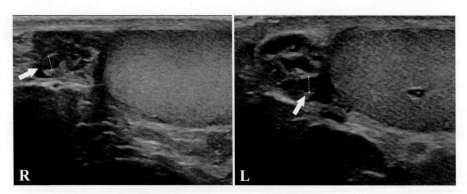

图 11-2-25　双侧附睾头呈囊管状改变(箭头所示扩张睾丸输出小管)

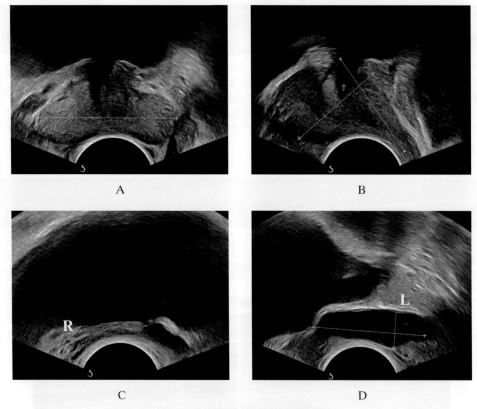

A　　　　　　　　　　　　　　　　B

C　　　　　　　　　　　　　　　　D

图 11-2-26　经直肠超声声像图

A、B.前列腺饱满伴钙化；C.右侧未扫及正常精囊及输精管盆腔末段；D.左侧精囊区见异常囊性结构,其内未见精囊皱襞回声

【超声提示】　①双侧附睾头囊管状扩张,附睾体尾部、双侧输精管及精囊未扫及,左侧精囊区异常囊性结构(符合 CBAVD)；②双侧睾丸及双侧精索静脉未见明显异常；③双侧睾丸鞘膜腔内目前未见明显积液；④TRUS:前列腺稍饱满伴钙化,射精管囊肿。

【临床诊断】　梗阻性无精子症(CBAVD)。

【诊断分析】　该病例临床查体双侧附睾头可触及,质韧,未明确触及双侧输精管阴囊段；经阴囊联合经直肠超声检查示双侧附睾头囊管状扩张,附睾体尾部未扫及；双侧未扫及精囊及输精管盆腔末段,左侧精囊区见异常囊性结构。结合精液分析及精浆生化检查结果,患者无精子,精液量少,pH 值偏酸性,果糖密度低,诊断为 CBAVD。

【术中所见】

（1）患者择期行 MESA 及 TESE。患者全麻，取仰卧位，术者触诊附睾头并固定，于阴囊做 1～2 cm 纵形切口。切开阴囊皮肤，逐层切开肉膜及鞘膜，暴露附睾头，探查未发现附睾体尾部。

（2）附睾头呈黄白色，附睾输出小管扩张，外径约 1.2 mm（图 11-2-27A）。挑开附睾管，见大量黄白色较黏稠附睾液（图 11-2-27B），镜检见精子，浓度约（2～5）×10⁶/ml，见活动精子，可见 a 级，以 b、c 级为主，畸形率 98%，可见头部、颈部、尾部及混合畸形，另外见脓性细胞、红细胞、细胞碎片（图 11-2-27C）。

（3）显示睾丸并进行小切口，见生精小管正常，取组织镜检见支持、生精细胞，见精子，浓度 2～5 条/3～5 高倍视野，有活动精子，可见头部、颈部、尾部及混合畸形（图 11-2-27D）。

（4）取适量右侧睾丸组织及附睾液进行冻存，部分睾丸组织送病理。

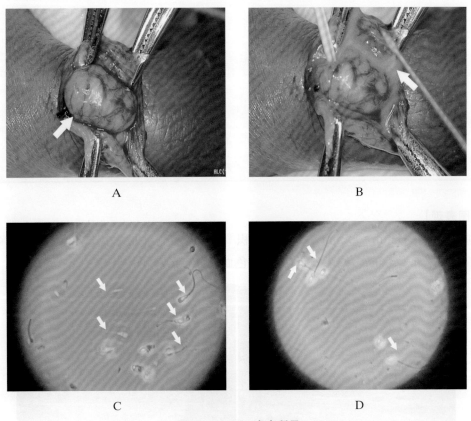

A   B

C   D

图 11-2-27 术中所见

A. 右侧附睾头附睾管扩张呈黄白色；B. 挑开附睾管，见大量黄白色较黏稠附睾液；C. 右侧附睾头附睾液中见精子（箭头所示）；D. 右侧睾丸内见精子（箭头所示）

【对照分析】 患者术前超声声像图见右侧附睾头扩张，扩张内径约 1.1 mm，透声差，体尾部未扫及，术中所见与术前超声吻合，见右侧附睾头附睾管扩张，外径约 1.2 mm，挑开附睾管见大量黄白色较黏稠附睾液，内包含精子及大量炎性细胞和细胞碎片，也解释了超声图像上附睾管透声欠佳的物理基础。

病例五 附睾输精管炎、射精管梗阻

【病史】   男，23 岁，未婚，精液检查无精子就诊。

【专科检查】   双侧睾丸触诊体积正常，双侧附睾及输精管可触及。

【实验室检查】　见表 11-2-5。

表 11-2-5　实验室检查指标

项　目	检测值	正常参考值
精液量(ml)	1.7	≥1.4
pH 值	7.5	≥7.2
精子浓度(10^6/ml)	0	≥16
果糖密度(mmol/L)	1.18	9.11~17.67
抑制素 B(pg/ml)	284	94~327
FSH(mIU/ml)	2.83	1.3~11.8
LH(mIU/ml)	3.83	1.8~8.4
T(ng/ml)	6.05	2.6~7.4
PRL(mIU/ml)	154	86~392
E_2(pg/ml)	40	0~56
染色体核型	46,XY	46,XY
Y 染色体	无微缺失	无微缺失

【声像图表现】

● 右侧睾丸大小 41 mm×27 mm×25 mm,体积 19.6 ml,左侧睾丸大小 43 mm×27 mm×22 mm,体积 18.1 ml,双侧睾丸形态正常,回声分布均匀,彩色血流分布正常(图 11-2-28)。

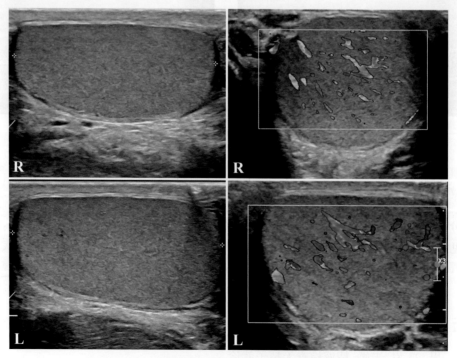

图 11-2-28　双侧睾丸体积正常,CDFI 示血流分布正常

● 右侧附睾头厚 10.7 mm,尾厚 8.7 mm,右侧附睾头内见无回声区,大小约 1.7 mm×2 mm,边界清,形态规整,内部透声好(图 11 - 2 - 29,**动态图 11 - 2 - 4**)。

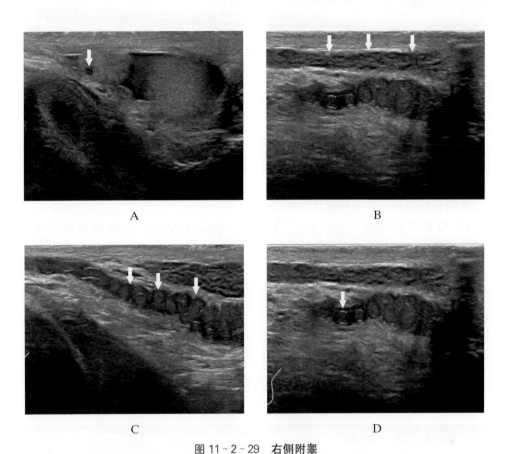

A　　　　　　　　　　　B

C　　　　　　　　　　　D

图 11 - 2 - 29　右侧附睾

A.右侧附睾头囊肿;B.附睾体尾部附睾管扩张呈细网状改变;C、D.输精管起始部睾丸段迂曲扩张,内透声差

● 左侧附睾头厚 10.2 mm,尾厚 6.4 mm,左侧附睾头内见无回声区,大小约 2.7 mm×2 mm,边界清,形态规整,内部透声好。双侧附睾体尾部回声分布不均匀,附睾管扩张呈细网样回声改变,内径约 0.4 mm(图 11 - 2 - 30)。

● 双侧输精管阴囊段扩张,右侧内径约 2.0 mm,内透声差,左侧内径约 1.8 mm,内透声尚可。

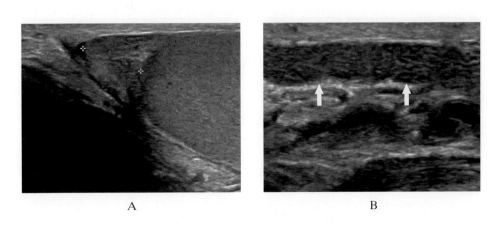

A　　　　　　　　　　　B

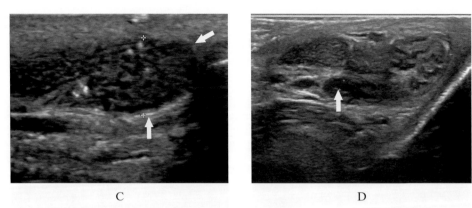

图 11 - 2 - 30 左侧附睾

A. 附睾头;B. 附睾体部尾部附睾管均扩张,呈细网状改变;C. 附睾尾部放大图示扩张附睾管及钙化;D. 输精管睾丸段扩张,内透声尚可

● 双侧睾丸鞘膜腔内目前未见明显无回声区。

● 平卧位:左侧精索静脉内径 1.2 mm。Valsalva 试验无反流。右侧精索静脉内径 1.2 mm。Valsalva 试验无反流。

TRUS:

● 前列腺大小 46 mm×31 mm×31 mm。前列腺包膜完整,内部回声均匀,内外腺分界清。CDFI 显示血流信号正常。

● 射精管见无回声区,外形呈泪滴,大小为 18 mm×8 mm,内部透声欠好。

● 双侧输精管盆腔段可见。

● 右侧精囊大小约 39 mm×16 mm,左侧精囊大小约 34 mm×15 mm,双侧精囊外形饱满,内部回声尚均匀(图 11 - 2 - 31)。

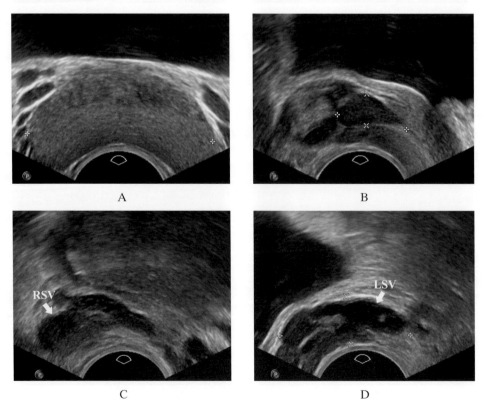

图 11 - 2 - 31 经直肠超声声像图

A. 前列腺稍饱满;B. 射精管囊肿,内透声欠好;C、D. 双侧精囊外形饱满,输精管盆腔段未见明显异常

【超声提示】 ①双侧附睾体尾部细网状改变伴左侧附睾尾钙化（考虑炎性改变），双侧附睾头囊肿；②双侧输精管阴囊段扩张，右侧透声差；③双侧睾丸及双侧精索静脉未见异常；④双侧睾丸鞘膜腔内目前未见明显积液；⑤TRUS：前列腺稍饱满，射精管囊肿，内透声欠好，双侧精囊外形饱满，双侧输精管盆腔段未见明显异常。

【临床诊断】 梗阻性无精子症（考虑炎性梗阻可能）。

【诊断分析】

● 该患者无明确阴囊疼痛或附睾炎病史，然而其附睾的超声表现出均匀的细网状改变，输精管管壁增厚，内径增宽，且内透声差，推测可能为输精管远端梗阻导致输精管蠕动增加，代偿性引起输精管肌层增厚，内径增宽，压力传导到附睾管，引起附睾管的轻度扩张；另外患者射精管有透声差的囊性扩张，双侧精囊外形饱满，可能也存在射精管的梗阻，需要临床手术进 一步确定梗阻部位。

● 患者外院行经尿道精囊镜射精管囊肿切开术，囊肿切除术后精液分析精液量 1.7 ml，pH 7.5，仍未见精子，遂拟择期行精道探查术，尝试吻合。

【术中所见】

（1）患者行精道探查术，尝试吻合手术选择全麻，患者取仰卧位，留置双腔导尿管，于阴囊做 3～4 cm 纵形切口切开右侧阴囊，逐层切开肉膜及睾丸鞘膜。显微镜下见睾丸正常，左侧附睾头体部不饱满，尾部稍扩张，输精管管径扩张（图 11 - 2 - 32R）。

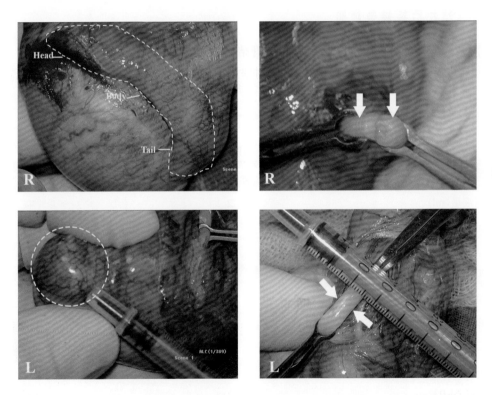

图 11 - 2 - 32 术中所见：右侧附睾整体欠饱满，输精管扩张，管壁增厚（箭头所示）；左侧附睾头附睾管扩张，呈黄白色（黄色圆圈所示），输精管增宽（箭头所示）

（2）右侧附睾尾部附睾外膜挑开，见附睾液清亮，精子浓度（200～400）×10^6/ml，无活动精子。右侧附睾外径约 2.5 mm，离断输精管，见输精管管壁增厚，见较黏稠白色输精管液，镜检见大量精子，浓度（60～80）×10^6/ml，见大量精子碎片及炎性细胞，美兰实验见输精管远端不通畅，无法吻合。

（3）左侧手术方式同右侧，见睾丸正常，附睾头体尾均饱满，附睾管扩张，头部及尾部相对明显，输精管扩张明显,外径约 3 mm(图 11 - 2 - 32L)。

(4) 左侧附睾头黄色附睾管挑开,附睾液呈较黏稠黄白色,镜检见精子,精子浓度(200～300)× 10^6/ml,见大量细胞碎片及炎性细胞,离断输精管,见输精管液较少且清亮,内未见完整形态精子,见少许精子碎片及炎性细胞。左侧输精管远端也不通畅,未吻合。

【对照分析】

● 本病例附睾超声声像图与术中不完全相符。术前超声显示右侧附睾体尾部扩张,呈细网状改变,但术中右侧附睾整体并没有特别饱满,附睾尾部附睾管挑开虽有扩张,但并不明显,提示阴囊超声不光要观察附睾管有无扩张,对附睾整体的厚度及饱满度也要明确评估;左侧附睾头术中见外形饱满,管腔扩张,超声检查中管腔扩张未提示;超声显示左侧附睾体尾部扩张,与术中相符,但左侧附睾头超声显示不扩张,与术中见附睾头黄白色扩张附睾管不相符,考虑附睾管腔特点是自附睾头到附睾尾内径逐渐增宽,附睾头局部的扩张在超声上显示不是太明显,可能仅仅表现为回声紊乱或局部少量管腔的扩张,要引起我们的重视。

● 超声声像图对输精管的评估与术中相符,右侧输精管阴囊段扩张,且腔内透声差,术中也见输精管扩张,且附睾液较黏稠,有大量细胞碎片及炎性细胞等;左侧输精管也见扩张,但透声尚可,与术中的清亮附睾液吻合。此病例超声扫查到输精管的扩张及管壁的增厚,可提示临床医师没有必要进行输精管附睾管吻合手术的尝试,体现了术前输精管超声检查的重要性和超声对临床决策的价值。

病例六　结扎后输精管梗阻

【病史】　男,46 岁,育有 1 女 1 子,双侧输精管结扎术后 12 年,现要求再通就诊。

【专科检查】　双侧睾丸触诊体积正常,双侧附睾触诊较饱满,输精管可触及,双侧腹股沟区见手术瘢痕。

【实验室检查】　见表 11 - 2 - 6。

表 11 - 2 - 6　实验室检查指标

项　目	检测值		正常参考值
精液量(ml)	2.1		≥1.4
pH 值	7.5		≥7.2
精子浓度(10^6/ml)	0	↓	≥16
果糖密度(mmol/L)	14		9.11～17.67
抑制素 B(pg/ml)	213		94～327
FSH(mIU/ml)	25	↑	1.3～11.8
LH(mIU/ml)	8.1		1.8～8.4
T(ng/ml)	3.4		2.6～7.4
PRL(mIU/ml)	213		86～392
E$_2$(pg/ml)	29		0～56
染色体核型	46,XY		46,XY
Y 染色体	无微缺失		无微缺失

【声像图表现】

● 右侧睾丸大小 40 mm×24 mm×20 mm，体积 13.6 ml，左侧睾丸大小 38 mm×20 mm×19 mm，体积 10.25 ml，双侧睾丸形态大小正常，回声分布均匀，彩色血流分布正常。右侧睾丸纵隔网宽 4.1 mm，左侧睾丸纵隔网宽 2.6 mm（图 11-2-33、图 11-2-34）。

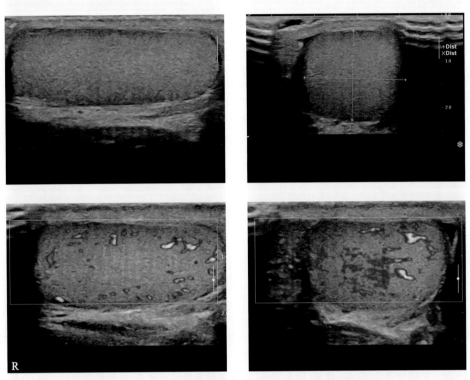

图 11-2-33　右侧睾丸体积正常，CDFI 示血流分布正常

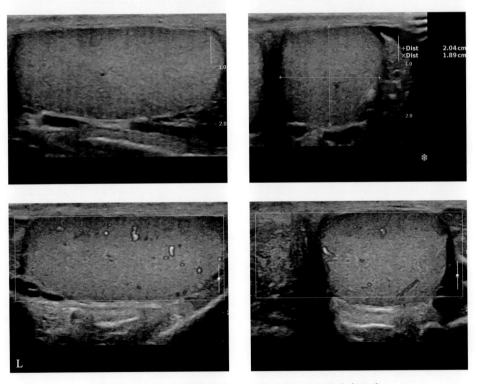

图 11-2-34　左侧睾丸体积正常，CDFI 示血流分布正常

● 右侧附睾头厚9 mm，体厚4.1 mm，尾厚4.9 mm；左侧附睾头厚10 mm，体厚3.6 mm，尾厚7.4 mm；双侧附睾管呈细网状改变，内径约0.5 mm（图11-2-35、图11-2-36）。

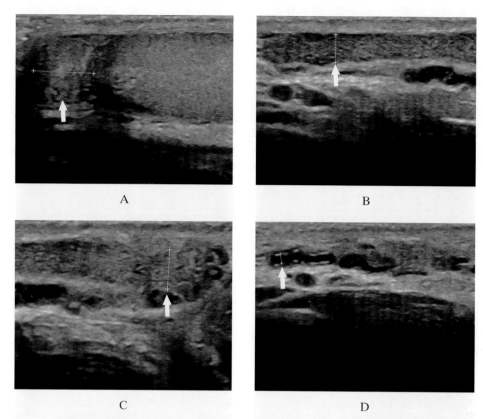

图11-2-35　右侧附睾头部（A）、体部（B）及尾部（C）附睾管呈细网状改变，输精管阴囊段扩张（D箭头所示）

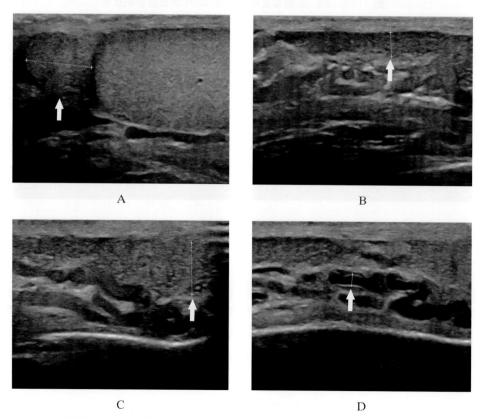

图11-2-36　左侧附睾头部（A）、体部（B）及尾部（C）附睾管呈细网状改变，输精管阴囊段扩张（D箭头所示）

● 双侧输精管阴囊段及睾丸段扩张,内径约 1.7 mm,输精管走行区未见明显结节,于阴囊根部皮下精索部见回声偏高区,右侧长度约 20 mm,左侧约 17 mm,其内管腔显示不清,远段输精管可见(图 11 - 2 - 37)。

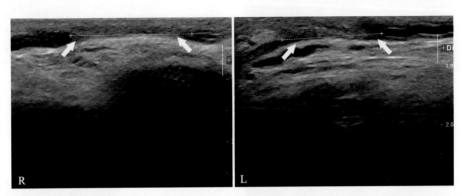

图 11 - 2 - 37　双侧输精管走行区阴囊根部皮下精索部偏高回声区(箭头所示),其内管腔显示不清

● 双侧睾丸鞘膜腔内未见明显游离无回声区。

● 平卧位:左侧精索静脉内径 2.3 mm,Valsalva 试验有反流,时间 4 s。右侧精索静脉内径 1.5 mm,Valsalva 试验无反流。

【超声提示】　①双侧附睾细网状改变;②双侧输精管阴囊段扩张,阴囊根部皮下精索部偏高回声区(考虑结扎后改变);③左侧精索静脉曲张;④双侧睾丸未见明显异常;⑤右侧精索静脉未见异常;⑥双侧睾丸鞘膜腔内未见积液。

【临床诊断】　梗阻性无精子症(输精管结扎后梗阻)。

【诊断分析】

● 以避孕为目的的输精管结扎术是导致输精管梗阻的常见原因。有 2%～6% 接受输精管结扎术的男性因各种原因需恢复生育能力而要求输精管再通。结扎的输精管一般位于输精管皮下精索部,结扎处输精管管壁回声增高,管腔模糊,部分病例输精管结扎处未形成明显结节。结扎处近端由于淤滞可见输精管和(或)附睾管的扩张。

● 超声检查为临床医生提供了输精管结扎处的特征、近端输精管及附睾的情况,尤其重要的是可观察远端输精管是否可见及与近端输精管的分离距离,这为临床判断是否能成功进行吻合提供了重要的影像资料。本病例中输精管结扎处未形成明显结节,而是输精管走行区有长约 20 mm 的离断,远端输精管可见且距离不远,预测可以进行输精管吻合术。

【术中所见】

(1)患者行输精管吻合术。患者全麻,仰卧位,右侧腹股沟阴茎根部水平见手术瘢痕,右侧腹股沟区切口,逐层切开,显示右侧附睾体尾部较饱满(图 11 - 2 - 38A),输精管可见,见结扎线(图 11 - 2 - 39R1),分离两个断端(图 11 - 2 - 39R2),近睾丸侧输精管液见精子及精子碎片,精子浓度约 100×10^6/ml,无活动精子,无正常形态,远端管腔通畅,遂进行端端吻合(图 11 - 2 - 39R3)。

(2)左侧腹股沟区近阴茎根部水平见手术瘢痕,左侧腹股沟区切口,逐层切开,显示左侧附睾体尾部较饱满(图 11 - 2 - 38B),输精管可见,分离两个断端(图 11 - 2 - 39L1),近睾丸侧输精管液见精子及精子碎片,精子约 $(3～4) \times 10^6$/ml,无活动无正常形态精子,远端管腔通畅,遂进行端端吻合(图 11 - 2 - 39L2、L3)。

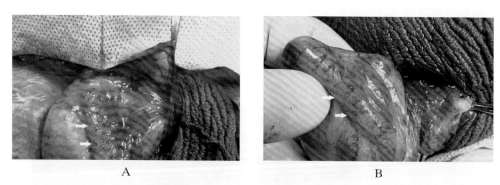

图 11-2-38　双侧附睾术中所见

A.右侧附睾体尾部较饱满(箭头所示);B.左侧附睾体尾部饱满,尾部明显(箭头所示)

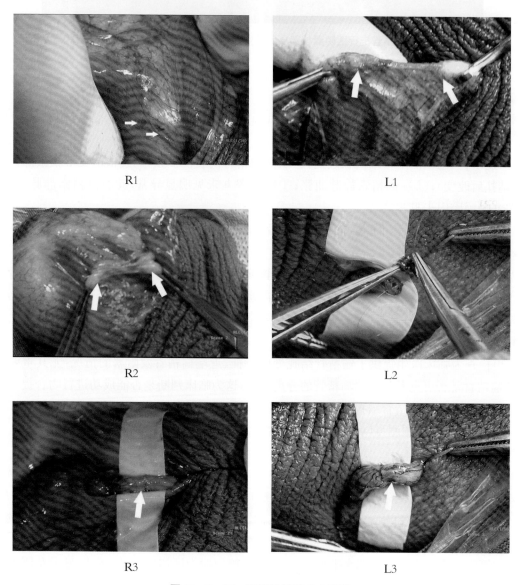

图 11-2-39　双侧输精管术中图像

R1.右侧输精管原结扎手术线;R2.离断处输精管远端和近端,无明显结节;R3.示输精管近端和远端吻合;L1.左侧原离断处输精管远端和近端;L2.输精管两端进行全层吻合;L3.左侧输精管端端吻合完成

【对照分析】　此病例术前超声声像图与术中所见吻合,包括附睾的细网状改变,输精管的离断改变以及结扎处近端和远端输精管的距离和扩张情况。

病例七　附睾及输精管异常扩张

【病史】　男,32岁,结婚8年未避孕未育,曾睾丸细针穿刺获取精子3次,试管2次,妊娠未成功,现拟尝试自然受孕,要求进行输精管道再通手术。

【专科检查】　双侧睾丸触诊体积正常,双侧附睾及输精管可触及,触诊较饱满。

【实验室检查】　见表11-2-7。

表11-2-7　实验室检查指标

项　目	检测值	正常参考值
精液量(ml)	2.0	≥1.4
pH值	7.5	≥7.2
精子浓度(10^6/ml)	0 ↓	≥16
果糖密度(mmol/L)	1.57 ↓	9.11~17.67
抑制素 B(pg/ml)	132.57	94~327
FSH(mIU/ml)	4.12	1.3~11.8
LH(mIU/ml)	7.02	1.8~8.4
T(ng/ml)	7.38	2.6~7.4
PRL(mIU/ml)	293.1	86~392
E_2(pg/ml)	50.2	0~56
染色体核型	46,XY	46,XY
Y染色体	无微缺失	无微缺失

【声像图表现】

● 右侧睾丸大小 43 mm×27 mm×22 mm,体积 18.1 ml,左侧睾丸大小 43 mm×25 mm×23 mm,体积 17.6 ml,双侧睾丸形态大小正常,回声分布均匀,彩色血流分布正常(图11-2-40、图11-2-41)。

● 右侧附睾头厚 10 mm,尾厚 5 mm,右侧附睾头区见多发强回声斑,最大直径约 1.0 mm,聚集成堆,范围约 26.6 mm×9.8 mm,内未测及血流信号。右侧附睾头见囊性结节,内透声差,范围约 8 mm×7 mm,血流信号不明显。附睾体尾部正常(图11-2-42)。

● 右侧输精管距附睾尾部约 13 mm 处内径不均匀扩张,范围 1.5~6.5 mm,内见等回声物,透声差,输精管管壁增厚,厚约 1.8 mm(图11-2-43,**动态图11-2-5**)。

● 左侧附睾头厚 14 mm,尾厚 5 mm,附睾头回声杂乱,见多发强回声斑,最大直径约 1.0 mm,聚集成堆,范围约 7.5 mm×4.7 mm,另见低回声区,范围 12 mm×6 mm,无回声区,范围约 13 mm×6 mm。附睾体部未见明显异常,附睾尾部见多发点状强回声,直径约 1.5 mm(图11-2-44)。

● 左侧输精管阴囊段不均匀扩张,内径 1.8~3 mm,管壁增厚,厚约 1.8 mm。输精管腹股沟管水平可见,无明显扩张(图11-2-45,**动态图11-2-6**)。

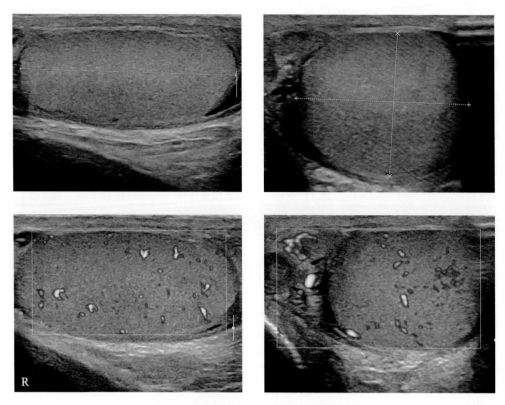

图 11 - 2 - 40　右侧睾丸体积正常,CDFI 示血流分布正常

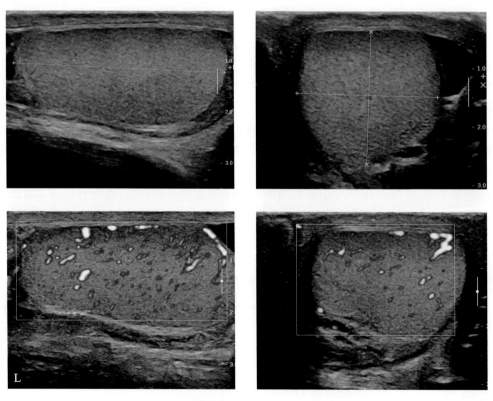

图 11 - 2 - 41　左侧睾丸体积正常,CDFI 示血流分布正常

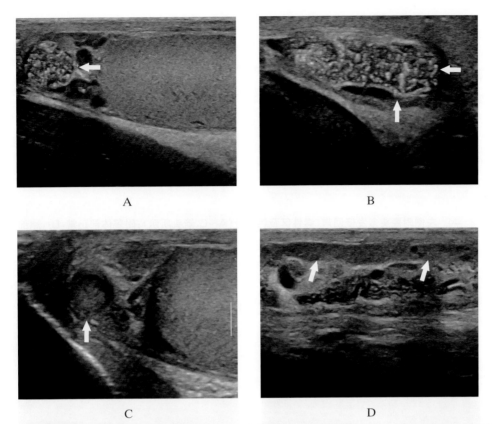

图 11－2－42　右侧附睾头多发钙化灶，聚集成堆（A、B）；附睾头囊性结构，内透声差（C）；附睾体尾部未见明显异常（D）

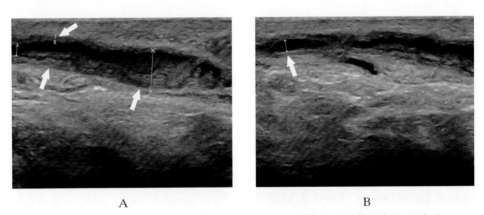

图 11－2－43　右侧输精管阴囊段管壁增厚，不均匀扩张，内见等回声物，透声差

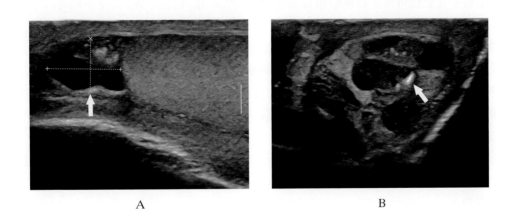

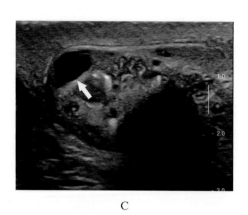
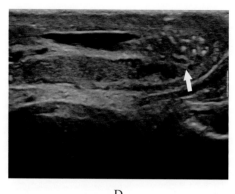

C   D

图 11-2-44　左侧附睾头多发低回声、囊性区及钙化灶(A~C,箭头所示);附睾体部正常(D),尾部钙化灶
(D,箭头所示)

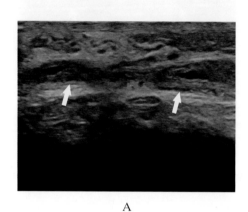
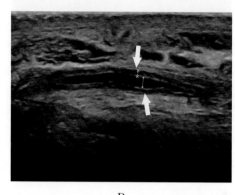

A   B

图 11-2-45　左侧输精管阴囊段管壁增厚,不均匀扩张

● 双侧睾丸鞘膜腔内未见明显游离无回声区。

● 平卧位:左侧精索静脉内径 1.5 mm,Valsalva 试验无反流。右侧精索静脉内径 1.5 mm,
Valsalva 试验无反流。

TRUS:

● 前列腺大小 47 mm×35 mm×40 mm,包膜完整,内外腺分界清,内外腺回声分布均匀,CDFI 显
示血流信号正常。射精管见无回声区,范围约 6 mm×4 mm,呈泪滴状,内透声尚好。

● 右侧精囊大小约 43 mm×23 mm,左侧精囊大小约 47 mm×17 mm。双侧精囊形态增大,内部回
声均匀。

● 左侧输精管盆腔段可见。右侧输精管盆腔段不均匀扩张,内透声差,管壁不均匀增厚(图 11-2-
46,动态图 11-2-7)。

【超声提示】 ①右侧附睾头多发钙化灶,聚集成堆,右侧附睾头囊性结节,内透声差;②左侧附睾
头低回声及囊性区,附睾头尾部多发钙化灶;③双侧输精管阴囊段管壁增厚,不均匀扩张;④双侧睾丸、
双侧精索静脉未见明显异常;⑤双侧睾丸鞘膜腔内目前未见明显积液;⑥TRUS:前列腺形态饱满,双侧
精囊形态增大,射精管囊肿,双侧输精管可见,右侧输精管盆腔段不均匀扩张。

【临床诊断】 梗阻性无精子症。

【诊断分析】 该病例比较罕见,患者因无精子症就诊,睾丸穿刺有精子,超声表现为梗阻性无精子
症,但声像图较为复杂,表现为附睾头的异常饱满,杂乱回声及多发的钙化,输精管的明显扩张,非常规
炎症性梗阻表现。

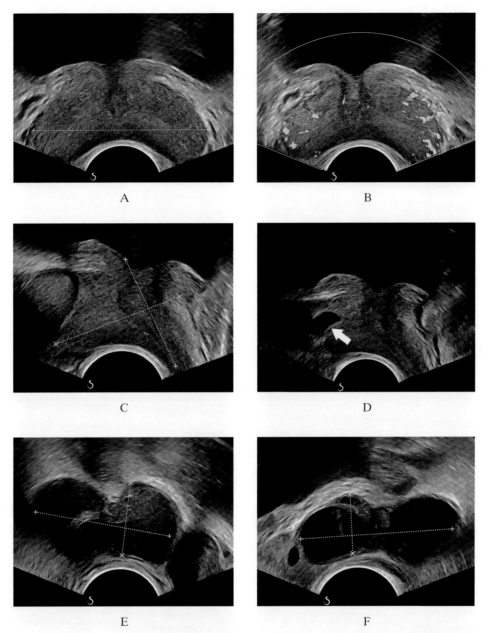

图 11 - 2 - 46 经直肠超声示前列腺形态饱满,CDFI 示血供正常(A~C),射精管囊肿(D),双侧精囊形态增大(E、F)

【术中所见】

(1)患者超声检查后,外院行精囊镜射精管囊肿切除,精液分析 pH 值 7.5,仍未见精子,现行精道探查术。

(2)手术选择全麻,患者取仰卧位,留置双腔导尿管,于阴囊做 3~4 cm 纵形切口切开右侧阴囊,逐层切开肉膜及睾丸鞘膜。见睾丸正常,附睾附睾头明显膨大,体尾部无明显扩张(图 11 - 2 - 47A),附睾头见条状黄色扩张附睾管(图 11 - 2 - 47B),挑开外膜,见输出小管外径约 2 mm(图 11 - 2 - 47C),附睾液呈黄色"豆腐渣"状(图 11 - 2 - 47D),镜检偶见完整精子,大量精子碎片、炎性细胞及结晶物质(图 11 - 2 - 49),附睾尾部附睾液镜检未见精子。

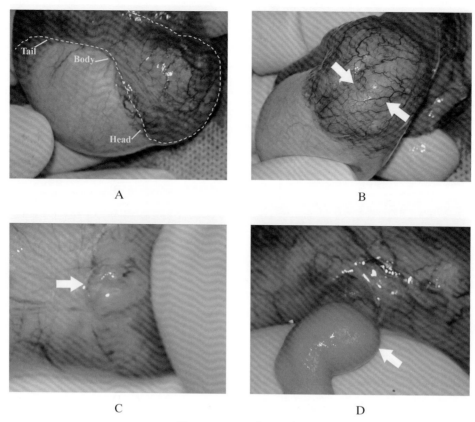

图 11 - 2 - 47　右侧附睾

A.附睾整体图,附睾头饱满膨大,体尾部尚正常;B.附睾头见条状黄色扩张附睾管;C.挑开附睾头外膜,见附睾管外径约 2 mm;D.附睾液呈黄色"豆腐渣"状

（3）输精管外径异常扩张,约 9 mm(图 11 - 2 - 48A、B),部分离断输精管,管壁异常脆弱,无韧性(图 11 - 2 - 48C),美兰实验输精管远端通畅(图 11 - 2 - 48D),但由于附睾梗阻位置在附睾头,输精管管径扩张明显且管壁脆弱,无法吻合。

（4）左侧触诊情况同右侧,未探查。

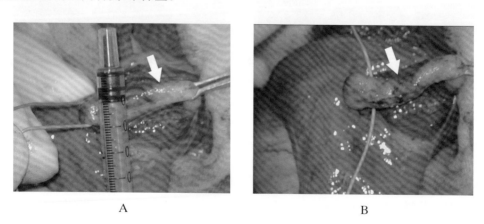

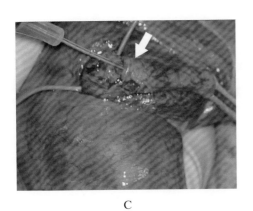
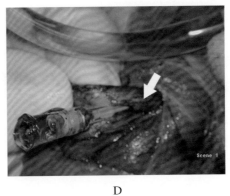

C

D

图 11 - 2 - 48　**右侧输精管**

A、B.输精管外径增宽;C.输精管部分离断,管壁脆弱无韧性;D 输精管远端通畅

【对照分析】　术前超声显示右侧附睾头的大量聚集成堆的钙化,术中显示为"豆腐渣"样的黄色附睾液,镜下为大量的精子碎片、吞噬细胞及结晶,超声声像图上输精管阴囊段的异常扩张也在术中得到了证实。

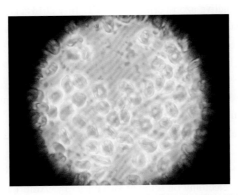

图 11 - 2 - 49　**右侧附睾液镜检见大量折光性高的结晶物质**

(许丽,王鸿祥,杨文琪)

参 考 文 献

［1］ Abdel Raheem A，Garaffa G，Rushwan N，et al. Testicular histopathology as a predictor of a positive sperm retrieval in men with non-obstructive azoospermia ［J］. BJU Int，2013，111(3)：492 - 499.

［2］ Abraham S，Anariba DEI，Dua K，et al. A case of testicular tuberculosis mimicking malignancy in a healthy young man ［J］. Ther Adv Infectious Dis，2016，3(3 - 4)：110 - 113.

［3］ Agarwal S，Agarwal A，Joon P，et al. Fetal adrenal gland biometry and cervical elastography as predictors of preterm birth：A comparative study ［J］. Ultrasound，2018，26(1)：54 - 62.

［4］ Agrawal V，Jha AK，Dahiya D. Clinical，radiological，cytological，and microbiological assessment of painful extratesticular lesions ［J］. Urol Ann，2018，10(2)：181 - 184.

［5］ Ahlberg NE，Bartley O，Chidekel N. Right and left gonadal veins. An anatomical and statistical study ［J］. Acta Radiol，1966，4(6)：593 - 601.

［6］ Al-Adl AM，El-Karamany T，Issa H，et al. The influence of antisperm antibodies，intratesticular haemodynamics and the surgical approach to varicocelectomy on seminal variables ［J］. Arab J Urol，2014，12(4)：309 - 317.

［7］ Al-Ali BM，Marszalek M，Shamloul R，et al. Clinical parameters and semen analysis in 716 Austrian patients with varicocele ［J］. Urology，2010，75(5)：1069 - 1073.

［8］ Alves L，Lopes S，Cosme C，et al. Intracavernosal injection (ICI) therapy-Efficacy，side effects and dropouts：experience of a single institution ［J］. J Sex Med，2018，15(7)： S403 - S404.

［9］ Artyukhin AA. Anatomy and microanatomy of the venous system of scrotal organs and spermatic cord ［J］. Bull Exp Biol Med，2007，143(1)：99 - 104.

［10］ Avellino GJ，Lipshultz LI，Sigman M，et al. Transurethral resection of the ejaculatory ducts：etiology of obstruction and surgical treatment options ［J］. Fertil Steril，2019，111(3)：427 - 443.

［11］ Aversa A，Proietti M，Bruzziches R，et al. The penile vasculature in systemic sclerosis：A duplex ultrasound study ［J］. J Sex Med，2006，3(3)：554 - 558.

［12］ Başekim CC，Kizilkaya E，Pekkafali Z，et al. Mumps epididymo-orchitis：sonography and color Doppler sonographic findings ［J］. Abdom Imaging，2000，25(3)：322 - 325.

［13］ Belenky A，Avrech OM，Bachar GN，et al. Ultrasound-guided testicular sperm aspiration in azoospermic patients：a new sperm retrieval method for intracytoplasmic sperm injection ［J］. J Clin Ultrasound，2001，29(6)：339 - 343.

［14］ Bergere M，Wainer R，Nataf V，et al. Biopsied testis cells of four 47，XXY patients：fluorescence in-situ hybridization and ICSI restults ［J］. Hum Reprod，2002，17：32 - 37.

［15］ Bertolotto M，Neumaier CE. Penile sonography ［J］. Eur Radiol，1999，9(suppl 3)：407 - 412.

［16］ Bertolotto M. Color Doppler US of the Penis ［M］. Springer，2008.

［17］ Bieth E，Hamdi SM，Mieusset R. Genetics of the congenital absence of the vas deferens ［J］. Hum Genet，2021，140(1)：59 - 76.

[18] Björndahl L. WHO Laboratory Manual for the Examination and Processing of Human Semen[M]. 6th ed. Geneva: World Health Organization, 2021.

[19] Blank MAB, Antaki JF. Breast lesion elastography region of interest selection and quantitative heterogeneity: a systematic review and meta-analysis [J]. Ultrasound Med Biol, 2017,43(2):387 - 397.

[20] Bojesen A, Gravholt CH. Klinefelter syndrome in clinical practice [J]. Nat Clin Pract Urol, 2007,4(4):192 - 204.

[21] Bozhedomov VA, Lipatova NA, Rokhlikov IM, et al. Male fertility and varicocele: role of immune factors [J]. Andrology, 2014,2(1):51 - 58.

[22] Brandell RA, Mielnik A, Liotta D, et al. AZFb deletions predict the absence of spermatozoa with testicular sperm extraction: preliminary report of a prognostic genetic test [J]. Hum Reprod, 1998,13(10):2812 - 2815.

[23] Brauner R, Neve M, Allali S, et al. Clinical, biological and genetic analysis of anorchia in 26 boys [J]. PLoS One, 2011,6(8): e23292.

[24] Burnett AL, Nehra A, Breau RH, et al. Erectile dysfunction: AUA guideline [J]. J Urol, 2018,200(3):633 - 641.

[25] Buvat J. Hyperprolactinemia and sexual function in men: a short review [J]. Int J Impot Res, 2003,15(5):373 - 377.

[26] Cai H, Qing X, Niringiyumukiza JD, et al. CFTR variants and renal abnormalities in males with congenital unilateral absence of the vas deferens (CUAVD): a systematic review and meta-analysis of observational studies [J]. Genet Med, 2019,21(4):826 - 836.

[27] Camoglio FS, Zampierl N. Varicocele treatment in paediatric age: relationship between type of vein reflux, surgical technique used and outcomes [J]. Andrologia, 2016,48(4):389 - 392.

[28] Cavallini G, Beretta G. 男性不育症的临床管理[M]. 陈向锋, 刘凯峰, 彭靖, 等译. 上海: 上海科学技术出版社, 2017.

[29] Centola GM, Blanchard A, Demick J, et al. Decline in sperm count and motility in young adult men from 2003 to 2013: observations from a U.S. sperm bank [J]. Andrology, 2016,4(2):270 - 276.

[30] Chang N, Zhang X, Wan W, et al. The preciseness in diagnosing thyroid malignant nodules using shear-wave elastography [J]. Med Sci Monit, 2018,24:671 - 677.

[31] Chen L, Xu L, Wang J, et al. Diagnostic accuracy of different criteria of pharmaco-penile duplex sonography for venous erectile dysfunction [J]. J Ultrasound Med, 2019,38(10):2739 - 2748.

[32] Chen SS, Huang WJ. Differences in biochemical markers and body mass index between patients with and without varicocele [J]. J Chin Med Assoc, 2010,73(4):194 - 198.

[33] Cho CL, Esteves SC, Agarwal A. Novel insights into the pathophysiology of varicocele and its association with reactive oxygen species and sperm DNA fragmentation [J]. Asian J Androl, 2016,18(2):186 - 193.

[34] Christodoulidou M, Parnham A, Nigam R. Diagnosis and management of symptomatic seminal vesicle calculi [J]. Scand J Urol, 2017,51(4):237 - 244.

[35] Cil AS, Bozkurt M, Kara Bozkurt D, et al. Investigating the relationship between persistent reflux flow on the first postoperative day and recurrent varicocele in varicocelectomy patients [J]. J Clin Med Res, 2015,7(1):29 - 32.

[36] Collins JA, Burrows EA, Yeo J, et al. Frequency and predictive value of antisperm antibodies among infertile couples [J]. Hum Reprod, 1993,8(4):592 - 598.

[37] Cui A, Xu L, Mu J, et al. The role of shear wave elastography on evaluation of the rigidity changes of corpus cavernosum penis in venogenic erectile dysfunction [J]. Eur J Radiol, 2018,103:1 - 5.

[38] Dagur G, Warren K, Suh Y, et al. Detecting diseases of neglected seminal vesicles using imaging modalities: A review of current literature [J]. Int J Reprod Biomed, 2016,14(5):293 - 302.

[39] D'Andrea S, Barbonetti A, Castellini C, et al. Left spermatic vein reflux after varicocele repair predicts pregnancies and live births in subfertile couples [J]. J Endocrinol Invest, 2019,42(10):1215 - 1221.

[40] Das A, Batabyal S, Bhattacharjee S, et al. A rare case of isolated testicular tuberculosis and review of literature [J]. J Family Med Prim Care, 2016,5(2):468 - 470.

[41] de Souza DAS, Faucz FR, Pereira-Ferrari L, et al. Congenital bilateral absence of the vas deferens as an atypical form of cystic fibrosis: reproductive implications and genetic counseling [J]. Andrology, 2018,6(1):

127 - 135.

[42] Dell'Atti L, Galosi AB. Sonographic patterns of Peyronie's disease in patients with absence of palpable plaques [J]. Int Braz J Urol, 2018,44(2):362 - 369.

[43] Deruyver Y, Vanderschueren D, Van der Aa F. Outcome of microdissection TESE compared with conventional TESE in non-obstructive azoospermia: a systematic review [J]. Andrology, 2014,2(1):20 - 24.

[44] Devine CJ Jr, Angermeier KW. Anatomy of the penis and male perineum [J]. AUA Update Series, 1994,13: 10 - 23.

[45] Dizeux A, Payen T, Le Guillou-Buffello D, et al. In vivo multiparametric ultrasound imaging of structural and functional tumor modifications during therapy [J]. Ultrasound Med Biol, 2017,43(9):2000 - 2012.

[46] Dode C, Hardelin JP. Kallmann syndrome [J]. Eur J Hum Genet, 2009,17(2):139 - 146.

[47] Donoso P, Tournaye H, Devroey P. Which is the best sperm retrieval technique for non-obstructive azoospermia? A systematic review [J]. Hum Reprod Update, 2007,13(6):539 - 549.

[48] Du J, Li FH, Guo YF, et al. Differential diagnosis of azoospermia and etiologic classification of obstructive azoospermia: role of scrotal and transrectal US [J]. Radiology, 2010,256(2):493 - 503.

[49] Durmaz MS, Sivri M. Comparison of superb micro-vascular imaging (SMI) and conventional Doppler imaging techniques for evaluating testicular blood flow [J]. J Medical Ultrason, 2018,45(3):443 - 452.

[50] Eytan O, Har-Toov J, Fait G, et al. Vascularity index distribution within the testis: a technique for guiding testicular sperm extraction [J]. Ultrasound Med Biol, 2001,27(9):1171 - 1176.

[51] Fainberg J, Kashanian JA. Recent advances in understanding and managing male infertility [J]. F1000Res, 2019,8: F1000 Faculty Rev - 670.

[52] Fan Y, Silber SJ. Y Chromosome Infertility. 2002 Oct 31 [updated 2019 Aug 1]. In: Adam MP, Ardinger HH, Pagon RA, et al. GeneReviews® [Internet]. Seattle (WA): University of Washington, Seattle; 1993 - 2021.

[53] Feng JC, Li J, Wu XW, et al. Diagnostic accuracy of supersonic shear imaging for staging of liver fibrosis: a meta-analysis [J]. J Ultrasound Med, 2016,35(2):329 - 339.

[54] Ferlin A, Raicu F, Gatta V, et al. Male infertility: role of genetic background [J]. Reprod Biomed Online, 2007,14(6):734 - 745.

[55] Fernandes MAV, de Souza LRMF, Cartafina LP. Ultrasound evaluation of the penis [J]. Radiol Bras, 2018,51 (4):257 - 261.

[56] Flannigan R, Schlegel PN. Genetic diagnostics of male infertility in clinical practice [J]. Best Pract Res Clin Obstet Gynaecol, 2017,44:26 - 37.

[57] Foresta C, Bettella A, Garolla A, et al. Treatment of male idiopathic infertility with recombinant human follicle-stimulating hormone: a prospective, controlled, randomized clinical study [J]. Fertil Steril, 2005,84 (3):654 - 661.

[58] Foresta C, Garolla A, Bettella A, et al. Doppler ultrasound of the testicular testis in azoospermic subjects as a parameter of testicular function [J]. Hum Reprod, 1998,13(11):3090 - 3093.

[59] Foresta C, Garolla A, Bettella A, et al. Doppler ultrasound of the testis in azoospermia subjects as a parameter of testicular function [J]. Hum Reprod, 1998,13(11):3090 - 3093.

[60] Francesco L, Mario M. Ultrasound of the male genital tract in relation to male reproductive health [J]. Hum Reprod Update, 2015,21(1):56 - 83.

[61] Gabriel M, Tomczak J, Snoch-Ziolkiewicz M, et al. Comparison of superb micro-vascular ultrasound imaging (SMI) and contrast-enhanced ultrasound (CEUS) for detection of endoleaks after endovascular aneurysm repair (EVAR)[J]. Am J Case Rep, 2016,17:43 - 46.

[62] Galosi AB, Montironi R, Fabiani A, et al. Cystic lesions of the prostate gland: an ultrasound classification with pathological correlation [J]. J Urol, 2009,181(2):647 - 657.

[63] Gokhale S, Kochhar K. Epididymal appearance in congenital absence of vas deferens [J]. J Ultrasound Med, 2020,40(6):1085 - 1090.

[64] Goldstein M, Schlegel PN.男性不育的医学干预:手术与临床诊疗[M].李铮,李石华,译.上海:上海科学技术文献出版社,2018.

[65] Goren MR, Erbay G, Ozer C, et al. Can we predict the outcome of varicocelectomy based on the duration of venous reflux [J]. Urology, 2016,88:81 - 86.

［66］ Goren MR，Kilinc F，Kayaselcuk F，et al. Effects of experimental left varicocele repair on hypoxia-inducible factor-1α and vascular endothelial growth factor expressions and angiogenesis in rat testis ［J］. Andrologia，2017，49(2).

［67］ Goulis I，Dalekos GN. Entecavir monotherapy for lamivudine-refractory chronic hepatitis B ［J］. Transplant Proc，2008，40(9)：3189－3190.

［68］ Hadziselimovic F，Hocht B，Herzog B，et al. Infertility in cryptorchidism is linked to the stage of germ cell development at orchidopexy ［J］. Horm Res，2007，68(1)：46－52.

［69］ Hallinan R，Byrne A，Agho K，et al. Hypogonadism in men receiving methadone and buprenorphine maintenance treatment ［J］. Int J Androl，2009，32(2)：131－139.

［70］ Hardelin JP，Dode C. The complex genetics of Kallmann syndrome：KAL 1，FGFR 1，FGF8，PROKR2，PROK2，et al ［J］. Sex Dev，2008，2：181－193.

［71］ Har-Toov J，Eytan O，Hauser R，et al. A new power Doppler ultrasound guiding technique for improved testicular sperm extraction ［J］. Fertil Steril，2004，81(2)：430－434.

［72］ Hassan A，El-Mogy S，Zalata K，et al. Bilateral testicular tuberculomas：a case detection ［J］. Andrologia，2009，41(2)：130－135.

［73］ Hauser R，Temple-Smith PD，Southwick GJ，et al. Fertility in cases of hypergonadotropic azoospermia ［J］. Fertil Steril，1995，63(3)：631－636.

［74］ Heidenreich A，Altmann P，Engelmann UH. Microsurgical vasovasostomy versus microsurgical epididymal sperm aspiration/testicular extraction of sperm combined with intracytoplasmic sperm injection. A cost-benefit analysis ［J］. Eur Urol，2000，37(5)：609－614.

［75］ Herwig R，Tosun K，Pinggera GM，et al. Tissue perfusion essential for spermatogenesis and outcome of testicular sperm extraction (TESE) for assisted reproduction ［J］. J Assist Reprod Genet，2004，21(5)：175－180.

［76］ Herwig R，Tosun K，Schuster A，et al. Tissue perfusion-controlled guided biopsies are essential for the outcome of testicular sperm extraction ［J］. Fertil Steril，2007，87(5)：1071－1076.

［77］ Heshmat S，Lo KC. Evaluation and treatment of ejaculatory duct obstruction in infertile men ［J］. Can J Urol，2006，13 Suppl 1：18－21.

［78］ Hsu GL，Brock G，Martínez-Piñeiro L，et al. Anatomy and strength of the tunica albuginea：its relevance to penile prosthesis extrusion ［J］. J Urol，1994，151(5)：1205－1208.

［79］ Hu JL，Chen HX，Chen HR，et al. Novel noninvasive quantification of penile corpus cavernosum lesions in hyperlipidemia-induced erectile dysfunction in rabbits by two-dimensional shear-wave elastography ［J］. Asian J Androl，2019，21(2)：143－149.

［80］ Hug F，Gregory A，Mehrmohammadi M，et al. Effect of calcifications on breast ultrasound shear wave elastography：an investigational study ［J］. PLoS One，2015，10(9)：e0137898.

［81］ II ALB. Evaluation and Management of Erectile Dysfunction ［M］// Wein AJ，Kavoussi LR，Partin AW，et al. Campbell-Walsh Urology. 11th ed. Philadelphia：Elsevier，2015：643－668.

［82］ Inci E，Turkay R，Nalbant MO，et al. The value of shear wave elastography in the quantification of corpus cavernosum penis rigidity and its alteration with age ［J］. Eur J Radiol，2017，89：106－110.

［83］ Jagodziński J，Zielonka TM，Peplińska K，et al. Tuberculosis of the urogenital tract in adults in a tertiary referral center ［J］. Adv Exp Med Biol，2018，1040：29－37.

［84］ Jarvi K，Lo K，Fischer A，et al. CUA Guideline：The workup of azoospermic males ［J］. Can Urol Assoc J，2010，4(3)：163－167.

［85］ Jiang T，Tian G，Zhao Q，et al. Diagnostic accuracy of 2D-shear wave elastography for liver fibrosis severity：a meta-analysis ［J］. PLoS One，2016，11(6)：e0157219.

［86］ Jow WW，Schlegel PN，Cichon Z，et al. Identification and localization of copper-zinc superoxide dismutase gene expression in rat testicular development ［J］. J Androl，1993，14(6)：439－447.

［87］ Jung A，Schuppe HC. Influence of genital heat stress on semen quality in humans ［J］. Andrologia，2007，39(6)：203－215.

［88］ Jung DC，Park SY，Lee JY. Penile Doppler ultrasonography revisited ［J］. Ultrasonography，2018，37(1)：16－24.

［89］ Jungwirth A，Diemer T，Dohle GR，et al. Guidelines on Male Infertility ［C］. European Association of

Urology，2013.

[90] Jungwirth A，Giwercman A，Tournaye H，et al. European Association of Urology guidelines on male infertility：the 2012 update [J]. Eur Urol，2012，62(2)：324 – 332.

[91] Jurewicz M，Gilbert BR. Imaging and angiography in male factor infertility [J]. Fertil Steril，2016，105(6)：1432 – 1442.

[92] Kadioglu A，Küçükdurmaz F，Sanli O. Current status of the surgical management of Peyronie's disease [J]. Nat Rev Urol，2011，8(2)：95 – 106.

[93] Kajal P，Rattan KN，Bhutani N，et al. Transverse testicular ectopia with scrotal hypospadias but without inguinal hernia-Case report of a rare association [J]. Int J Surg Case Rep，2017，31：167 – 169.

[94] Kalokairinou K，Konstantinidis C，Domazou M，et al. US imaging in Peyronie's disease [J]. J Clin Imaging Sci，2012，2：63.

[95] Kato H，Hayama M，Furuya S，et al. Anatomical and histological studies of so-called mullerian duct cyst [J]. Int J Urol，2005，12(5)：465 – 468.

[96] Kim YS，Kim SK，Cho IC，et al. Efficacy of scrotal Doppler ultrasonography with the Valsalva maneuver，standing position，and resting-Valsalva ratio for varicocele diagnosis [J]. Korean J Urol，2015，56(2)：144 – 149.

[97] Kocamanoglu F，Ayas B，Bolat MS，et al. Endocrine，sexual and reproductive functions in patients with Klinefelter Syndrome compared to non-obstructive azoospermic patients [J]. Int J Clin Pract，2021，75(8)：e14294.

[98] Krassas GE，Pontikides N，Deligianni V，et al. A prospective controlled study of the impact of hyperthyroidism on reproductive function in males [J]. J Clin Endocrinol Metab，2002，87(8)：3667 – 3671.

[99] Larsen WJ. Human Embryology [M]. New York：Churchill Livingstone，1997.

[100] Leaver RB. Male infertility：an overview of causes and treatment options [J]. Br J Nurs，2016，25(18)：S35 – S40.

[101] Lee JD，Lee MH. Increased expression of hypoxia-inducible factor-1α and vascular endothelial growth factor associated with glomerulation formation in patients with interstitial cystitis [J]. Urology，2011，78(4)：e11 – e15.

[102] Lee PA，Houk CP. Cryptorchidism [J]. Curr Opin Endocrinol Diabetes Obes，2013，20(3)：210 – 216.

[103] Lee YS，Kim MJ，Han SW，et al. Superb microvascular imaging for the detection of parenchymal perfusion in normal and undescended testes in young children [J]. Eur J Radiol，2016，85(3)：649 – 656.

[104] Lehtihet M，Arver S，Kalin B，et al. Left-sided grade 3 varicocele may affect the biological function of the epididymis [J]. Scand J Urol，2014，48(3)：284 – 289.

[105] Leigh MW，Pittman JE，Carson JL，et al. Clinical and genetic aspects of primary ciliary dyskinesia/Kartagener syndrome [J]. Genet Med，2009，11(7)：473 – 487.

[106] Levine LA，Dimitriou RJ，Fakouri. Testicular and epididymal percutaneous sperm aspiration in men with either obstructive or nonobstructive azoospermia [J]. Urology，2003，62(2)：328 – 332.

[107] Li C，Zhang C，Li J，et al. Diagnostic accuracy of real-time shear wave elastography for staging of liver fibrosis：a meta-analysis [J]. Med Sci Monit，2016，22：1349 – 1359.

[108] Li L，Liang C. Ultrasonography in diagnosis of congenital absence of the vas deferens [J]. Med Sci Monit，2016，26(22)：2643 – 2647.

[109] Li M，Du J，Wang Z，et al. The value of sonoelastography scores and the strain ratio in differential diagnosis of azoospermia [J]. J Urol，2012，188(5)：1861 – 1866.

[110] Lorenc T，Krupniewski L，Palczewski P，et al. The value of ultrasonography in the diagnosis of varicocele [J]. J Ultrason，2016，16(67)：359 – 370.

[111] Lotti F，Maggi M. Ultrasound of the male genital tract in relation to male reproductive health [J]. Hum Reprod Update，2015，21(1)：56 – 83.

[112] Luo J，Cao Y，Nian W，et al. Benefit of shear-wave elastography in the differential diagnosis of breast lesion：a diagnostic meta-analysis [J]. Med Ultrason，2018，1(1)：43 – 49.

[113] Ma X，Dong Y，Matzuk MM，et al. Targeted disruption of luteinizing hormone beta-subunit leads to hypogonadism，defects in gonadal steroidogenesis，and infertility [J]. Proc Natl Acad Sci U S A，2004，101

(49):17294－17299.

[114] Ma Y, Li G, Li J, et al. The diagnostic value of superb microvascular imaging (SMI) in detecting blood flow signals of breast lesions: a preliminary study comparing SMI to color Doppler flow imaging [J]. Medicine, 2015,94(36): e1502.

[115] Machado P, Segal S, Lyshchik A, et al. A novel microvascular flow technique: initial results in thyroids [J]. Ultrasound Q, 2016,32(1):67－74.

[116] Manohar T, Ganpule A, Desai M. Transrectal ultrasound and fluroscopic-assisted trasnsurethral incision of ejaculatory ducts: a problem-solving approach to nonmalignant hematospermia due to ejaculatory duct obstruction [J]. J Endourol, 2008,22(7):1531－1535.

[117] Martinez-Pineiro L, Julve E, Martinez-Pineiro JA. Topographical anatomy of the penile arteries [J]. Br J Urol, 1997,80(3):463－467.

[118] Masarani M, Wazait H, Dinneen M. Mumps orchitis [J]. J R Soc Med, 2006,99(11):573－575.

[119] McAdams CR, Del Gaizo AJ. The utility of scrotal ultrasonography in the emergent setting: beyond epididymitis versus torsion [J]. Emerg Radiol, 2018,25(4):341－348.

[120] McConaghy JR, Panchal B. Epididymitis: an overview [J]. Am Fam Physician, 2016,94(9):723－726.

[121] McLachlan RI. Basis, diagnosis and treatment of immunological infertility in men [J]. J Reprod Immunol, 2002,57(1－2):35－45.

[122] Michele B, Simon F, Jonathan R et al. Ultrasound evaluation of varicoceles: systematic literature review and rationale of the ESUR-SPIWG Guidelines and Recommendations [J]. J Ultrasound, 2020,23(4):487－507.

[123] Mirilas P, Mentessidou A. Microsurgical subinguinal varicocelectomy in children, adolescents, and adults: surgical anatomy and anatomically justified technique [J]. J Androl, 2012,33(3):338－349.

[124] Mittal PK, Little B, Harri PA, et al. Role of imaging in the evaluation of male infertility [J]. Radiographics, 2017,7(3):837－854.

[125] Miyamoto T, Minase G, Shin T, et al. Human male infertility and its genetic causes [J]. Reprod Med Biol, 2017,16(2):81－88.

[126] Modgil V, Rai S, Ralph DJ, et al. An update on the diagnosis and management of ejaculatory duct obstruction [J]. Nat Rev Urol, 2016,13(1):13－20.

[127] Montoya JM, Bernal A, Borrero C. Diagnostics in assisted human reproduction [J]. Reprod Biomed Online, 2002,5(2):198－210.

[128] Mulhall JP, Creech SD, Boorjian SA, et al. Subjective and objective analysis of the prevalence of Peyronie's disease in a population of men presenting for prostate cancer screening [J]. J Urol, 2004,171(6 Pt 1):2350－2353.

[129] Nahata L, Yu RN, Paltiel HJ, et al. Sperm retrieval in adolescents and young adults with Klinefelter syndrome: a prospective, pilot study [J]. J Pediatr, 2016,170:260－265. e1－2.

[130] Netto NR Jr, Esteves SC, Neves PA, et al. Transurethral resection of partially obstructed ejaculatory ducts: seminal parameters and pregnancy outcomes according to the etiology of obstruction [J]. J Urol, 1998,159(6):2048－2053.

[131] Ocal O, Karaosmanoglu AD, Karcaaltıncaba M, et al. Imaging findings of congenital anomalies of seminal vesicles [J]. Pol J Radiol, 2019,11(83):25－31.

[132] Ozturk A, Grajo JR, Dhyani M, et al. Principles of ultrasound elastography [J]. Abdom Radiol (NY), 2018, 43(4):773－785.

[133] Pansky B. Review of gross anatomy [M]. 6th ed. New York: McGraw-Hill, 1987.

[134] Pantke P, Diemer T, Marconi M, et al. Testicular sperm retrieval in azoospermic men [M]. Eur Urol Suppl, 2008,7(12):703－714.

[135] Park A Y, Son E J, Han K, et al. Shear wave elastography of thyroid nodules for the prediction of malignancy in a large scale study [J]. Eur J Radiol, 2015,84(3):407－412.

[136] Parsons RB, Fisher AM, Bar-Chama N, et al. MR imanging in male infertility [J]. Radiographics, 1997,17(3):627－637.

[137] Pastuszak AW, Wang R. Varicocele and testicular function [J]. Asian J Androl, 2015,17(4):659－667.

[138] Patil V, Shetty SM, Das SK. Redefining the criteria for grading varicoceles based on reflux times: a

clinicoradiological correlation [J]. Ultrasound Q，2016，32(1)：82-85.

[139] Pedersen MR，Moller H，Osther PJS，et al. Comparison of tissue stiffness using shear wave elastography in men with normal testicular tissue，testicular microlithiasis and testicular cancer [J]. Ultrasound Int Open，2017，3 (4)：E150-E155.

[140] Pedersen MR，Osther PJS，Rafaelsen SR. Ultrasound evaluation of testicular volume in patients with testicular microlithiasis [J]. Ultrasound Int Open，2018，4(3)：E99-E103.

[141] Perrotta I，Aquila S. Steroid receptors in human ejaculated sperm as molecular markers of the detrimental effects related to the pathophysiology of testicular varicocele [J]. Histol Histopathol，2016，31(8)：819-831.

[142] Philibert P，Zenaty D，Lin L，et al. Mutational analysis of steroidogenic factor 1（NR5a1）in 24 boys with bilateral anorchia：a French collaborative study [J]. Hum Reprod，2007，22(12)：3255-3261.

[143] Philip J，Selvan D，Desmond A. Mumps orchitis in the non-immune postpubertal male：a resurgent threat to male fertility [J]. BJU Int，2006，97(1)：138-141.

[144] Popken G，Wetterauer U，Schultze-Seemann W，et al. Transurethral resection of cystic and non-cystic ejaculatory duct obstructions [J]. Int J Andro，1998，21(4)：196-200.

[145] Practice Committee of the American Society for Reproductive Medicine in collaboration with the Society for Male Reproduction and Urology. The management of obstructive azoospermia：a committee opinion [J]. Fertil Steril，2019，111(5)：873-880.

[146] Practice Committee of the American Society for Reproductive Medicine. Electronic address：asrm@asrm.org. Management of nonobstructive azoospermia：a committee opinion [J]. Fertil Steril，2018，110(7)：1239-1245.

[147] Prando D. New sonographic aspects of peyronie disease [J]. J Ultrasound Med，2009，28(2)：217-232.

[148] Punwani VV，Wong JSY，Lai CYH，et al. Testicular ectopia：Why does it happen and what do we do [J]. J Pediatr Surg，2017，52(11)：1842-1847.

[149] Rafailidis V，Arvaniti M，Rafailidisand D，et al. Multiparametric ultrasound findings in a patient with polyorchidism [J]. Ultrasound，2017，25(3)：177-181.

[150] Ramasamy R，Ricci JA，Palermo GD，et al. Successful fertility treatment for Klinefelter's syndrome [J]. J Urol，2009，182(3)：1108-1113.

[151] Ramasamy R，Schlegel PN. Microdissection testicular sperm extraction：effect of prior biopsy on success of sperm retrieval [J]. J Urol，2007，177(4)：1447-1449.

[152] Rankin EB，Giaccia AJ. Hypoxic control of metastasis [J]. Science，2016，352(6282)：175-180.

[153] Riccabona M，Nelson TR，Pretorius DH. Three-dimensional ultrasound：accuracy of distance and volume measurements [J]. Ultrasound Obstet，1996，7(6)：429-434.

[154] Rocher L，Criton A，Gennisson JL，et al. Testicular shear wave elastography in normal and infertile men：a prospective study on 601 patients [J]. Ultrasound Med Biol，2017，43(4)：782-789.

[155] Rosen RC，Cappelleri JC，Gendrano N 3rd. The International Index of Erectile Function（IIEF）：a state-of-the-science review [J]. Int J Impot Res，2002，14(4)：226-244.

[156] Saĝlam HS，Önol FF，Avcı E，et al. Report of a boy with polyorchidism and a review of current knowledge regarding this unusual anomaly [J]. Turk J Urol，2013，39(2)：119-121.

[157] Saitz TR，Thomas AA. Unilateral segmental dysplasia of the vas deferens [J]. Can J Urol，2018，25(6)：9620-9622.

[158] Sandlow JI. 生殖显微外科医师实用手册[M]. 辛钟成，郭应禄，译. 北京：北京大学医学出版社，2015.

[159] Schaeffer AJ. Clinical practice. Chronic prostatitis and chronic pelvic pain syndrome [J]. N Engl J Med，2006，355(16)：1690-1698.

[160] Schiff JD，Palermo GD，Veeck LL，et al. Intracytoplasmic sperm injection in men with Klinefelter syndrome [J]. J Clin Endocrinal Metab，2005，90(11)：6263-6267.

[161] Schlegel PN. Causes of azoospermia and their management [J]. Reprod Fertil Dev，2004，16(5)：561-572.

[162] Schlegel PN. Nonobstructive azoospermia：a revolutionary surgical approach and results [J]. Semin Reprod Med，2009，27(2)：165-170.

[163] Schlegel PN. Testicular sperm extraction：microdissection improves sperm yield with minimal tissue excision [J]. Hum Reprod，1999，14(1)：131-135.

[164] Schwartz AN，Lowe M，Berger RE，et al. Assessment of normal and abnormal erectile function：color Doppler

flow sonography versus conventional techniques [J]. Radiology, 1991,180(1):105-109.

[165] Semenza GL. Oxygen sensing, hypoxia-inducible factors, and disease pathophysiology [J]. Annu Rev Pathol, 2014,9:47-71.

[166] Shin HJ, Yoon H, Lee YS, et al. Normal changes and ranges of pediatric testicular volume and shear wave elasticity [J]. Ultrasound Med Biol, 2019,45(7):1638-1643.

[167] Shiraishi K, Takihara H, Naito K. Testicular volume, scrotal temperature, and oxidative stress in fertile men with left varicocele [J]. Fertil Steril, 2009,91(4 Suppl):1388-1391.

[168] Signori GB, Martino F, Monticelli L, et al. Secondary varicocele as a clinical manifestation of primitive retroperitoneal tumor [J]. Minerva Urol Nefrol, 1998,50(4):267-269.

[169] Sihag P, Tandon A, Pal R, et al. Sonography in male infertility: a look beyond the obvious [J]. J Ultrasound, 2018,21(3):265-276.

[170] Sikka SC, Hellstrom WJ, Brock G, et al. Standardization of vascular assessment of erectile dysfunction: standard operating procedures for duplex ultrasound [J]. J Sex Med, 2013,10(1):120-129.

[171] Sikka SC, Wang R. Endocrine disruptors and estrogenic effects on male reproductive axis [J]. Asian J Androl, 2008,10(1):134-145.

[172] Silber SJ, Grotjan HE. Microscopic vasectomy reversal 30 years later: a summary of 4010 cases by the same surgeon [J]. J Androl, 2004,25(6):845-859.

[173] Simon F, Michele B, Jonathan R et al. Ultrasound evaluation of varicoceles: guidelines and recommendations of the European Society of Urogenital Radiology Scrotal and Penile Imaging Working Group (ESUR-SPIWG) for detection, classification, and grading [J]. Eur Radiol, 2020,30(1):11-25.

[174] Singh S, Loomba R. Role of two-dimensional shear wave elastography in the assessment of chronic liver diseases [J]. Hepatology, 2018,67(1):13-15.

[175] Somers KD, Dawson DM. Fibrin deposition in Peyronie's disease plaque [J]. J Urol, 1997,157(1):311-315.

[176] Souza CA, Cunha-Filho JS, Fagundes P, et al. Sperm recovery prediction in azoospermic patients using Doppler ultrasonography [J]. Int Urol Nephrol, 2005,37(3):535-540.

[177] Spaggiari G, Granata ARM, Santi D. Testicular ultrasound inhomogeneity is an informative parameter for fertility evaluation [J]. Asian J Androl, 2020,22(3):302-308.

[178] Steven WF, Scott JE, Elliot OL, et al. Color Doppler sonography in the evaluation of erectile dysfunction: Patterns of temporal response to papaverine [J]. AJR, 1991,157(2):331-336.

[179] Street EJ, Justice ED, Kopa Z, et al. The 2016 European guideline on the management of epididymo-orchitis [J]. Int J STD AIDS, 2017,28(8):744-749.

[180] Tamrakar SR, Bastakoti R. Determinants of infertility in couples [J]. J Nepal Health Res Counc, 2019,17(1): 85-89.

[181] Tang SX, Zhou HL, Ding YL. Effectiveness of transurethral seminal vesiculoscopy in the treatment of persistent hematospermia, and oligoasthenozoospermia and azoospermia from ejaculatory duct obstruction [J]. Zhonghua Yi Xue Za Zhi, 2016,96(36):2872-2875.

[182] Tatem AJ, Brannigan RE. The role of microsurgical varicocelectomy in treating male infertility [J]. Transl Androl Urol, 2017,6(4):722-729.

[183] Thurston L, Abbara A, Dhillo WS. Investigation and management of subfertility [J]. J Clin Pathol, 2019,72 (9):579-587.

[184] Trottmann M, Marcon J, D'Anastasi M, et al. Shear-wave elastography of the testis in the healthy man-determination of standard values [J]. Clin Hemorheol Microcirc, 2016,62(3):273-281.

[185] Trout AT, Chow J, McNamara ER, et al. Association between testicular microlithiasis and testicular neoplasia: large multicenter study in a pediatric population [J]. Radiology, 2017,285(2):576-583.

[186] Trsinar B, Muravec UR. Fertility potential after unilateral and bilateral orchidopexy for cryptorchidism [J]. World J Urol, 2009,27(4):513-519.

[187] Turkay R, Inci E, Yenice MG, et al. Shear wave elastography: Can it be a new radiologic approach for the diagnosis of erectile dysfunction [J]. Ultrasound, 2017,25(3):150-155.

[188] Türkvatan A, Kelahmet E, Yazgan C, et al. Sonographic findings in tuberculous epididymo-orchitis [J]. J Clin Ultrasound, 2004,32(6):302-305.

[189] Uğuz S，Güraġaç A，Demirer Z，et al. Bilateral polyorchidism with ipsilateral two undescended testes：a rare congenital anomaly [J]. Andrologia, 2017,49(4).

[190] Vivas-Acevedo G，Lozano-Hernandez R，Camejo MI. Varicocele decreases epididymal neutral alpha-glucosidase and is associated with alteration of nuclear DNA and plasma membrane in spermatozoa [J]. BJU Int, 2014,113(4):642 - 649.

[191] Volokhina YV，Oyoyo UE，Miller JH. Ultrasound demonstration of testicular microlithiasis in pediatric patients：is there an association with testicular germ cell tumors [J]. Pediatr Radiol, 2014,44(1):50 - 55.

[192] Vorona E，Zitzmann M，Gromoll J，et al. Clinical，endocrinological，and epigenetic features of the 46，XX male syndrome，compared with 47，XXY Klinefelter patients [J]. J Clin Endocrinol Metab, 2007,92(9):3458 - 3465.

[193] Wagenlehner FME，Diemer T，Naber KG，et al. Chronic bacterial prostatitis (NIH type II)：diagnosis，therapy and influence on the fertility status [J]. Andrologia, 2008,40(2):100 - 104.

[194] Walsh T，Turek P. Immunologic infertility//Lipshultz LI，Howards SS，Niederberger CS. Infertility in the male [M]. 4th ed. New York：Cambridge University, 2009.

[195] Wein AJ，Kavoussi LR，Novick AC，et al.坎贝尔-沃尔什泌尿外科学[M].9 版.郭应禄，周利群，译.北京：北京大学医学出版社,2009.

[196] Wein AJ，Kavoussi LR，Partin AW，et al. Campbell-Walsh Urology [M]. 11th ed. Philadelphia：Elsevier, 2015.

[197] Wespes E. Erectile dysfunction in the ageing man [J]. Curr Opin Urol, 2000,10(6):625 - 628.

[198] Wespes E. Smooth muscle pathology and erectile dysfunction [J]. Int J Impot Res, 2002, 14 (Suppl 1):S17 - 21.

[199] Wosnitzer MS，Goldstein M. Obstructive azoospermia [J]. Urol Clin North Am, 2014,41(1):83 - 95.

[200] Wu L，Yen HH，Soon MS. Spoke-wheel sign of focal nodular hyperplasia revealed by superb micro-vascular ultrasound imaging [J]. QJM, 2015,108(8):669 - 670.

[201] Xu YF，Jiang HY，Hu HY，et al. High-frequency ultrasonography for diagnosis and differential diagnosis of acute scrotum in children [J]. Zhonghua Nan Ke Xue, 2016,22(11):996 - 1000.

[202] Yamaguchi M，Sakatoku J，Takihara H. The application of intrascrotal deep body temperature measurement for the noninvasive diagnosis of varicoceles [J]. Fertil Steril, 1989,52(2):295 - 301.

[203] Yavuz A，Yokus A，Taken K，et al. Reliability of testicular stiffness quantification using shear wave elastography in predicting male fertility：a preliminary prospective study [J]. Med Ultrason, 2018,20(2):141 - 147.

[204] Yuan P，Liang ZK，Liang H，et al. Expanding the phenotypic and genetic spectrum of Chinese patients with congenital absence of vas deferens bearing CFTR and ADGRG2 alleles [J]. Andrology, 2019,7(3):329 - 340.

[205] Yuan S，Magarik M，Lex AM，et al. Clinical applications of sonoelastography [J]. Expert Rev Med Devices, 2016,13(12):1107 - 1117.

[206] Zafer O，Fatma A，Nihat U，et al. Magnetic resonance imaging and clinical findings in seminal vesicle pathologies [J]. Int Braz J Urol, 2017,44(1):86 - 94.

[207] Zargooshi J. Trauma as the cause of Peyronie's disease：penile fracture as a model of trauma [J]. J Urol, 2004,172(1):186 - 188.

[208] Zegers-Hochschild F，Adamson GD，Dyer S，et al. The international glossary on infertiliy and fertility care，2017[J]. Fertl Steril, 2017,108(3):393 - 406.

[209] Zhan J，Diao XH，Jin JM，et al. Superb microvascular imaging-a new vascular detecting ultrasonographic technique for avascular breast masses：a preliminary study [J]. Eur J Radiol, 2016,85(5):915 - 921.

[210] Zhang K，Wang Z，Wang H，et al. Hypoxia-induced apoptosis and mechanism of epididymal dysfunction in rats with left-side varicocele [J]. Andrologia, 2016,48(3):318 - 324.

[211] Zhang S，Du J，Tian R，et al. Assessment of the use of contrast enhanced ultrasound in guiding microdissection testicular sperm extraction in nonobstructive azoospermia [J]. BMC Urol, 2018,18(1):48.

[212] Zhu C，Wang C. Diagnostic value of transrectal combined scrotal ultrasonography in acquired obstructive azoospermia [J]. Revista Internacional de Andrología, 2020，S1698 - 031X(20)30075 - 3.

[213] Zhu F，Luo Y，Bo H，et al. Trace the profile and function of circular RNAs in Sertoli cell only syndrome [J].

Genomics，2021,113(4):1845 - 1854.

[214] 柏通,孔令堃,陈闯,等.高频超声及腔内超声对正常输精管的检测[J].中国超声医学杂志,2017,33(9):823 - 825.

[215] 包明稳,徐晓红.超声诊断乳腺癌的现状及新技术应用[J].广东医学院学报,2009,27(2):204 - 205.

[216] 陈胜民,曹泽贵,周恒毅,等.700 例正常健康男子输精管测量[J].生殖与避孕,1988(1):47 - 52.

[217] 陈向锋,刘凯峰,彭靖,等.男性不育症的临床管理[M].上海:上海科学技术出版社,2017.

[218] 陈云斌.精索静脉曲张与雄性激素水平的相关性研究[D].南宁:广西医科大学,2013.

[219] 程汉波,郝磊,袁慧星,等.前列腺囊肿诊治分析[J].现代泌尿生殖肿瘤杂志,2018,10(1):36 - 38.

[220] 初洪钢,郭瑞强,孙彬,等.高频超声在诊断精索静脉曲张中的应用[J].中华超声影像学杂志,2005,14(3):215 - 217.

[221] 初洪钢,郭瑞强,孙彬,等.男性不育患者精索静脉曲张的超声诊断研究[J].中华男科,2005,11(7):514 - 519.

[222] 邓春华,商学军.精索静脉曲张诊断与治疗中国专家共识[J].中华男科杂志,2015,21(11):1035 - 1042.

[223] 邓玲玲,朱媛媛,王聪,等.经直肠超声对射精管病变的诊断价值[J].中国超声医学杂志,2019,35(12):1123 - 1126.

[224] 狄文,李铮,张君慧.生殖系统[M].上海:上海交通大学出版社,2013:14 - 49.

[225] 高健刚,朱磊一,侯四川,等.前列腺囊肿微创治疗的选择:附 7 例报告[J].临床泌尿外科杂志,2010,25(9):693 - 694,697.

[226] 高永涛,高恩江,于志勇,等.经尿道射精管口电切术治疗射精管梗阻性无精子症 23 例临床疗效分析[J].山西医药杂志,2014,43(23):2804 - 2806.

[227] 谷亚龙,张新东,金保方.睾丸微循环概述[J].中国男科学杂志,2015,29(2):61 - 64.

[228] 顾怡栋,邓学东,杨慎敏,等.不育男性前列腺中线囊肿经直肠超声检查及精液特点分析[J].中华医学超声杂志(电子版),2015,12(5):402 - 407.

[229] 郭万学.超声医学[M].6 版.北京:人民军医出版社,2011.

[230] 郭应禄,胡礼泉.男科学[M].北京:人民卫生出版社,2004.

[231] 洪宝发,李慎勤.泌尿外科疾病诊断和鉴别诊断[M].2 版.北京:人民卫生出版社,2001,86 - 98.

[232] 胡青.经直肠超声对精囊疾病的诊断价值分析[J].世界最新医学信息文摘(连续型电子期刊),2019,19(A1):228 - 231.

[233] 胡晓哲,梁冰冰,李海露,等.精囊腺炎患者临床症状汇总与诊疗分析[J].中国性科学,2019,28(12):15 - 18.

[234] 胡晓哲,梁冰冰,王瑞,等.精囊腺炎 202 例临床特征分析[J].河南外科学杂志,2019,25(6):26 - 28.

[235] 黄吉炜,夏磊,马源,等.经直肠超声实时监测下经尿道射精管切开术的临床疗效观察[J].中国男科学杂志,2010,24(9):47 - 49.

[236] 黄进,李文伦,张明荣,等.经直肠超声引导精囊穿刺注射药物冲洗治疗精囊炎的研究[J].中国超声医学杂志,2001,17(1):61 - 63.

[237] 黄翼然,夏术阶,陈斌,等.中华医学会男科疾病诊治指南系列:男性不育症诊疗指南[M].2013.

[238] 江涛,赖全图,李小青,等.经直肠彩色多普勒超声诊断精囊疾病 89 例分析[J].江西医药,2015,50(1):80 - 82.

[239] 蒋建武,祖雄兵,齐琳.前列腺囊肿 5 例临床分析[J].中国医学工程,2007,15(1):69 - 71.

[240] 金桦,赵瑰丽,李思慧,等.2005～2014 年不孕不育门诊男性人群精液质量的单中心研究[J].生殖医学杂志,2018,27(4):368 - 371.

[241] 老兆航,谢纯平,廖森成,等.经直肠彩色多普勒超声对精囊腺炎诊断的探讨[J].中国超声医学杂志,2015,31(9):857 - 859.

[242] 李宏军.芳香化酶抑制剂在男性不育治疗中的应用[J].生殖医学杂志,2015,24(7):597 - 600.

[243] 李宏军.男科学[M].3 版.北京:北京大学医学出版社,2013:35 - 36.

[244] 李敏,李凤华,杜晶,等.实时超声弹性成像定量参数分析在无精子症鉴别诊断中的初步应用[J].中华男科学杂志,2012,18(1):35 - 38.

[245] 李敏,李凤华,杜晶,等.实时超声弹性成像评估无精子症睾丸生精功能的初步研究[J].中国超声医学杂志,2012,28(2):163 - 166.

[246] 李惟宣,王益鑫.无精子症 263 例病因诊断分析[J].男性学杂志,1995,9(2):88 - 91.

[247] 李铮,平萍,刘继红,等.无精子症规范化诊疗专家共识[M].北京:中国医药科技出版社,2018.

[248] 刘桂梅,葛辉玉,冉维强,等.经直肠超声对男性不育症患者的诊断价值分析研究[J].中国全科医学,2018,21(20):2506 - 2510.

[249] 刘会佳,任静,宦怡.正常前列腺生长发育的 3.0T MRI 研究[J].中华放射学杂志,2013,47(4):349-351.

[250] 刘智勇,王磊,孙颖浩,等.经尿道精囊镜技术——一种治疗射精管梗阻性无精子症的新方法[J].中国男科学杂志,2010,24(9):18-20.

[251] 陆金春,李铮,夏术阶,等.中国男性生育力规范化评估专家共识[M].北京:中国医药科技出版社,2018.

[252] 路兴军,李晓东,孙立宁,等.男性不育症病因研究进展[J].中国生育健康杂志,2018,29(4):399-401.

[253] 吕仁华,李凤华,杜晶,等.实时超声弹性成像应变比值对非梗阻性无精子症手术取精结果的预测价值[J].中国男科学杂志,2014(4):35-38.

[254] 马力,周苏晋,郭云怀,等.经直肠超声在梗阻性无精子症检查中的应用价值[J].现代医院,2017,17(2):284-286,289.

[255] 裴峰,罗倩,吕文静,等.慢性前列腺炎与精液检验质量相关性分析[J].国际泌尿系统杂志,2018,38(6):990-993.

[256] 裴少华,朱斌,杨凤菊,等.经直肠超声诊断血性精囊炎的临床价值研究[J].中国性科学,2018,27(2):5-7.

[257] 彭靖,李铮,涂响安,等.中国男性不育显微外科 15 年发展历程及展望[J].中华男科学杂志,2014,20(7):586-594.

[258] 世界卫生组织.世界卫生组织人类精液检查与处理实验室手册[M].谷翊群,陈振文,卢文红,等译.北京:人民卫生出版社,2011.

[259] 宋焱鑫,董波,王宇刚,等.洛阳市医疗机构精液检验技术现状调查报告[J].中华男科学杂志,2016,22(10):949-951.

[260] 孙敏,王滨,刘佳.经直肠双平面超声在精囊腺疾病诊断中的应用价值[J].中国临床医学影像杂志,2019,30(12):895-897.

[261] 王宏斌,赵连明,洪锴,等.精囊镜技术治疗射精管不全梗阻性少弱精子症:8 例报道[J].北京大学学报(医学版),2020,52(4):642-645.

[262] 王磊,李凤华,杜晶,等.经阴囊及直肠超声在无精子症鉴别诊断中的应用研究[J].中国超声医学杂志,2009,25(1):50-54.

[263] 王韧,陈亚青,周永昌,等.超声引导下精囊穿刺留置治疗顽固性血精[J].临床泌尿外科杂志,2007,22(11):817-821.

[264] 王一飞.人类生殖生物学[M].上海:上海科学技术文献出版社,2005:188-197.

[265] 王益鑫.男性不育症诊断与治疗[J].生殖与避孕,2004,24(2):Ⅴ-Ⅷ.

[266] 王益鑫.男性不育症诊断与治疗[M].上海:上海科学技术文献出版社,1998:27-70.

[267] 王益鑫.男性不育症诊治新进展[J].现代泌尿外科杂志,2010,15(2):84-87.

[268] 王毓,彭洋,付文皓,等.射精管-精囊区梗阻所致无精子症的 MRI 诊断[J].放射学实践,2019,34(4):374-379.

[269] 王之倩,李凤华,杜晶,等.梗阻性无精子症附睾超声像图特征研究[J].中华男科学杂志,2010,16(11):984-989.

[270] 许丽,张时君,王鸿祥,等.E 成像联合睾丸体积在无精子症鉴别诊断中的初步应用[J].中国男科学杂志,2020,34(6):39-43,51.

[271] 吴阶平.吴阶平泌尿外科学[M].济南:山东科学技术出版社,2004.

[272] 杨高怡.临床结核病超声诊断[M].北京:人民卫生出版社,2016.

[273] 杨建华.实用男性不育诊疗学[M].上海:上海第二军医大学出版社,2002.

[274] 杨建华.现代男性不育诊疗学[M].上海:上海科学技术文献出版社,2007.

[275] 杨静薇,黄学锋,王增军,等.CSRM 数据报告:2008~2018 年中国健康男性精液质量变化分析[J].生殖医学杂志,2020,29(1):1-6.

[276] 杨黎明,李凤华,杜晶,等.经阴囊及经直肠超声对诊断先天性双侧输精管缺如价值的研究[J].生殖与避孕,2008,28(12):734-738,744.

[277] 杨林,熊波,罗军,等.慢性前列腺炎对男性不育患者精液的影响及机制研究[J].重庆医学,2019,48(14):2487-2489.

[278] 杨熙明,贺慧颖,郑杰,等.实用泌尿生殖系统病理学[M].北京:北京大学医学出版社,2018.

[279] 张国良,徐光炎,华建民.血精性精囊炎的 MRI 诊断和治疗[J].中国现代医生,2010,48(29):85-86.

[280] 张凯,李淑清,贺占举,等.经直肠超声引导下精囊穿刺灌注治疗顽固性血精长期疗效观察[J].中华男科学杂志,2005,11(6):452-454.

[281] 张岐山,郭应禄.泌尿系超声诊断治疗学[M].北京:科学技术文献出版社,2001.

[282] 张其林,张凌,王智清,等.精囊腺炎的 MRI 诊断价值[J].华西医学,2006,21(3):510-511.

[283] 张时君,杜晶,吕仁华,等.非梗阻性无精子症患者睾丸局部生精功能的超声造影评估[J].上海交通大学学报(医学版),2017,37(10):1368-1371.

[284] 张文智,杨高怡,王大力,等.33 例睾丸结核的超声表现分析[J].中国超声医学杂志,2013,29(12):1133-1135.

[285] 张永超,肖彬,葛权虎.实时超声弹性成像评估非梗阻性无精子症患者睾丸生精功能的研究进展[J].海南医学院学报,2018,24(5):654-656.

[286] 张志兴,刘晃,杨慧,等.经直肠超声诊断射精管梗阻性无精子症[J].中国计划生育和妇产科,2015,7(5):37-40.

[287] 赵跃华,甄欣.经直肠超声引导精囊穿刺折射药物治疗慢性精囊炎的临床观察[J].全科医学临床与教育,2007,5(2):122-151.

[288] 甄欣,赵跃华.超声介入治疗慢性精囊炎价值探讨[J].现代中西医结合杂志,2004,13(22):2006-2007.

[289] 郑晓春,杨建华.先天性前列腺、精囊缺如 1 例[J].中国男科学杂志,2002,16(2):89.

[290] 周慧,廖爱华.血清抑制素 B 在非梗阻性无精子症中的应用[J].中国妇幼保健,2009,24(28):3986-3988.

[291] 周涛,陈翠兰,陈珂,等.前列腺苗勒管囊肿经直肠穿刺抽吸与硬化治疗[J].中华男科学杂志,2012,18(6):511-515.

[292] 周永昌,郭万学.超声医学[M].4 版.北京:科学技术文献出版社,2003.

[293] 周永昌,郭万学.超声医学[M].5 版.北京:科学技术文献出版社,2006.

[294] 祖雄兵,陈敏丰,叶章群,等.前列腺囊肿的临床特征及微创治疗选择[J].中华男科学杂志,2009,15(8):721-723.

中英文词汇对照

A

acoustic contrast	声学造影
acquired epididymal obstruction	获得性附睾梗阻
adult polycystic kidney disease，APKD	成人多囊肾疾病
agents harmonic imaging，AHI	造影谐频成像
androgen-binding protein，ABP	雄激素结合蛋白
anorchia	无睾症
aspermia	无精液症
assisted reproductive technology，ART	辅助生殖技术
asthenozoospermia	弱精子症
attenuation	衰减
azoospermia	无精子症
azoospermia factor，AZF	无精子因子

B

| backscatter | 背向散射 |

C

calcification of ejaculation duct	射精管钙化
chronic prostatitis	慢性前列腺炎
color Doppler energy，CDE	彩色多普勒能量
color Doppler flow imaging，CDFI	彩色多普勒血流成像
color volume，CV	血流信号容积
colour SMI，cSMI	SMI 彩色模式
congenital bilateral absence of vas deferens，CBAVD	先天性双侧输精管缺如
congenital unilateral absence of the vas deferens，CUAVD	先天性单侧输精管缺如
continuous wave Doppler，CW	连续波多普勒

contrast harmonic imaging，CHI	对比谐频成像
contrast-enhanced ultrasound，CEUS	超声造影
cryptozoospermia	隐匿精子症
Cushing syndrome	库欣综合征
cystic fibrosis disease，CF	囊性纤维化病
cystic fibrosis transmembrane conductance regulator，CFTR	囊性纤维化跨膜转运调节因子

D

deferentitis	输精管炎症
dihydrotestosterone，DHT	双氢睾酮
Doppler effect	多普勒效应

E

ejaculatory duct	射精管
ejaculatory duct obstruction，EDO	射精管梗阻
end diastolic velocity，EDV	舒张期末流速
epididymis	附睾
erectile dysfunction，ED	勃起功能障碍
estradiol，E_2	雌二醇

F

| flash-replenishment sequence，FRS | 闪烁-再灌注成像技术 |
| follicle stimulating hormone，FSH | 卵泡刺激素 |

G

| gonadotropin releasing hormone，GnRH | 促性腺激素释放激素 |

H

haemospermia	血精症
harmonic imaging	谐频成像
high power field	高倍视野

I

infertile males	男性不育
inhibin	抑制素
intracavernous injection，ICI	阴茎海绵体内注射
intracytoplasmic sperm injection，ICSI	单精子卵胞浆内注射
intratesticular obstruction	睾丸内梗阻

K

| Kallmann syndrome | 卡尔曼综合征 |

Klinefelter syndrome	克氏综合征

L

leukospermia	白细胞精液症
Leydig cell	睾丸间质细胞
luteinizing hormone，LH	黄体生成素

M

microdissection testicular sperm extraction，micro-TESE	小切口睾丸显微取精术
microsurgical epididymal sperm aspiration，MESA	显微外科附睾精子抽吸术
microvascular imaging，MVI	微血管成像技术
monochrome SMI，mSMI	SMI 剪影模式
Müllerian duct	中肾旁管
Müllerian cyst	苗勒管囊肿
myotonic dystrophy，MD	肌强直性营养不良

N

necrozoospermia	死精子症
non-obstructive azoospermia，NOA	非梗阻性无精子症
Noonan syndrome	努南综合征
nutcracker phenomenon	胡桃夹现象

O

obstructive azoospermia，OA	梗阻性无精子症
oligoasthenoteratozoospermia	少弱畸精子症
oligoasthenozoospermia	少弱精子症
oligospermia	少精子症
oligoteratozoospermia	少畸精子症

P

peak systolic velocity，PSV	收缩期峰值流速
percutaneous epididymal sperm aspiration，PESA	经皮附睾精子抽吸术
peyronie	阴茎硬结症
polyorchidism	多睾症
priapism	阴茎异常勃起
prolactin，PRL	催乳素
prostate	前列腺
prostatic cyst	前列腺囊肿
prostatitis	前列腺炎
pulsed wave Doppler，PW	脉冲波多普勒
pyospermia	脓性精液症

R

real-time sonoelastography，RTE	实时超声弹性成像
resistent index，RI	阻力指数

S

scatter	散射
seminal vesicle	精囊
Sertoli-cell-only syndrome，SCOS	唯支持细胞综合征
sex determining region of the Y，SRY	Y 性别决定区
sex reversal syndrome	性颠倒综合征
sexual malformations	两性畸形
shear wave elastography，SWE	实时剪切波弹性成像
spermatic vein	精索静脉
superb micro-vascular imaging，SMI	超微血流成像技术

T

teratozoospermia	畸形精子症
testicular ectopia	睾丸异位
testicular microlithiasis，TM	睾丸微石症
testicular sperm aspiration，TESA	睾丸精子抽吸术
testicular tuberculosis	睾丸结核
testicular vascularity index，TVI	睾丸血管指数
testis	睾丸
testitis	睾丸炎
testosterone，T	睾酮
three-dimensional color Doppler angiography	三维彩色多普勒超声
three-dimensional ultrasonic imaging	三维超声成像
tissue harmonic imaging，THI	组织谐频成像
transrectal ultrasound，TRUS	经直肠超声
transurethral resection of the ejaculatory duct，TURED	经尿道射精管切开术
Turner syndrome	特纳综合征

U

ultrasonic contrast	超声造影

V

Valsalva	乏氏
vanishing testis syndrome	无睾丸症
varicocele，VC	精索静脉曲张
vas deferens	输精管

vas deferens obstruction	输精管梗阻
vasoepididymostomy，VE	输精管附睾吻合
vasovasostomy，VV	显微外科输精管-输精管吻合

W

| Wolffian duct | 中肾管 |
| World Health Organization，WHO | 世界卫生组织 |

X

| XX male syndrome | XX 男性综合征 |

Y

| Young's syndrome | 杨氏综合征 |